LA CIENCIA DE LA AUTO REALIZACION

LAS OBRAS DE SU DIVINA GRACIA A. C. BHAKTIVEDANTA SWAMI PRABHUPĀDA

El Bhagavad-gītā tal como es
El Śrīmad-Bhāgavatam, Cantos 1–10 (veintinueve tomos)
El Śrī Caitanya-caritāmṛta (dieciocho tomos)
Las enseñanzas del Señor Caitanya
El néctar de la devoción
El Upadeśāmṛta
Viaje fácil a otros planetas
Meditación y superconciencia
El Śrī Īśopaniṣad
Kṛṣṇa, la Suprema Personalidad de Dios (tres tomos)
Kṛṣṇa, la fuente del placer
La perfección del yoga
Las enseñanzas de la reina Kuntī
Espiritualismo dialéctico: una visión védica de la filosofía occidental (tres tomos)
Las enseñanzas del Señor Kapila, el hijo de Devahūti
La ciencia de la autorrealización
Más allá del nacimiento y de la muerte
En el camino a Kṛṣṇa
Rāja-vidyā: El rey del conocimiento
Elevándose a la conciencia de Kṛṣṇa
Geetār-gan (bengalí)
Vairāgya-vidyā (bengalí)
Bhakti-ratna-bolī (bengalí)
La vida proviene de la vida
La conciencia de Kṛṣṇa: El regalo inigualable
Las enseñanzas trascendentales de Prahlāda Mahārāja
Preguntas perfectas, respuestas perfectas
Revista: De vuelta al Supremo

TODA LA GLORIA A ŚRĪ GURU Y GAURĀṄGA

LA CIENCIA DE LA AUTO REALIZACION

Su Divina Gracia
A. C. Bhaktivedanta Swami Prabhupāda
Fundador-Ācārya de la Sociedad Internacional para la Conciencia de Kṛṣṇa

THE BHAKTIVEDANTA BOOK TRUST
Los Ángeles • Bombay • Londres • São Paulo • Nueva York • París • Francfort

Título del original:
The Science of Self Realization

Este libro fue traducido al español de la versión original en inglés.
Vīrabāhu dāsa Adhikārī (Ing. Marcos Zafarani), *traducción y redacción*
Rādhā-Kṛṣṇa Svāmī (Ramón Estrada), *traducción*
Jaya Jagadīśa dāsa Brahmacārī (Evan J. Wagner), *fidelidad*

Printed in the United States of America

1992: 50,000 Impressions
1993: 40,000 Impressions
1995: 50,000 Impressions
1996: 20,000 Impressions
1997: 50,000 Impressions

ISBN 0-89213-150-0

Dedicatoria

Para la visión material, nuestro amado maestro espiritual, guía y amigo, Su Divina Gracia A. C. Bhaktivedanta Swami Prabhupāda, abandonó este mundo el 14 de noviembre de 1977; pero en realidad, él aún está presente. Como Śrīla Prabhupāda solía señalar, hay dos maneras de relacionarse con el maestro espiritual: a través de su presencia física (vapuḥ) y a través de sus instrucciones (vāṇī). A veces podemos relacionarnos con el maestro espiritual a través de su presencia física y a veces no, pero siempre podemos relacionarnos con él a través de sus instrucciones.

—Los Editores

Índice

Prólogo

Desde el mismo comienzo, yo sabía que Su Divina Gracia A. C. Bhaktivedanta Swami Prabhupāda era la persona más extraordinaria que yo jamás hubiera conocido. El primer encuentro ocurrió en el verano de 1966, en la ciudad de Nueva York. Un amigo me había invitado a oír una conferencia que iba a dictar "un anciano *svāmī* hindú" en el Bowery de bajo Manhattan. Dominado por la curiosidad de ver a un *svāmī* dando una conferencia en un barrio bajo, fui allí, y comencé a subir a tientas por unas escaleras oscuras como la noche. Un rítmico sonido como de campanas se hizo más fuerte y claro a medida que yo subía. Finalmente llegué al tercer piso, abrí la puerta, y ahí estaba él.

A unos quince metros de donde yo me encontraba, en el extremo opuesto de un alargado y oscuro cuarto, estaba él sentado en una pequeña tarima, con su cara y su vestimenta azafrán radiantes bajo una pequeña luz. Era un hombre de edad —quizás de unos sesenta años, pensé yo—, y estaba sentado con las piernas cruzadas, en una postura erecta y majestuosa. Su cabeza estaba rapada, y su poderosa cara y espejuelos con montura de carey rojizo le daban la apariencia de un monje que había empleado la mayor parte de su vida absorto en el estudio. Tenía los ojos cerrados, y cantaba en voz baja una sencilla oración en sánscrito mientras tocaba un pequeño tambor. El reducido público intervenía a intervalos, en una forma de llamado y respuesta. Unas cuantas personas tocaban címbalos de mano, lo cual explicaba los sonidos de campana que yo había oído. Fascinado, me senté silenciosamente en la parte de atrás, traté de participar en el canto, y esperé.

Después de un corto tiempo, el *svāmī* comenzó a dar una conferencia en inglés, tomada aparentemente de un inmenso libro en sánscrito que se encontraba abierto ante él. De vez en cuando citaba el libro y lo leía, pero la mayoría de las veces presentaba citas de memoria. El sonido del idioma era hermoso, y él acompañaba cada pasaje con explicaciones meticulosamente detalladas.

Hablaba como un erudito; su vocabulario se entrelazaba en forma intrincada con frases y términos filosóficos. Elegantes gestos de sus manos y animadas expresiones faciales le añadían considerable impacto a su manera de hablar. El tema era el de mayor peso que yo jamás hubiera encontrado: "Yo no soy este cuerpo. Yo no soy hindú. . . . Ustedes no son americanos. . . . Somos todos almas espirituales. . . ."

Al terminar la conferencia, alguien me dio un folleto impreso en India. Una foto mostraba al *svāmī* haciendo entrega de tres de sus libros al Primer Ministro de India, Lal Bahadur Shastri. Al pie, se citaba al Sr. Shastri diciendo que todas las bibliotecas del gobierno de India debían solicitar los libros. En otro pequeño folleto, el Primer Ministro decía: "Su Divina Gracia A. C. Bhaktivedanta Swami Prabhupāda está haciendo una gran labor, y sus libros son contribuciones significativas a la salvación de la humanidad". Yo compré ejemplares de los libros, y supe luego que el *svāmī* los había traído de India. Después de leer el texto de las solapas, el pequeño folleto y diversas otras cosas, comencé a darme cuenta de que acababa de conocer a uno de los líderes espirituales más respetados de India.

Pero no podía entender por qué un caballero de semejante distinción residía y daba conferencias precisamente en el Bowery. Era bien educado sin lugar a dudas, y, al parecer, había nacido en una aristocrática familia hindú. ¿Por qué estaba viviendo en semejante pobreza? ¿Qué cosa en este mundo podía haberlo traído aquí? Una tarde, varios días después, me detuve para hacerle una visita y averiguarlo.

Para sorpresa mía, Śrīla Prabhupāda (como luego llegué a llamarlo) no estaba tan ocupado como para no atenderme. De hecho, parecía que estaba dispuesto a hablar todo el día. Fue cálido y amistoso, y explicó que en India había aceptado la orden de vida de renuncia en 1959, y que no se le permitía llevar ni ganar dinero para sus necesidades personales. Había concluido sus estudios en la Universidad de Calcuta hacía ya muchos años, había formado una familia, y luego había dejado a sus hijos mayores a cargo de la misma y de los negocios, tal como lo prescribe la antigua cultura védica. Después de aceptar la orden de vida de renuncia, consiguió un pasaje gratuito en un buque hindú (el *Jaladuta,* de la compañía Scindia Steamship) por medio de una vieja amiga de la familia. En septiembre de 1965 había navegado de Bombay a Boston, provisto sólo de una cantidad de rupias equivalente a siete dólares, un baúl de libros y un poco de ropa. Su maestro espiritual, Su Divina Gracia Bhaktisiddhānta Sarasvatī Ṭhākura, le había confiado la misión de difundir las enseñanzas védicas de la India al mundo de habla inglesa, y era por esto que a la edad de sesenta y nueve años había venido a América. Él me dijo que quería enseñarles a los americanos música, cocina, idiomas y diversos otros artes hindúes. Yo estaba ligeramente asombrado.

Observé que Śrīla Prabhupāda dormía en un pequeño colchón, y que su ropa colgaba de cuerdas que se encontraban en el fondo del cuarto, donde estaban secándose con el calor vespertino del verano. Él mismo la lavaba, y cocinaba su propia comida en un ingenioso utensilio que había creado en India con sus propias manos. En ese aparato de cuatro piezas superpuestas, él cocinaba cuatro comidas a la vez. En otra parte del cuarto, unos manuscritos aparentemente interminables se encontraban apilados alrededor de él y de su máquina de escribir portátil de aspecto antiguo. Él pasaba casi todas sus horas de vigilia —unas veinte de las veinticuatro, según supe— escribiendo a máquina la continuación de los tres libros que yo había adquirido. Se trataba de una colección proyectada para sesenta volúmenes, denominada *El Śrīmad-Bhāgavatam,* y era prácticamente la enciclopedia de la vida espiritual. Yo le deseé suerte con la publicación, y él me invitó a que regresara y asistiera a las clases de sánscrito los sábados, y a sus conferencias nocturnas los lunes, miércoles y viernes. Yo acepté, le di las gracias, y me fui, maravillándome de su increíble determinación.

Unas cuantas semanas después —era julio de 1966—, tuve el privilegio de ayudar a Śrīla Prabhupāda a reubicarse en un vecindario algo más respetable, en la Segunda Avenida. Unos amigos y yo reunimos el dinero necesario, y alquilamos el antiguo local de una pequeña tienda que daba a la calle en la planta baja de un edificio, y un apartamento situado detrás de un pequeño patio, en el primer piso del mismo edificio. Las conferencias y el canto continuaron, y al cabo de dos semanas, una congregación que crecía rápidamente estaba aportando fondos para el pago del local (en esos momentos ya era un templo) y del apartamento. Para ese entonces, Śrīla Prabhupāda les estaba dando instrucciones a sus seguidores para que publicaran y distribuyeran folletos, y el dueño de una compañía disquera lo había invitado a grabar un LP del canto Hare Kṛṣṇa. Él lo hizo, y tuvo un éxito enorme. En su nuevo local, estaba enseñando canto, filosofía védica, música, meditación de *japa,* bellas artes y cocina. Al principio *él* cocinaba—siempre enseñaba con el ejemplo. Los resultados eran las más maravillosas comidas vegetarianas que yo jamás hubiera conocido. (¡El propio Śrīla Prabhupāda incluso solía servir todo!) Las comidas por lo general consistían en arroz, verduras, *capātīs* (una especie de tortilla de harina integral) y *dal* (una sopa de guisantes o de mongo, muy condimentada). La sazón, el medio utilizado para cocinar —ghi, o mantequilla clarificada— y la gran atención que se les prestaba a la temperatura de cocina y a otros detalles, se combinaban para producir unos festines al paladar totalmente desconocidos por mí. Las opiniones de otras personas acerca de la comida, llamada *prasāda* ("la misericordia del Señor"), estaban de acuerdo enfáticamente con la mía. Un miembro del Cuerpo de Paz que además era un entendido en el idioma chino, estaba aprendiendo de Śrīla Prabhupāda a pintar al estilo hindú clásico. Yo me maravillé ante la alta calidad de sus primeros lienzos.

En lógica y debates filosóficos, Śrīla Prabhupāda era invencible e infatigable. Él interrumpía su trabajo de traducción para enfrascarse en discusiones que duraban hasta ocho horas. A veces siete u ocho personas se apiñaban dentro del cuarto pequeño e inmaculadamente limpio en el que él trabajaba, comía y dormía en un cojín de goma espuma de unos cinco centímetros de grosor. Śrīla Prabhupāda constantemente hacía énfasis y daba el ejemplo en lo que él llamaba "vida sencilla y pensamiento elevado". Él hacía hincapié en que la vida espiritual era una ciencia que podía ser demostrada a través del razonamiento y la lógica, y no un asunto de mero sentimentalismo o de fe ciega. Él inició una revista mensual, y en el otoño de 1966, el *New York Times* publicó una favorable historia en fotografías acerca de él y sus seguidores. Poco después de eso se presentó un equipo de televisión, y los filmó como la historia principal de un noticiero.

Śrīla Prabhupāda era una persona que a uno le emocionaba conocer. Bien sea que yo estuviera movido por mi deseo de obtener beneficios personales del *yoga* y del canto, o sólo por pura fascinación, yo sabía que quería seguir de cerca su progreso en cada paso del sendero. Sus planes de expansión eran osados e impredecibles—excepto por el hecho de que siempre parecían lograr el éxito gloriosamente. Él tenía unos setenta años, era un extraño para América, y había llegado sin nada prácticamente; y sin embargo, en unos pocos meses, ¡había comenzado por sí solo un *movimiento*! Era asombroso.

Una mañana de agosto en el templo del local de la Segunda Avenida, Śrīla Prabhupāda nos dijo: "Hoy es el día de la aparición del Señor Kṛṣṇa". Observamos un ayuno de veinticuatro horas, y nos quedamos dentro del templo. Esa tarde llegaron algunos visitantes hindúes. Uno de ellos —prácticamente llorando— describió su ilimitado éxtasis al encontrar ese pedacito de la auténtica India al otro lado del mundo. Nunca, ni en sus más extravagantes sueños, hubiera podido imaginarse algo así. Él le ofreció a Śrīla Prabhupāda una alabanza elocuente y un agradecimiento profundo, dejó una donación, y se postró a sus pies. Todo el mundo estuvo profundamente conmovido. Luego, Śrīla Prabhupāda conversó en hindi con el caballero, y como yo no entendía lo que estaba diciendo, pude observar cómo cada una de sus expresiones y gestos comunicaban algo que llegaba a lo más íntimo del alma humana.

Posteriormente, en ese mismo año, mientras me encontraba en San Francisco, le envié a Śrīla Prabhupāda su primer pasaje de avión, y él voló hasta allá desde Nueva York. Un grupo bastante grande de nosotros le dio la bienvenida en el aeropuerto, cantando el *mantra* Hare Kṛṣṇa. Luego lo condujimos al extremo oriente del parque Golden Gate, a un apartamento y un local para tienda recién alquilados, este último para el templo—un conjunto muy similar al de Nueva York. Habíamos establecido un patrón. Śrīla Prabhupāda estaba extático.

Unas cuantas semanas después, llegó de India a San Francisco la primera *mṛdaṅga* (un tambor alargado, hecho de barro, con una cabeza de percusión en cada extremo). Cuando subí al apartamento de Śrīla Prabhupāda y le informé de ello, sus ojos se abrieron mucho, y con una voz emocionada me dijo que bajara rápidamente y abriera el embalaje. Me fui por el elevador, salí en la planta baja, e iba caminando hacia la puerta principal, cuando apareció Śrīla Prabhupāda. Él estaba tan ansioso de ver la *mṛdaṅga,* que se había ido por la escalera y había llegado antes que el elevador. Nos pidió que abriéramos el embalaje, rasgó un pedazo de la tela azafrán que llevaba puesta y envolvió el tambor con él, dejando sólo expuestas las cabezas de percusión. Él dijo entonces: "Esto nunca debe salirse", y comenzó a dar instrucciones detalladas de cómo tocar y cuidar el instrumento.

También en San Francisco, en 1967, Śrīla Prabhupāda inauguró el Ratha-yātrā, el Festival de las Carrozas, uno de los diversos festivales que, gracias a él, la gente de todo el mundo observa hoy en día. El Ratha-yātrā se ha venido llevando a cabo anualmente en Jagannātha Purī, India, durante dos mil años, y para 1975 el festival se había vuelto tan popular entre los habitantes de San Francisco, que el alcalde de la ciudad proclamó formalmente: el "Día de Ratha-yātrā en San Francisco".

Para fines de 1966, Śrīla Prabhupāda había comenzado a aceptar discípulos. Él se apresuraba en señalarles a todos que debían pensar en él no como Dios, sino como sirviente de Dios, y criticaba a los supuestos *gurus* que permitían que sus discípulos los adoraran como Dios. "Esos 'Dioses' son muy baratos", solía decir él. Un día, luego que alguien le preguntara: "¿Es usted Dios?", Śrīla Prabhupāda respondió: "No, yo no soy Dios . . . yo soy un sirviente de Dios". Luego reflexionó por un momento, y siguió hablando. "En realidad, yo *no soy* un sirviente de Dios. Estoy *tratando* de ser un sirviente de Dios. Un sirviente de Dios no es algo ordinario".

Para mediados de los años setenta, la traducción y publicación que llevaba a cabo Śrīla Prabhupāda se intensificó en forma dramática. Los eruditos de todas partes del mundo hacían llover comentarios favorables acerca de sus libros, y prácticamente todas las universidades y escuelas superiores de Norteamérica y del resto del mundo los aceptaban como libros de texto. En total, él produjo unos ochenta libros, que sus discípulos han traducido a treinta idiomas, y que han distribuido en una cantidad de ochenta y cinco millones de ejemplares. Él fundó ciento ocho templos alrededor del mundo, tiene unos diez mil discípulos iniciados, y una congregación de seguidores que alcanza los millones. Śrīla Prabhupāda escribió y tradujo hasta los últimos días de sus ochenta y un años de estadía en la Tierra.

Śrīla Prabhupāda no era tan sólo otro erudito, *guru,* místico, maestro de *yoga* o instructor de meditación, venido del Oriente. Él era la personificación de toda una cultura, e implantó esa cultura en Occidente. Para mí y para muchas otras personas, él era primero y principalmente alguien a quien verdaderamente le importaba trabajar por el bien de los demás, habiendo sacrificado por completo para ello su propia comodidad. Él no tenía vida privada, sino que vivía sólo para los demás. Él enseñó ciencia espiritual, filosofía, sentido común, bellas artes, idiomas, la forma védica de vida —higiene, nutrición, medicina, normas de etiqueta, vida familiar, agricultura, organización social, educación, economía— y muchas más cosas a mucha gente. Para mí era un amo, un padre, y mi más querido amigo.

Estoy profundamente endeudado con Śrīla Prabhupāda, y es una deuda que nunca podré pagar. Pero al menos puedo manifestar en parte mi agradecimiento, uniéndome a sus demás seguidores para tratar de complacer su deseo más íntimo: la publicación y distribución de sus libros.

"Yo nunca habré de morir", dijo una vez Śrīla Prabhupāda. "Viviré por siempre en mis libros". Él abandonó este mundo el 14 de noviembre de 1977, pero, con toda seguridad, vivirá por siempre.

Michael Grant
(Mukunda dāsa)

Introducción

"¿Quién es Śrīla Prabhupāda?", pregunta con frecuencia la gente, y ésa es siempre una pregunta difícil de responder, ya que Śrīla Prabhupāda siempre eclipsaba las designaciones convencionales. En diversas ocasiones, la gente ha dicho que él era un erudito, un filósofo, un embajador cultural, un autor prolífico, un líder religioso, un maestro espiritual, un crítico social y un santo. En verdad, él era todo eso y más. Con toda certeza, nadie podía haberlo confundido jamás con los modernos *"gurus"* comerciantes, que vienen al mundo occidental con versiones diluidas de espiritualidad oriental hábilmente envasada (para satisfacer nuestra necesidad de bienestar instantáneo, y explotar nuestra bien documentada ingenuidad espiritual). Śrīla Prabhupāda era, por el contrario, un verdadero santo (*sadhu*) de una sensibilidad profundamente intelectual y espiritual: tenía honda preocupación y compasión por una sociedad que carece de verdadera dimensión espiritual en un grado muy alto.

Para iluminación de la sociedad humana, Śrīla Prabhupāda escribió unos ochenta libros de traducciones y estudios resumidos de los grandes clásicos espirituales de India, y su obra ha sido impresa tanto en español como en muchos otros idiomas. Además, en 1944, Śrīla Prabhupāda fundó por sí solo una revista llamada *De vuelta al Supremo,* que hoy en día tiene una circulación mensual de más de medio millón de ejemplares sólo en inglés. Casi todas las entrevistas, conferencias, ensayos y cartas que se han escogido para *La ciencia de la autorrealización,* aparecieron originalmente en *De vuelta al Supremo.*

En estas páginas, Śrīla Prabhupāda presenta el mismo mensaje que el gran sabio Vyāsadeva recopilara hace miles de años: el mensaje de las Escrituras védicas de la India antigua. Como habremos de ver, presenta libre y frecuentemente citas de *El Bhagavad-gītā,* de *El Śrīmad-Bhāgavatam* y de otros textos védicos clásicos. Él transmite en los idiomas modernos, el mismo e imperecedero conocimiento que otros grandes maestros autorrealizados han expuesto por muchos milenios—conocimiento que descubre los secretos de nuestro yo interno, la naturaleza y el universo, y el Yo Supremo, interno y externo. Śrīla Prabhupāda habla con una claridad sorprendente y una clase de elocuencia sencilla y convincente, y demuestra cuán importante es la ciencia de la autorrealización para nuestro mundo moderno y nuestras propias vidas.

Entre las treinta y dos selecciones escogidas para este libro especial, encontramos el conmovedor poema que escribiera Śrīla Prabhupāda a su llegada a América, su correspondencia con un notable cardiólogo tratando el tema "Investigando el alma", sus revelaciones a la London Broadcasting Company en lo referente a la reencarnación, sus contundentes observaciones al *London Times* en cuanto a *gurus* falsos y verdaderos, su diálogo con un monje benedictino alemán acerca de Kṛṣṇa y Cristo, sus disertaciones acerca de la vida pecaminosa y la ley del *karma,* su conversación con un destacado erudito ruso acerca del comunismo espiritual, y la íntima conversación que tuvo con sus discípulos acerca de la farsa de la ciencia moderna.

Lea las selecciones en orden, si así lo desea, o comience con las que primero le llamen la atención. (El glosario que se encuentra al final le explicará las palabras y nombres que no le sean familiares.) *La ciencia de la autorrealización* lo habrá de estimular, y le brindará inspiración e iluminación.

—Los Editores

Reconociendo la obra de Srīla Prabhupāda

A través de los años, muchas personas le expresaron su agradecimiento a Śrīla Prabhupāda por la labor que realizó: traer de India a Occidente la perdurable ciencia de la autorrealización. A continuación presentamos algunos de esos elogiosos comentarios.

"Su Divina Gracia A. C. Bhaktivedanta Swami Prabhupāda está haciendo una valiosa labor, y sus libros son contribuciones significativas a la salvación de la humanidad".

Sri Lal Bahadur Shastri
Ex-Primer Ministro de India

"Swami Bhaktivedanta trae a Occidente un recordatorio beneficioso de que nuestra cultura, altamente activista y unilateral, enfrenta una crisis que puede terminar en la autodestrucción, debido a que carece de la profundidad interior de una conciencia metafísica auténtica. Sin esa profundidad, nuestras protestas morales y políticas son tan sólo una gran palabrería".

Thomas Merton, teólogo

"Dentro de la diversidad de enfoques religiosos ofrecidos por los *yogīs* de India, el más significativo es, por supuesto, el sendero del cultivo de conciencia de Kṛṣṇa, mostrado por Śrīla Prabhupāda Bhaktivedanta Swami, décimo profesor en la tradición que desciende de Mahāprabhu Caitanya. Es sorprendente ver cómo en menos de diez años, Śrī Bhaktivedanta Swami ha logrado con éxito la organización de la Sociedad Internacional para la Conciencia de Kṛṣṇa, que tiene miles de devotos; la apertura de templos Rādhā-Kṛṣṇa en las principales ciudades del mundo; y la presentación por escrito de numerosos obras que tratan acerca del *bhakti-yoga* tal como lo enseñaron Śrī Kṛṣṇa y Śrī Caitanya; todo ello logrado mediante su eficaz dirección, incansable energía, devoción personal y resuelta dedicación a la tarea".

Profesor Mahesh Mehta
Profesor de Estudios Asiáticos
Universidad de Windsor, Ontario, Canadá

"Swami Bhaktivedanta les ha ofrecido a los devotos de Dios un servicio bendito con sus traducciones al inglés y sus comentarios. La aplicación universal de estas verdades demuestra ser una bendición prometida en estas épocas de enfrentamiento en que la luz está iluminando la oscuridad. ¡En verdad, éste es un escrito inspirado y sagrado para todas las almas aspirantes que buscan el 'porqué', el 'de dónde' y el 'hacia dónde' de la vida!"

Dra. Judith M. Tyberg
Fundadora y directora
Centro Cultural Oriente-Occidente
Los Ángeles, California

"... El autor, como sucesor de la línea directa que proviene de Caitanya, y según la costumbre de la India, merece recibir el majestuoso título de Su Divina Gracia A. C. Bhaktivedanta Swami Prabhupāda. Swami Prabhupāda posee un dominio completo del idioma sánscrito. El gran interés que tiene para nosotros su versión de *El Bhagavad-gītā* es el de ofrecernos una interpretación autorizada conforme a los principios de la tradición de Caitanya. ... Este reconocimiento, proveniente de un filósofo cristiano e indólogo, es un gesto de sincera amistad".

Olivier Lacombe
Profesor Honorario de la
Universidad de París, la Sorbona
Ex-director del Instituto de Civilización
de la India, París

"Las palabras no logran describir la altura de la erudición y devoción que se manifiestan en los vastos escritos de Śrīla Prabhupāda. Nuestras generaciones futuras encontrarán sin duda alguna un mundo mejor donde vivir, gracias a los esfuerzos de Śrīla Prabhupāda. Él aboga por la hermandad internacional y la integración espiritual de toda la humanidad. El mundo literario de fuera de India, particularmente el de Occidente, está endeudado con Śrīla Prabhupāda, quien tan científicamente le ha dado a conocer lo mejor de la India consciente de Kṛṣṇa"

Sri Viswanath Shukla Ph.D.
Profesor de Hindi, M.U. Aligarh
U.P., India

"Como ciudadano natural de la India que ahora vive en Occidente, me ha dado mucho dolor ver a tantos de mis compatriotas que vienen en el papel de *gurus* y líderes espirituales. Así como cualquier hombre ordinario de los países occidentales se vuelve consciente de la cultura cristiana desde su mismo nacimiento, de igual manera, cualquier hombre ordinario de la India se familiariza con los principios de meditación y *yoga* desde su mismo nacimiento. Desgraciadamente, muchas personas inescrupulosas vienen de la India, exhiben su conocimiento imperfecto y ordinario del *yoga,* engañan a la gente con su buhonería de *mantras,* y se presentan como encarnaciones de Dios. Tantos de estos estafadores han venido y convencido a tontos seguidores a que los acepten como Dios, que aquellos que verdaderamente son cultos y versados en la cultura de la India se encuentran muy preocupados y afligidos. Por esa razón, me ha emocionado mucho ver las publicaciones de Śrī A. C. Bhaktivedanta Swami Prabhupāda. Ellas ayudarán a detener el terrible engaño de los *'gurus'* y *'yogīs'* falsos y desautorizados, y le darán a toda la gente una oportunidad de entender el verdadero significado de la cultura oriental".

Dr. Kailash Vajpeye
Profesor de Estudios de la India
Centro de Estudios Orientales
Universidad "Colegio de México"

"He leído los libros de Śrī Bhaktivedanta Swami con gran cuidado, atención y profundo interés, y he encontrado que son de incalculable valor para todo aquel que sienta curiosidad por conocer acerca de la herencia cultural y espiritual de la India. El autor de estos libros despliega en cada página una asombrosa erudición en los temas tratados, y también un entendimiento y una facilidad de exposición de ideas de difícil comprensión, regalos poco comunes de un hombre que ha sido rigurosamente formado en las escuelas de la filosofía vaiṣṇava, y que ha absorbido tanto sus enseñanzas, que parece haber alcanzado el estado más elevado de iluminación espiritual que sólo alcanzan unas cuantas almas benditas".

Dr. H.B. Kulkarni
Profesor de Inglés y Filosofía
Universidad Estatal de Utah
Logan, Utah

"Es un gran honor para mí tener el placer de examinar las publicaciones del Bhaktivedanta Book Trust, que encuentro de un valor excepcional para ser utilizadas en bibliotecas e instituciones educativas. Yo particularmente recomiendo el antiguo clásico *El Śrīmad-Bhāgavatam* a todos los estudiantes y profesores de la filosofía y cultura de la India. El erudito autor, Su Divina Gracia A. C. Bhaktivedanta Swami, es un santo y sabio mundialmente célebre en el campo de la filosofía védica y su aplicación práctica en la sociedad moderna. Él ha fundado más de cien *aśramas* espirituales en todas partes del mundo, para el estudio y cultivo del conocimiento védico. En realidad, él es inigualable en sus esfuerzos por establecer en todos los países del mundo el estilo védico de vida, *sanātana-dharma*. Sin duda alguna, estoy sumamente agradecido de que este mensaje del *Bhāgavata* esté siendo difundido para beneficio del mundo por una personalidad tan capacitada como Swami Bhaktivedanta".

Dr. R. Kalia
Presidente de la Asociación Bibliotecaria de India

"La aparición de una traducción al inglés de *El Śrī Caitanya-caritāmṛta* de Kṛṣṇadāsa Kavirāja Gosvāmī, realizada por A. C. Bhaktivedanta Swami Prabhupāda, es motivo de celebración tanto entre los eruditos en estudios de la India, como entre los profanos que buscan enriquecer su conocimiento acerca de la espiritualidad de la India.

". . . Todo aquel que le dé una lectura detallada al comentario, palpará que aquí, así como en sus otras obras, Śrī Bhaktivedanta ha combinado una saludable mezlca de la ferviente devoción y sensibilidad estética de un devoto, con el rigor intelectual de un erudito en el texto.

". . . Estos volúmenes exquisitamente elaborados, serán una bienvenida adición a las bibliotecas de todas las personas que se han entregado al estudio de la espiritualidad y la literatura religiosa de la India, bien sea que sus intereses surjan de las motivaciones del erudito, del devoto o del lector común".

Dr. J. Bruce Long
Departamento de Estudios Asiáticos
Universidad de Cornell

I.
Aprendiendo la ciencia del alma

Entendiendo el propósito de la vida humana

¿Quién es usted?... ¿Es usted su cuerpo?... ¿o su mente?... ¿o quizás es usted algo más elevado?... ¿Sabe usted quién es, o sólo cree que lo sabe? Y, ¿acaso importa mucho? Nuestra sociedad materialista, sumida en la ignorancia, ha hecho que prácticamente sea un tabú investigar acerca de nuestro verdadero yo superior. Más bien empleamos nuestro valioso tiempo en mantener, adornar y mimar el cuerpo, sólo para provecho de él. ¿Hay alguna otra alternativa?

Este importantísimo movimiento de conciencia de Kṛṣṇa, tiene por objeto salvar a la sociedad humana de la muerte espiritual. En la actualidad, la sociedad humana está siendo descarriada por líderes que están ciegos, pues desconocen el propósito y objetivo de la vida humana, que consiste en la autorrealización y en el restablecimiento de nuestra perdida relación con la Suprema Personalidad de Dios. Eso es lo que falta. El movimiento de conciencia de Kṛṣṇa está tratando de iluminar a la sociedad humana en relación con este importante tema.

Según la civilización védica, la perfección de la vida consiste en comprender nuestra relación con Kṛṣṇa, o Dios. En *El Bhagavad-gītā,* aceptado por todas las autoridades de la ciencia trascendental como la base de todo el conocimiento védico, entendemos que no sólo los seres humanos, sino también todas las entidades vivientes, son partes o porciones de Dios. La función de las partes es servir a la totalidad, así como la función de las piernas, las manos, los dedos y los oídos, es servir a todo el cuerpo. Nosotros, las entidades vivientes, siendo partes o porciones de Dios, tenemos la obligación de servirle.

En realidad, nuestra posición es la de siempre estar sirviendo a alguien, ya sea a nuestra familia, país o sociedad. Si no tenemos a quién servir, a veces criamos un gato o un perro y le servimos. Todos estos factores prueban que nuestra función constitucional es la de servir; sin embargo, a pesar de estar sirviendo lo mejor posible, no nos sentimos satisfechos. Ni tampoco queda satisfecha la persona a quien estamos sirviendo. En el plano material, todo el mundo está frustrado. La razón de ello es que el servicio prestado no está siendo encauzado correctamente. Por ejemplo, si queremos servir a un árbol, debemos regar la raíz. Poco se gana con regar las hojas, las ramas y las ramitas. Si se sirve a la Suprema Personalidad de Dios, quedarán automáticamente satisfechas todas las demás partes o porciones. En consecuencia, todas las actividades de bienestar, así como también el servicio a la sociedad, la familia y la nación, se cumplen al servir a la Suprema Personalidad de Dios.

Es deber de todo ser humano entender su posición constitucional en relación con Dios, y actuar de acuerdo con ello. Si se hace esto, entonces nuestras vidas serán un éxito. Sin embargo, a veces nos sentimos desafiantes y decimos: "No hay Dios", o "Yo soy Dios", o incluso "No me importa Dios". Pero, en realidad, ese espíritu desafiante no nos salvará. Sí hay Dios, y podemos verlo a cada momento. Si rehusamos ver a Dios durante nuestra vida, entonces Él se presentará ante nosotros como la muerte cruel. Si no elegimos verlo de una manera, lo veremos de otra. La Suprema Personalidad de Dios tiene diferentes aspectos, porque Él es la raíz original de toda la manifestación cósmica. En un sentido, no es posible escaparnos de Él.

Este movimiento de conciencia de Kṛṣṇa no es un ciego fanatismo religioso, ni es una revuelta causada por algún reciente advenedizo; es más bien una manera autorizada y científica de entender cuáles son nuestras necesidades eternas en relación con la Absoluta Personalidad de Dios, el Disfrutador Supremo. El proceso de conciencia de Kṛṣṇa simplemente trata sobre nuestra relación eterna con Él, y sobre el desempeño de los deberes de nuestra relación con Él. Así el cultivo de conciencia de Kṛṣṇa nos permite lograr la perfección más elevada que se puede alcanzar en la actual forma humana de existencia.

Siempre debemos recordar que se llega a esta forma particular de vida humana, después de evolucionar durante muchos millones de años en el ciclo de la transmigración del alma espiritual. En esta forma particular de vida, el problema económico se resuelve más fácilmente que en las formas animales inferiores. Existen los puercos, los perros, los camellos, los asnos, etc., cuyas necesidades económicas son tan importantes como las nuestras; pero los problemas económicos de esos y otros animales se resuelven en condiciones primitivas, mientras que, por las leyes de la naturaleza, al ser humano se le dan todas las facilidades necesarias para que lleve una vida confortable.

¿Por qué recibe el hombre mejores oportunidades de vida que los puercos y otros animales? ¿Por qué recibe un alto funcionario del gobierno mejores facilidades para llevar una vida cómoda que un empleado ordinario? La respuesta es muy sencilla: el funcionario importante tiene que desempeñar deberes de más responsabilidad que los de un empleado ordinario. Igualmente, el ser humano tiene que cumplir deberes más elevados que los animales, los cuales siempre están ocupados en llenar sus hambrientos estómagos. Pero, por las leyes de la naturaleza, la moderna condición animal de la civilización sólo ha aumentado los problemas para alimentar el estómago. Cuando nos acercamos a algunos de estos animales refinados para hablarles de la vida espiritual, ellos dicen que sólo quieren trabajar para satisfacer sus estómagos, y que no hay ninguna necesidad de indagar sobre Dios. Sin embargo, a pesar de su afán por trabajar arduamente, siempre existe el problema del desempleo y tantos otros impedimentos que se contraen por las leyes de la naturaleza. A pesar de esto, ellos todavía censuran la necesidad de reconocer a Dios.

Esta forma humana de vida no se nos ha dado sólo para trabajar arduamente como el cerdo o el perro, sino para lograr la perfección más alta de la vida. Si no queremos esa perfección, entonces habremos de trabajar muy arduamente, pues seremos forzados a ello por las leyes de la naturaleza. En los últimos días de Kali-yuga (la época actual), los hombres tendrán que trabajar tan arduamente como los asnos por tan sólo una migaja de pan. Este proceso ya ha comenzado, y cada año aumentará la necesidad de trabajar más arduamente por salarios menores. Sin embargo, los seres humanos no están destinados a trabajar arduamente como animales, y si un hombre no desempeña sus deberes como ser humano, es forzado por las leyes de la naturaleza a transmigrar hacia las especies inferiores de vida. *El Bhagavad-gītā* describe muy vívidamente cómo un alma espiritual, por las leyes de la naturaleza, nace y recibe un cuerpo y unos órganos de los sentidos adecuados para disfrutar de la materia en el mundo material.

En *El Bhagavad-gītā* también se declara, que aquellos que intentan seguir el sendero que conduce a Dios, pero que no lo completan —en otras palabras, aquellos que no han alcanzado el completo éxito en el proceso de conciencia de Kṛṣṇa— reciben la oportunidad de aparecer en las familias de personas adelantadas espiritualmente o en familias de comerciantes de buena posición económica. Si los aspirantes espirituales que han fracasado reciben esas oportunidades de pertenecer a una familia noble, ¡cuánto más aquellos que de hecho han alcanzado el éxito requerido! Por lo tanto, un intento de ir de vuelta a Dios, incluso si queda a medio terminar, garantiza un buen nacimiento en la siguiente vida. Tanto la familia espiritualista como la de buena posición económica son beneficiosas para el progreso espiritual, debido a que en ambas familias uno puede recibir una buena oportunidad de continuar progresando desde el punto en que se detuvo en su nacimiento previo. En el campo de la comprensión espiritual, la atmósfera que genera una buena familia es favorable para el cultivo de conocimiento espiritual. *El Bhagavad-gītā* les recuerda a esas afortunadas personas de buen nacimiento, que su buena fortuna se debe a sus actividades devocionales pasadas. Desgraciadamente, los hijos de esas familias no consultan *El Bhagavad-gītā,* encontrándose descarriados por *māyā* (la ilusión).

El nacimiento en una familia pudiente resuelve, desde el comienzo de la vida, el problema de tener que buscarse el alimento necesario, y después puede llevarse una vida comparativamente más fácil y confortable. En esa situación, se tiene una buena oportunidad de progresar hacia la iluminación espiritual, pero por desgracia, debido a la influencia de la actual era de hierro (que está llena de máquinas y de gente mecanizada), los hijos de los ricos son descarriados hacia el goce de los sentidos, y se olvidan de la buena oportunidad que tienen de alcanzar la iluminación espiritual. Por consiguiente, la naturaleza, por medio de sus leyes, está prendiendo fuego en esos hogares dorados. La dorada ciudad de Lanka, que estaba bajo el régimen del demoníaco Rāvaṇa, fue reducida a cenizas. Ésa es la ley de la naturaleza.

El Bhagavad-gītā es el estudio preliminar de la ciencia trascendental de conciencia de Kṛṣṇa, y es deber de todos los jefes de Estado responsables consultar *El Bhagavad-gītā* al planear sus programas económicos y cualesquiera otros. No es nuestra función resolver los problemas económicos de la vida dependiendo de una situación tambaleante; más bien nuestra función es la de resolver los problemas fundamentales de la vida, que surgen debido a las leyes de la naturaleza. La civilización se encontrará estática a menos que haya movimiento espiritual. El alma mueve al cuerpo, y el cuerpo viviente mueve al mundo. Nos preocupamos por el cuerpo, pero no tenemos conocimiento alguno sobre el espíritu que está moviendo a ese cuerpo. Sin el espíritu, el cuerpo queda inmóvil, o muerto.

El cuerpo humano es un excelente vehículo con el que podemos alcanzar la vida eterna. Es un barco muy difícil de conseguir, y muy importante para cruzar ese océano de la ignorancia que es la existencia material. En este barco presta servicio un barquero experto, el maestro espiritual. Por gracia divina, el barco navega por el agua con un viento favorable. Con todos estos factores auspiciosos, ¿quién no aprovecharía la oportunidad de cruzar el océano de la ignorancia? Si alguien desperdicia esta buena oportunidad, ha de entenderse que simplemente está suicidándose.

El coche de primera clase de un tren es desde luego muy confortable, pero, ¿de qué sirve un compartimiento con aire acondicionado si el tren no se mueve hacia su destino? La civilización contemporánea está demasiado interesada en lograr que el cuerpo material se sienta cómodo. Nadie tiene información sobre el verdadero destino de la vida, que consiste en regresar a Dios. No debemos solamente quedarnos sentados en un compartimiento confortable; debemos ver si nuestro vehículo se está moviendo o no hacia su verdadero destino. No se logra un beneficio final haciendo que el cuerpo material se sienta cómodo, si uno se olvida de la necesidad primordial de la vida, que consiste en recobrar nuestra identidad espiritual perdida. El barco de la vida humana está construido de manera tal, que debe moverse hacia un destino espiritual. Desgraciadamente, este cuerpo está anclado a la conciencia mundana por medio de cinco fuertes cadenas, que son: (1) el apego de la entidad viviente al cuerpo material por ignorar las cuestiones espirituales, (2) el apego a los parientes debido a las relaciones corporales, (3) el apego a la tierra natal y a las posesiones materiales, tales como la casa, el mobiliario, las propiedades, las fincas, los documentos de negocios, etc., (4) el apego a la ciencia material, la cual siempre permanece como un misterio por falta de conocimiento espiritual, y (5) el apego a formas religiosas y ritos sagrados, sin conocer a la Personalidad de Dios ni a Sus devotos, que los hacen sagrados. Estos apegos, que anclan el barco del cuerpo humano, se explican detalladamente en el Decimoquinto Capítulo de *El Bhagavad-gītā.* Ahí se dice que se asemejan a un árbol baniano, profundamente enraizado, que constantemente se aferra más y más a la tierra. Es muy difícil desarraigar un árbol baniano así de fuerte, mas el Señor recomienda el siguiente proceso: "La verdadera forma de este árbol no se puede percibir en este mundo. Nadie puede comprender dónde empieza, dónde acaba, ni dónde está su base. Pero, con determinación, uno debe derribar este árbol con el arma del desapego. Haciendo eso, uno debe buscar ese lugar del cual, habiendo ido una vez, jamás se regresa, y ahí entregarse a esa Suprema Personalidad de Dios de quien todo ha comenzado, y en quien todo permanece desde tiempo inmemorial". [Bg. 15.3–4]

Ni los científicos ni los filósofos especuladores han llegado todavía a ninguna conclusión relacionada con la situación cósmica. Todo lo que han hecho es postular diferentes teorías sobre ella. Algunos dicen que el mundo material es real, otros dicen que es un sueño, y aun otros dicen que es perpetuo. De esa manera, los eruditos mundanos tienen diferentes opiniones, pero el hecho es que ningún científico mundano o filósofo especulativo ha descubierto jamás el comienzo del cosmos o sus limitaciones. Nadie puede decir cuándo empezó o cómo flota en el espacio. Ellos proponen teóricamente algunas leyes, tales como la ley de la gravitación, pero en realidad no pueden poner en práctica esta ley. Por falta de verdadero conocimiento sobre la verdad, todos ansían promover su propia teoría para conseguir cierta fama, pero lo cierto es que este mundo material está lleno de sufrimientos, y que nadie puede superarlos con tan sólo promover algunas teorías acerca del tema. La Personalidad de Dios, quien está plenamente consciente de todo lo que hay en Su creación, nos informa que, para nuestro propio bien, debemos desear salir de esta existencia desoladora. Debemos desapegarnos de todo lo material. Para darle el mejor uso a una mala compra, debemos espiritualizar ciento por ciento nuestra existencia material. El hierro no es fuego, pero puede volverse fuego en virtud del contacto constante con el fuego. En forma similar, es posible desapegarse de las actividades materiales mediante las actividades espirituales, no mediante la inercia material. La inercia material es el lado negativo de la acción material, pero la actividad espiritual no es sólo la negación de la acción material, sino que es la activación de nuestra verdadera vida. Debemos ansiar encontrar la vida eterna, o sea la existencia espiritual en el Brahman, el Absoluto. El eterno reino del Brahman está descrito en *El Bhagavad-gītā* como ese país eterno del que nadie regresa. Ése es el reino de Dios.

No es posible encontrar el inicio de nuestra vida material actual, ni es necesario que sepamos cómo quedamos condicionados en la existencia material. Debemos estar satisfechos con entender que de una u otra forma ha existido esta vida material desde tiempo inmemorial, y que ahora es nuestro deber entregarnos al Señor Supremo, quien es la causa original de todas las causas. En *El Bhagavad-gītā* [15.5] se indica cuál es el requisito preliminar para regresar a Dios: "Alcanza ese reino eterno aquel que está libre de la ilusión, el prestigio falso y la compañía falsa, que comprende lo eterno, que ha terminado con la lujuria material, que está libre de la dualidad de la felicidad y la aflicción, y que sabe cómo entregarse a la Persona Suprema".

A Dios puede regresar alguien que está convencido de su identidad espiritual y que está libre del concepto material de la existencia, que está libre de la ilusión y es trascendental a las modalidades de la naturaleza material, que se dedica constantemente a entender el conocimiento espiritual, y que se ha apartado completamente del goce de los sentidos. Una persona así es conocida como *amūḍha,* en contraposición con *mūḍha,* o los necios e ignorantes, pues está libre de la dualidad de la felicidad y la aflicción.

Y, ¿cuál es la naturaleza del reino de Dios? Ésta se describe en *El Bhagavad-gītā* [15.6] de la siguiente manera: "Ésa morada Mía no está iluminada por el Sol ni la Luna, ni por la electricidad. Aquel que llega a ella, nunca regresa a este mundo material".

Aunque todo lugar de la creación se encuentra dentro del reino de Dios debido a que el Señor es el propietario supremo de todos los planetas, aun así existe la morada personal del Señor, que es completamente diferente del universo en que vivimos ahora. Y esa morada es llamada *paramam,* o la morada suprema. Aun en esta Tierra hay países en los que el nivel de vida es elevado y países en los que es bajo. Además de esta Tierra, hay innumerables otros planetas distribuidos por todo el universo, y algunos son considerados lugares superiores, y otros, lugares inferiores. En todo caso, todos los planetas que están dentro de la jurisdicción de la energía externa, la naturaleza material, requieren de los rayos de un Sol o la luz del fuego para existir, porque el universo material es una región de oscuridad. Sin embargo, más allá de esta región hay un reino espiritual, y se describe que funciona bajo la naturaleza superior de Dios. Ese reino se describe de la siguiente manera en los *Upaniṣads:* "No necesita del Sol, la Luna ni las estrellas, y esa morada tampoco está iluminada por la electricidad ni por ninguna forma de fuego. Todos estos universos materiales están iluminados por un reflejo de esa luz espiritual, y debido a que esa naturaleza superior siempre es autoluminosa, podemos percibir el brillo de una trémula luz aun en la más densa oscuridad de la noche". En *El Hari-vaṁśa,* el Señor Supremo Mismo explica la naturaleza espiritual de la siguiente manera: "El resplandor deslumbrante del Brahman impersonal [el Absoluto impersonal] ilumina todo lo existente, tanto material como espiritual. Pero, ¡oh Bharata!, debes entender que esa iluminación Brahman es el resplandor de Mi cuerpo". En *El Brahma-saṁhitā* también se confirma esa conclusión. No debemos pensar que podemos alcanzar esa morada con algún medio material tal como las naves espaciales, pero debemos saber con certeza que alguien que puede llegar a esa morada espiritual de Kṛṣṇa, puede disfrutar de eterna bienaventuranza espiritual sin interrupción. Siendo entidades vivientes falibles, tenemos dos fases de existencia. Una se denomina existencia material, la cual está llena de los sufrimientos del nacimiento, la muerte, la vejez y las enfermedades, y la otra se denomina existencia espiritual, en la cual hay una vida espiritual incesante de eternidad, bienaventuranza y conocimiento. En la existencia material estamos regidos por el concepto material del cuerpo y la mente, pero en la existencia espiritual siempre podemos saborear el feliz contacto trascendental con la Personalidad de Dios. En la existencia espiritual, el Señor nunca deja de estar con nosotros.

El movimiento de conciencia de Kṛṣṇa está tratando de traerle esa existencia espiritual a la humanidad en general. En nuestra conciencia material actual, estamos apegados al concepto material y sensual de la vida, pero este concepto puede removerse de inmediato mediante el servicio devocional prestado a Kṛṣṇa, o conciencia de Kṛṣṇa. Si adoptamos los principios del servicio devocional, podemos volvernos trascendentales a los conceptos materiales de la vida y liberarnos de las modalidades de la bondad, la pasión y la ignorancia, aun en medio de diversas actividades materiales. Todo aquel que está dedicado a asuntos materiales, puede obtener el beneficio más elevado de las páginas de *De vuelta al Supremo* y la demás literatura de este movimiento de conciencia de Kṛṣṇa. Esta literatura ayuda a que toda la gente corte las raíces del infatigable árbol baniano de la existencia material. Estas Escrituras tienen la autoridad para entrenarnos a que renunciemos a todo lo relacionado con el concepto material de la vida, y a que saboreemos néctar espiritual en todas las cosas. Sólo es posible alcanzar esa etapa mediante el servicio devocional, y nada más. Al prestar dicho servicio se puede de inmediato alcanzar la liberación (*mukti*), aun durante esta vida actual. Casi todos los esfuerzos espirituales tienen matices de materialismo, pero el servicio devocional puro es trascendental a toda contaminación material. Aquellos que desean regresar a Dios, sólo tienen que adoptar los principios de este movimiento de conciencia de Kṛṣṇa, y simplemente dirigir su conciencia a los pies de loto del Señor Supremo, la Personalidad de Dios, Kṛṣṇa.

"Su conciencia original es conciencia de Kṛṣṇa"

La siguiente entrevista con la reportera independiente Sandy Nixon, se efectuó en julio de 1975 en la residencia de Śrīla Prabhupāda ubicada en el centro Kṛṣṇa de Filadelfia. Esta conversación sirve de excelente introducción al proceso de conciencia de Kṛṣṇa, y abarca temas tan fundamentales como: el mantra Hare Kṛṣṇa, la relación que hay entre el maestro espiritual y Dios, la diferencia entre gurus genuinos y falsos, el papel de la mujer en el movimiento Hare Kṛṣṇa, el sistema de castas de la India, y la relación entre "conciencia de Cristo" y "conciencia de Kṛṣṇa".

Sra. Nixon: Mi primera pregunta es muy básica. ¿Qué es conciencia de Kṛṣṇa?

Śrīla Prabhupāda: "Kṛṣṇa" significa Dios. Todos estamos íntimamente relacionados con Él, porque Él es nuestro padre original. Pero hemos olvidado esta relación. Cuando nos interesamos por saber: "¿Cuál es mi relación con Dios?, ¿cuál es la meta de la vida?", en ese momento somos aceptados como conscientes de Kṛṣṇa.

Sra. Nixon: ¿Cómo se desarrolla esa conciencia de Kṛṣṇa en el practicante?

Śrīla Prabhupāda: La conciencia de Kṛṣṇa ya existe en lo más íntimo del corazón de todos, pero la hemos olvidado a causa de nuestra vida condicionada por lo material. El proceso de cantar el *mahā-mantra* Hare Kṛṣṇa —Hare Kṛṣṇa, Hare Kṛṣṇa, Kṛṣṇa Kṛṣṇa, Hare Hare/ Hare Rāma, Hare Rāma, Rāma Rāma, Hare Hare— revive la conciencia de Kṛṣṇa que ya existe en nosotros. Por ejemplo, hace pocos meses estos jóvenes americanos y europeos no sabían nada acerca de Kṛṣṇa, pero apenas ayer vimos cómo estaban cantando Hare Kṛṣṇa y bailando en éxtasis durante toda la procesión de Ratha-yātrā [un festival anual patrocinado por el movimiento de conciencia de Kṛṣṇa en ciudades de todo el mundo]. ¿Cree usted que eso era artificial? No. Nadie puede cantar y bailar artificialmente por horas y horas. Ellos realmente han despertado su conciencia de Kṛṣṇa al seguir un proceso genuino. Esto se explica en *El Caitanya-caritāmṛta* [*Madhya* 22.107]:

nitya-siddha kṛṣṇa-prema 'sādhya' kabhu naya
śravaṇādi-śuddha-citte karaye udaya

La conciencia de Kṛṣṇa se encuentra latente en el corazón de todos, y se despierta cuando uno se pone en contacto con los devotos. Esa conciencia de Kṛṣṇa no es artificial. Así como un joven despierta su atracción natural por una joven al asociarse con ella, de igual manera, si en compañía de devotos alguien oye hablar de Kṛṣṇa, despierta su conciencia de Kṛṣṇa latente.

Sra. Nixon: ¿Cuál es la diferencia entre conciencia de Kṛṣṇa y conciencia de Cristo?

Śrīla Prabhupāda: Conciencia de Cristo también es conciencia de Kṛṣṇa, pero en la actualidad la gente no sigue las reglas y regulaciones del cristianismo —los mandamientos de Jesucristo—, y por eso no llega al nivel en el que se posee conciencia de Dios.

Sra. Nixon: ¿Qué tiene de único el proceso de conciencia de Kṛṣṇa con respecto a las demás religiones?

Śrīla Prabhupāda: Ante todo, religión significa conocer a Dios y amarlo. Eso es religión. Hoy en día, debido a la falta de entrenamiento, nadie conoce a Dios, ¡qué decir de amarlo! La gente está satisfecha con sólo ir a la iglesia y orar: "¡Oh Dios!, danos nuestro pan de cada día". En *El Śrīmad-Bhāgavatam* una religión así es llamada fraudulenta, ya que su objetivo no es conocer y amar a Dios, sino recibir alguna ganancia personal. En otras palabras, si pretendo seguir alguna religión, pero no sé quién es Dios ni cómo amarlo, entonces estoy practicando una religión fraudulenta. En lo que atañe a la religión cristiana, hay suficientes oportunidades para comprender a Dios, pero nadie las está aprovechando. Por ejemplo, en La Biblia se encuentra el mandamiento: "No matarás", pero los cristianos han construido los mejores mataderos del mundo. ¿Cómo pueden volverse conscientes de Dios si desobedecen los mandamientos del Señor Jesucristo? Y esto no está ocurriendo únicamente en la religión cristiana, sino también en todas las demás religiones. El título "hindú", "musulmán", o "cristiano" es simplemente un rótulo. Ninguno de ellos sabe quién es Dios ni cómo amarlo.

Sra. Nixon: ¿Cómo puede uno distinguir a un maestro espiritual genuino de un impostor?

Śrīla Prabhupāda: Quienquiera que enseñe la manera de conocer a Dios y amarlo, es un maestro espiritual. A veces los sinvergüenzas y farsantes descarrían a la gente. Ellos declaran: "Yo soy Dios", y la gente que no sabe qué es Dios, les cree. Debemos ser estudiantes serios para entender quién es Dios y cómo amarlo. De lo contrario, sólo perderemos el tiempo. Así que la diferencia entre nosotros y los demás es, que nosotros somos el único movimiento que realmente puede enseñar cómo conocer a Dios y amarlo. Estamos presentando la ciencia de cómo se puede conocer a Kṛṣṇa, la Suprema Personalidad de Dios, practicando las enseñanzas de *El Bhagavad-gītā* y de *El Śrīmad-Bhāgavatam,* que nos enseñan que nuestro único deber es amar a Dios. No nos corresponde pedirle a Dios que satisfaga nuestras necesidades. Dios le da a cada quien lo que necesita—incluso a los que no siguen ninguna religión. Por ejemplo, los perros y los gatos no siguen religión alguna, sin embargo Kṛṣṇa les proporciona todo lo que necesitan. Entonces, ¿por qué hemos de molestar a Kṛṣṇa para pedirle nuestro pan de cada día? Él ya lo está proveyendo. Verdadera religión significa aprender a amarlo. *El Śrīmad-Bhāgavatam* [1.2.6] dice:

sa vai puṁsāṁ paro dharmo
yato bhaktir adhokṣaje
ahaituky apratihatā
yayātmā suprasīdati

La religión de primera clase enseña a amar a Dios sin ningún motivo. Si sirvo a Dios esperando una ganancia, eso es un negocio, no amor. El verdadero amor por Dios es *ahaituky apratihatā:* no puede ser detenido por ninguna causa material. Es incondicional. No hay ningún impedimento para alguien que verdaderamente quiere amar a Dios. Uno puede amarlo aunque se sea pobre o rico, joven o viejo, negro o blanco.

Sra. Nixon: ¿Conducen todos los senderos al mismo fin?

Śrīla Prabhupāda: No. Hay cuatro clases de hombres —los *karmīs,* los *jñānīs,* los *yogīs* y los *bhaktas*— y cada uno alcanza una meta diferente. Los *karmīs* trabajan por alguna ganancia material. Por ejemplo, en la ciudad, mucha gente trabaja arduamente día y noche, y su intención es obtener algún dinero. Así que ellos son trabajadores fruitivos, o *karmīs.* El *jñānī* es una persona que piensa: "¿Por qué estoy trabajando tan arduamente? Las aves, las abejas, los elefantes y otras criaturas, no tienen ninguna profesión, y sin embargo también comen. Entonces, ¿por qué debo trabajar tan duro innecesariamente? Más bien trataré de resolver los problemas de la vida: el nacimiento, la muerte, la vejez y las enfermedades". Los *jñānīs* tratan de volverse inmortales. Ellos piensan que si se fusionan con la existencia de Dios, se volverán inmunes al nacimiento, la muerte, la vejez y las enfermedades. Y los *yogīs* tratan de adquirir algún poder místico para hacer alguna exhibición maravillosa. Por ejemplo, el *yogī* puede hacerse muy pequeño: si lo encerramos en una pieza, puede salirse por cualquier espacio pequeño. Al mostrar este tipo de magia, el *yogī* es aceptado inmediatamente como un hombre muy maravilloso. Por supuesto que los *yogīs* modernos sólo exhiben cierta gimnasia—no tienen ningún poder verdadero. Pero el verdadero *yogī* tiene cierto poder que no es espiritual, sino material. Así que el *yogī* quiere poder místico, el *jñānī* quiere salvarse de los sufrimientos de la vida, y el *karmī* quiere ganancias materiales. Pero el *bhakta* —el devoto— no quiere nada para sí. Él únicamente quiere servir a Dios por amor, tal como una madre sirve a su hijo. En el servicio que una madre le presta a su hijo no se piensa en ganancia. Ella lo cuida por afecto y amor puros.

La perfección consiste en llegar a esa etapa de amor por Dios. Ni el *karmī,* ni el *jñānī,* ni el *yogī,* pueden conocer a Dios; sólo el *bhakta* puede. Como dice Kṛṣṇa en *El Bhagavad-gītā* [18.55], *bhaktyā mām abhijānāti:* "Sólo a través del proceso de *bhakti* se puede entender a Dios". Kṛṣṇa nunca dice que podemos entenderlo mediante otros procesos. No. Sólo a través del *bhakti.* Si uno está interesado en conocer y amar a Dios, entonces debe aceptar el proceso devocional. Ningún otro proceso lo ayudará.

Sra. Nixon: ¿Qué transformación se experimenta en el sendero. . . ?

Śrīla Prabhupāda: Ninguna transformación—su conciencia original es conciencia de Kṛṣṇa. Ahora su conciencia está cubierta con muchísima basura. Tiene que limpiarla, y entonces se volverá conciencia de Kṛṣṇa. Nuestra conciencia es como el agua. El agua es por naturaleza clara y transparente, pero a veces se enloda. Si se filtra todo el lodo que hay en el agua, ésta recobrará su estado original, claro y transparente.

Sra. Nixon: ¿Puede uno desenvolverse mejor en la sociedad al volverse consciente de Kṛṣṇa?

Śrīla Prabhupāda: Sí. Usted puede ver que mis discípulos no son borrachos ni comen carne, y, desde un punto de vista fisiológico, son muy limpios: nunca los atacarán enfermedades graves. Realmente, dejar de comer carne no es cuestión de conciencia de Kṛṣṇa, sino de vida humana civilizada. Dios le ha dado a la sociedad humana tantas cosas para comer: buenas frutas, verduras, cereales, y leche de primera clase. Con la leche, uno puede preparar cientos de comidas nutritivas, pero nadie conoce el arte de cómo hacerlo. En cambio, la gente mantiene grandes mataderos, y come carne. Ni siquiera es civilizada. Cuando el hombre es incivilizado, mata a los pobres animales y se los come.

Los hombres civilizados conocen el arte de preparar comidas nutritivas a base de leche. Por ejemplo, en nuestra finca de Nueva Vṛndāvana en Virginia Occidental, hacemos cientos de preparaciones de primera clase a base de leche. Siempre que llegan visitantes, se asombran de que se puedan preparar comidas tan sabrosas a base de leche. La sangre de la vaca es muy nutritiva, pero los hombres civilizados la utilizan en forma de leche. La leche no es más que la sangre de la vaca, transformada. Uno puede convertir la leche en tantas cosas —yogur, cuajada, ghi (mantequilla clarificada), etc.— y combinando estos productos lácteos con cereales, frutas y verduras, se pueden elaborar cientos de preparaciones. Éso es vida civilizada: no el matar directamente al animal y comer su carne. La inocente vaca simplemente come el pasto que Dios le da, y suministra leche, siendo ésta suficiente para que podamos vivir. ¿Cree usted que es civilizado degollarla y comer su carne?

Sra. Nixon: No. Estoy de acuerdo con usted ciento por ciento. . . . Tengo mucha curiosidad por saber algo: ¿se pueden aceptar los *Vedas* tanto simbólica como literalmente?

Śrīla Prabhupāda: No. No deben aceptarse simbólicamente, sino tal como son. Por eso estamos presentando *El Bhagavad-gītā tal como es.*

Sra. Nixon: ¿Está usted tratando de revivir en Occidente el antiguo sistema hindú de castas? El *Gītā* menciona el sistema de castas . . .

Śrīla Prabhupāda: ¿Dónde menciona *El Bhagavad-gītā* el sistema de castas? Kṛṣṇa dice, *cātur-varṇyaṁ mayā sṛṣṭam guṇa-karma-vibhāgaśaḥ:* "Yo creé cuatro clases de hombres conforme a su naturaleza y trabajo". [Bg. 4.13] Por ejemplo, puede ver que en la sociedad hay tanto ingenieros como médicos. ¿Diría usted que ellos pertenecen a diferentes castas—que uno pertenece a la casta de los ingenieros y el otro a la casta de los médicos? No. Si un hombre se ha capacitado en la facultad de medicina, se le acepta como médico; y si otro tiene un título de ingeniero, se le acepta como tal. Asimismo, *El Bhagavad-gītā* define cuatro clases de hombres en la sociedad: la clase de los hombres sumamente inteligentes, la clase de los administradores, la clase de los hombres productivos, y los trabajadores ordinarios. Estas divisiones son naturales. Por ejemplo, una clase de hombres es muy inteligente. Pero, los integrantes de esa clase deben prepararse, para poder reunir verdaderamente las aptitudes que en *El Bhagavad-gītā* se les atribuyen a los hombres de primera clase, tal como un joven inteligente necesita prepararse en la universidad para volverse un médico competente. Así que en el movimiento de conciencia de Kṛṣṇa les estamos enseñando a los hombres inteligentes a controlar su mente y sus sentidos, a volverse sabios, veraces, limpios interna y externamente, a aplicar su conocimiento en la vida práctica, y a volverse conscientes de Dios. Todos estos jóvenes [señala a unos discípulos que están en el recinto] tienen inteligencia de primera clase, y ahora los estamos educando para que la usen correctamente.

No estamos introduciendo el sistema de castas, en el que cualquier sinvergüenza nacido en una familia *brāhmaṇa* es automáticamente un *brāhmaṇa*. Aunque tenga los hábitos de un hombre de quinta clase, se le acepta como si fuera de primera clase por haber nacido en una familia *brāhmaṇa*. Nosotros no aceptamos eso. Reconocemos que un hombre es de primera clase si ha sido educado como *brāhmaṇa*. No importa si él es hindú, europeo o americano; plebeyo o noble—no importa. Todo hombre inteligente puede ser educado para que adopte hábitos de primera clase. Queremos acabar con la absurda idea de que les estamos imponiendo el sistema de castas de India a nuestros discípulos. Simplemente estamos seleccionando a hombres con inteligencia de primera clase, y los estamos educando para que se vuelvan de primera clase en todos los aspectos.

Sra. Nixon: ¿Qué le parece la liberación femenina?

Śrīla Prabhupāda: La supuesta igualdad de derechos para las mujeres significa que los hombres las engañan. Supongamos que una mujer y un hombre se conocen, se vuelven amantes, tienen relaciones sexuales, la mujer queda embarazada, y el hombre se va. La mujer tiene que encargarse del niño y pedir limosna al gobierno, o si no, aborta, matando al niño. Así es la independencia de la mujer. En India, aunque una mujer sea muy pobre, permanece bajo el cuidado de su esposo, y él se responsabiliza de ella. Cuando ella queda embarazada, no es forzada a matar al niño o a mendigar para mantenerlo. Por consiguiente, ¿qué constituye la verdadera independencia: permanecer bajo el cuidado del esposo, o ser disfrutada por todos?

Sra. Nixon: Y en cuanto a la vida espiritual: ¿pueden también las mujeres tener éxito en el proceso de conciencia de Kṛṣṇa?

Śrīla Prabhupāda: No hacemos distinción alguna en base al sexo. Nosotros les brindamos conciencia de Kṛṣṇa por igual a los hombres y a las mujeres. Damos la bienvenida a mujeres y hombres, pobres y ricos—a todos. Kṛṣṇa dice en *El Bhagavad-gītā* [5.18]:

vidyā-vinaya-sampanne
brāhmaṇe gavi hastini
śuni caiva śvapāke ca
paṇḍitāḥ sama-darśinaḥ

"El sabio humilde, en virtud del conocimiento verdadero, ve con visión de igualdad a un *brāhmaṇa* apacible y erudito, a una vaca, a un elefante, a un perro y a un comeperros".

Sra. Nixon: ¿Podría usted explicar el significado del *mantra* Hare Kṛṣṇa?

Śrīla Prabhupāda: Es muy simple. *Hare* significa: "¡Oh, energía del Señor!", y *Kṛṣṇa* significa: "¡Oh, Señor Kṛṣṇa!". Así como hay varones y hembras en el mundo material, de manera similar, Dios es el varón original (*puruṣa*), y Su energía (*prakṛti*) es la hembra original. Así pues, cuando cantamos Hare Kṛṣṇa estamos diciendo: "¡Oh Señor Kṛṣṇa!, ¡oh energía de Kṛṣṇa!, por favor, ocúpenme en Su servicio".

Sra. Nixon: ¿Podría por favor contarme un poco sobre su vida y cómo supo que usted era el maestro espiritual del movimiento de conciencia de Kṛṣṇa?

Śrīla Prabhupāda: Mi vida es sencilla. Estaba casado y tenía una esposa e hijos —ahora tengo nietos— y entonces mi maestro espiritual me ordenó ir a los países occidentales y predicar el culto de conciencia de Kṛṣṇa. Así que dejé todo por orden de mi maestro espiritual, y ahora estoy tratando de cumplir su orden y las órdenes de Kṛṣṇa.

Sra. Nixon: ¿Qué edad tenía usted cuando él le dijo que fuera a Occidente?

Śrīla Prabhupāda: Él me ordenó en nuestro primer encuentro que predicara conciencia de Kṛṣṇa en Occidente. Yo tenía entonces veinticinco años, era casado y con dos hijos. Hice todo lo posible por cumplir sus órdenes, y empecé a dirigir la revista *De vuelta al Supremo* en 1944, cuando todavía estaba casado. Empecé a escribir libros en 1959, después de retirarme de la vida familiar, y en 1965 vine a los Estados Unidos.

Sra. Nixon: Usted ha dicho que no es Dios, y, sin embargo, me parece, como espectadora, que sus devotos lo tratan como si fuera Dios.

Śrīla Prabhupāda: Sí, ése es el deber de ellos. Ya que el maestro espiritual está ejecutando la orden de Dios, debe ser respetado tanto como Dios, tal como un funcionario del gobierno debe ser respetado tanto como el gobierno mismo, porque ejecuta la orden del gobierno. Aun si un policía ordinario se presenta, uno tiene que respetarlo, ya que es un representante del gobierno. Pero eso no significa que él *sea* el gobierno. *Sākṣād-dharitvena samasta-śāstrair / uktas tathā bhavyata eva sadbhiḥ:* "El maestro espiritual debe ser honrado tanto como el Señor Supremo, porque es el servidor más íntimo del Señor. Esto es reconocido en todas las Escrituras reveladas y seguido por todas las autoridades".

Sra. Nixon: También me pregunto acerca de las numerosas y bellas cosas materiales que los devotos le traen. Por ejemplo, usted salió del aeropuerto en un hermoso coche de lujo. Me pregunto sobre esto porque . . .

Śrīla Prabhupāda: Eso les enseña a los discípulos a considerar al maestro espiritual casi como si fuese Dios. Si se respeta al representante del gobierno tanto como se respeta al propio gobierno, dicho representante deberá ser tratado con opulencia. Si se respeta al maestro espiritual tanto como a Dios Mismo, entonces han de ofrecérsele las mismas cosas que se le ofrecerían a Dios. Dios viaja en un coche de oro. Si los discípulos le ofrecen al maestro espiritual un coche ordinario, no sería suficiente, ya que el maestro espiritual tiene que ser tratado como si fuera Dios. Si Dios fuera a su casa, ¿le traería un coche ordinario, o le brindaría un coche de oro?

Sra. Nixon: Uno de los aspectos más difíciles del proceso de conciencia de Kṛṣṇa para un extraño es aceptar a la Deidad del templo, es decir, el hecho de que representa a Kṛṣṇa. ¿Podría usted hablar un poco sobre eso?

Śrīla Prabhupāda: Sí. Actualmente, debido a que usted no se ha educado para ver a Kṛṣṇa, Él aparece bondadosamente ante usted para que lo pueda ver. Usted puede ver la madera y la piedra, pero no puede ver lo espiritual. Supongamos que su padre está en el hospital y muere. Usted está llorando a su cabecera, diciendo: "¡Ahora mi padre se ha ido!". Pero, ¿por qué dice que se ha ido? ¿Qué es eso que se ha ido?

Sra. Nixon: Bueno, su espíritu se ha ido.

Śrīla Prabhupāda: ¿Y ha visto usted ese espíritu?

Sra. Nixon: No.

Śrīla Prabhupāda: Así que no puede ver el espíritu, y Dios es el Espíritu Supremo. En realidad, Él lo es todo —espíritu y materia— pero usted no puede verlo en Su identidad espiritual. Por lo tanto, gracias a Su misericordia ilimitada, y para ser bondadoso con usted, Él aparece en la forma de una Deidad de madera o de piedra para que usted pueda verlo.

Sra. Nixon: Muchísimas gracias.

Śrīla Prabhupāda: ¡Hare Kṛṣṇa!

"Verdadero avance significa conocer a Dios"

Los conceptos que tiene el hombre moderno acerca de Dios son muchos y variados. Los niños tienden a imaginarlo como un anciano de barba blanca. Muchos adultos consideran a Dios como una fuerza invisible, o como un concepto mental, o como la humanidad, el universo o incluso uno mismo. En esta conferencia, Śrīla Prabhupāda describe detalladamente el concepto de la filosofía de conciencia de Kṛṣṇa—una sorprendente visión íntima de Dios.

Damas y caballeros, les agradezco mucho su amable participación en este movimiento de conciencia de Kṛṣṇa. Cuando esta sociedad fue registrada en 1966, en Nueva York, un amigo sugirió que fuese llamada la Sociedad para la Conciencia de Dios. Él pensó que el nombre Kṛṣṇa era sectario. El diccionario también dice que Kṛṣṇa es el nombre de un dios hindú. Pero, si en verdad hay algún nombre que pueda atribuírsele a Dios, es "Kṛṣṇa".

En realidad, Dios no tiene ningún nombre en particular. Al decir que Él no tiene nombre, queremos decir que nadie sabe cuántos nombres tiene. Ya que Dios es ilimitado, Sus nombres también deben serlo. Por lo tanto, no podemos escoger únicamente un nombre. Por ejemplo, a Kṛṣṇa a veces se le llama Yaśodā-nandana, el hijo de madre Yaśodā; o Devakī-nandana, el hijo de Devakī; o Vasudeva-nandana, el hijo de Vasudeva; o Nanda-nandana, el hijo de Nanda. A veces se le llama Pārtha-sārathi, indicando que Él actuó como el auriga de Arjuna, llamado a veces Pārtha, el hijo de Pṛthā.

Dios tiene muchas relaciones con Sus numerosos devotos, y de acuerdo con ellas, recibe diferentes nombres. Ya que Él tiene innumerables devotos e innumerables relaciones con ellos, también tiene innumerables nombres. No podemos limitarnos a un solo nombre. Pero el nombre Kṛṣṇa significa "supremamente atractivo". Dios atrae a todos; ésa es la definición de "Dios". Hemos visto muchos cuadros de Kṛṣṇa, y vemos que Él atrae a las vacas, los terneros, las aves, las bestias, los árboles, las plantas, e incluso al agua de Vṛndāvana. Él es atractivo para los pastorcillos de vacas, para las *gopīs,* para Nanda Mahārāja, para los Pāṇḍavas, y para toda la sociedad humana. Por lo tanto, si hay algún nombre en particular que pueda dársele a Dios, ese nombre es "Kṛṣṇa".

Parāśara Muni, un gran sabio y el padre de Vyāsadeva (quien recopiló todas las Escrituras védicas), dio la siguiente definición de Dios:

aiśvaryasya samagrasya
vīryasya yaśasaḥ śriyaḥ
jñāna-vairāgyayoś caiva
ṣaṇṇāṁ bhaga itīṅganā
[*El Viṣṇu Purāṇa* 6.5.47]

Así pues, Bhagavān, la Suprema Personalidad de Dios, es definido por Parāśara Muni como aquel que tiene seis opulencias en plenitud—plena fuerza, fama, riqueza, conocimiento, belleza y renunciación.

Bhagavān, la Suprema Personalidad de Dios, es el propietario de todas las riquezas. Hay muchos hombres ricos en el mundo, pero ninguno puede afirmar poseer todas las riquezas. Tampoco puede alguien pretender que nadie sea más rico que él. Sin embargo, *El Śrīmad-Bhāgavatam* nos informa que cuando Kṛṣṇa estuvo presente en esta Tierra, tenía 16.108 esposas, y cada una vivía en un palacio hecho de mármol y adornado con joyas. Los aposentos estaban llenos de muebles de marfil y oro, y había gran opulencia en todas partes. Todas estas descripciones se dan vívidamente en *El Śrīmad-Bhāgavatam.* En la historia de la sociedad humana, no podemos encontrar a nadie que haya tenido dieciséis mil esposas o dieciséis mil palacios. Además, Kṛṣṇa no visitaba a una esposa un día y a otra al día siguiente. No, Él estaba presente personalmente y al mismo tiempo en todos los palacios, lo cual significa que Él se expandía en 16.108 formas. Es imposible que un hombre ordinario haga esto, pero no es muy difícil para Dios. Si Dios es ilimitado, puede expandirse en un número ilimitado de formas; de no ser así, la palabra "ilimitado" no tendría significado. Dios es omnipotente. Él no sólo puede mantener a dieciséis mil esposas, sino a dieciséis millones, y aun así no tener ninguna dificultad; de lo contrario, la palabra "omnipotente" no tendría significado.

Todas éstas son características atractivas. En este mundo material sabemos por experiencia que un hombre es atractivo si es muy rico. En Norteamérica, por ejemplo, Rockefeller y Ford son muy atractivos a causa de sus riquezas. Ellos son atractivos aunque no posean toda la riqueza del mundo. ¡Cuánto más atractivo es entonces Dios, quien es el poseedor de todas las riquezas!

De manera similar, Kṛṣṇa tiene fuerza ilimitada. Su fuerza estaba presente desde el momento de Su nacimiento. Cuando Kṛṣṇa tenía sólo tres meses de edad, la demonia Pūtanā intentó matarlo, pero en vez de eso, fue muerta por Kṛṣṇa. Así es Dios. Dios es Dios desde el principio. Él no se convierte en Dios mediante algún tipo de meditación o poder místico. Kṛṣṇa no es ese tipo de Dios. Kṛṣṇa era Dios desde el mismo comienzo de Su aparición.

Kṛṣṇa también tiene fama ilimitada. Por supuesto, nosotros somos devotos de Kṛṣṇa y lo conocemos y glorificamos, pero aparte de nosotros, hay muchos millones de personas en el mundo que conocen la fama de *El Bhagavad-gītā. El Bhagavad-gītā* es leído por filósofos, psicólogos y religiosos de todos los países, en todas partes del mundo. También nosotros tenemos muy buenas ventas de nuestro *Bhagavad-gītā tal como es.* Esto se debe a que el producto es oro puro. Hay muchas ediciones de *El Bhagavad-gītā,* pero no son puras. La nuestra se está vendiendo más, porque estamos presentando *El Bhagavad-gītā* tal como es. La fama de *El Bhagavad-gītā* es la fama de Kṛṣṇa.

Kṛṣṇa posee ilimitadamente otra opulencia, la belleza. El propio Kṛṣṇa es muy hermoso, y también lo son todos Sus acompañantes. Aquellos que fueron piadosos en una vida anterior reciben la oportunidad, en este mundo material, de nacer en buenas familias y en buenas naciones. Los norteamericanos son muy ricos y hermosos, y estas opulencias son el resultado de actividades piadosas. En todas partes del mundo, la gente está atraída a los norteamericanos, porque son adelantados en el conocimiento científico, riqueza, belleza, etc. Este planeta es insignificante en el universo; sin embargo, dentro de este planeta, un país —Norteamérica— tiene muchísimas características atractivas. Podemos simplemente imaginarnos entonces, cuántas características atractivas debe poseer Dios, quien es el creador de toda la manifestación cósmica. ¡Cuán hermoso debe ser Él, quien ha creado toda la belleza!

Una persona es atractiva no sólo por su belleza, sino también por su conocimiento. Un científico o filósofo puede que sea atractivo a causa de su conocimiento, pero ¿qué conocimiento es más sublime que el que ha dado Kṛṣṇa en *El Bhagavad-gītā*? No hay nada en el mundo que se compare con ese conocimiento. Al mismo tiempo, Kṛṣṇa posee plena renunciación (*vairāgya*). En este mundo material hay muchísimas cosas que están funcionando bajo la dirección de Kṛṣṇa, pero en realidad, Kṛṣṇa no está presente aquí. Una gran fábrica puede continuar funcionando aunque el propietario no esté presente. Igualmente, las potencias de Kṛṣṇa funcionan bajo la dirección de Sus asistentes, los semidioses. Así pues, Kṛṣṇa Mismo está apartado del mundo material. Todo esto está descrito en las Escrituras reveladas.

Por consiguiente, Dios tiene muchos nombres según Sus actividades, pero recibe el nombre de Kṛṣṇa porque posee muchísimas opulencias y porque con esas opulencias atrae a todos. La literatura védica afirma que Dios tiene muchos nombres, pero "Kṛṣṇa" es el principal de ellos.

El objetivo de este movimiento de conciencia de Kṛṣṇa es propagar el nombre de Dios, las glorias de Dios, las actividades de Dios, la belleza de Dios y el amor de Dios. Hay muchas cosas en este mundo material, y todas ellas están presentes en Kṛṣṇa. El aspecto más notable de este mundo material es la vida sexual, y ésta también se encuentra en Kṛṣṇa. Nosotros adoramos a Rādhā y Kṛṣṇa, y existe una atracción entre Ellos, pero la atracción material y la atracción espiritual no son iguales. En Kṛṣṇa, la vida sexual es real, pero aquí, en el mundo material, es irreal. Todo aquello con lo que nos relacionamos aquí, existe en el mundo espiritual; mas aquí no tiene ningún valor real. Es tan sólo un reflejo. En los escaparates de las tiendas vemos muchos maniquíes, pero nadie se preocupa por ellos, porque todos saben que son falsos. Puede que un maniquí sea muy hermoso, pero aun así es falso. Sin embargo, la gente se siente atraída cuando ve a una mujer hermosa, porque piensa que es real. En verdad, los supuestos vivos también están muertos, porque este cuerpo es simplemente una masa de materia; tan pronto como el alma abandona el supuesto cuerpo hermoso de una mujer, a nadie le interesará verlo. El verdadero factor, la verdadera fuerza atractiva, es el alma espiritual.

En el mundo material, todo está hecho de materia muerta; por eso, es simplemente una imitación. La realidad de las cosas existe en el mundo espiritual. Aquellos que han leído *El Bhagavad-gītā* pueden entender cómo es el mundo espiritual, porque ahí se describe:

paras tasmāt tu bhāvo 'nyo
'vyakto 'vyaktāt sanātanaḥ
yaḥ sa sarveṣu bhūteṣu
naśyatsu na vinaśyati

"Mas existe otra naturaleza, la cual es eterna y trascendental a esta materia manifiesta y no manifiesta. Esa naturaleza es suprema y nunca es aniquilada. Cuando todo en este mundo es aniquilado, esa parte permanece tal como es". [*El Bhagavad-gītā* 8.20]

Los científicos están tratando de calcular el largo y ancho de este mundo material, pero ni siquiera pueden empezar a hacerlo. Se demorarán miles de años en sólo viajar a la estrella más cercana. Y, ¿qué decir del mundo espiritual? Ya que no podemos conocer el mundo material, ¿cómo podremos conocer lo que está más allá de él? El caso es que debemos aprender lo que enseñan las fuentes autoritativas.

La fuente más autoritativa es Kṛṣṇa, porque Él es el manantial de todo el conocimiento. Nadie es más sabio ni más conocedor que Kṛṣṇa. Kṛṣṇa nos informa que más allá de este mundo material hay un cielo espiritual que está lleno de innumerables planetas. Ese cielo es muchísimo más grande que el espacio material, el cual constituye sólo una cuarta parte de la creación total. En forma similar, las entidades vivientes del mundo material sólo constituyen una pequeña porción de las entidades vivientes de toda la creación. Este mundo material se asemeja a una prisión, y así como los prisioneros representan sólo un pequeño porcentaje de la población total, de la misma manera, las entidades vivientes del mundo material constituyen apenas una porción fragmentaria de todas las entidades vivientes.

Aquellos que se han rebelado contra Dios —que son criminales— son puestos en este mundo material. A veces los criminales dicen que no les importa el gobierno, pero no obstante, son arrestados y castigados. De la misma manera, las entidades vivientes que declaran su enfrentamiento a Dios, son colocadas en el mundo material.

Originalmente, todas las entidades vivientes son partes o porciones de Dios, y están relacionadas con Él tal como los hijos están relacionados con su padre. Los cristianos también ven a Dios como el padre supremo. Los cristianos van a la iglesia y oran: "Padre nuestro, que estás en los cielos". El concepto de Dios como padre se encuentra también en *El Bhagavad-gītā* [14.4]:

sarva-yoniṣu kaunteya
mūrtayaḥ sambhavanti yāḥ
tāsāṁ brahma mahad yonir
ahaṁ bīja-pradaḥ pitā

"¡Oh hijo de Kuntī! Se debe comprender que todas las especies de vida aparecen por medio de su nacimiento en la naturaleza material, y que Yo soy el padre que aporta la simiente".

Hay 8.400.000 especies de vida, entre las cuales se incluyen los seres acuáticos, los vegetales, las aves, las bestias, los insectos y los seres humanos. La mayoría de las especies humanas son incivilizadas, y de las pocas especies civilizadas que hay, sólo un pequeño número de seres humanos adopta la vida religiosa. De entre muchos supuestos religiosos, la mayoría se identifica con designaciones, declarando: "Soy hindú", "Soy musulmán", "Soy cristiano", etc. Algunos se dedican a obras filantrópicas, y otros ayudan a los pobres y abren escuelas y hospitales. Ese proceso altruista se llama *karma-kāṇḍa.* De entre millones de esos *karma-kāṇḍīs,* puede que haya un *jñānī* ("alguien que sabe"). De entre millones de *jñānīs,* puede que uno esté liberado, y de entre miles de millones de almas liberadas, puede que una sea capaz de comprender a Kṛṣṇa. Ésta es entonces la posición de Kṛṣṇa. Tal como dice Kṛṣṇa Mismo en *El Bhagavad-gītā* [7.3]:

manuṣyāṇāṁ sahasreṣu
kaścid yatati siddhaye
yatatām api siddhānāṁ
kaścin māṁ vetti tattvataḥ

"De entre muchos miles de hombres, quizás uno procure la perfección, y de aquellos que han logrado la perfección, difícilmente uno Me conoce en verdad".

Entonces, entender a Kṛṣṇa es muy difícil. Pero aunque entender a Dios sea una cuestión difícil, Dios se explica a Sí Mismo en *El Bhagavad-gītā*. Él dice: "Yo soy así y asá. La naturaleza material es de esta manera, y la naturaleza espiritual es de esta otra. Las entidades vivientes son así, y el Alma Suprema es asá". Así pues, todo se describe completamente en *El Bhagavad-gītā.* Aunque entender a Dios es muy difícil, no lo es cuando Dios Mismo nos da Su propio conocimiento. Ése es realmente el único proceso para entender a Dios. No es posible entender a Dios con nuestras propias especulaciones, pues Dios es ilimitado y nosotros somos limitados. Tanto nuestro conocimiento como nuestra percepción son muy limitados, así que ¿cómo podemos entender lo ilimitado? Si tan sólo aceptamos la versión del ilimitado, podremos entonces comprenderlo a Él. Ese entendimiento es nuestra perfección.

El conocimiento especulativo acerca de Dios no nos llevará a ninguna parte. Si un joven quiere saber quién es su padre, el proceso más sencillo es preguntarle a su madre. La madre entonces le dirá: "Éste es tu padre". Ésa es la forma de adquirir conocimiento perfecto. Por supuesto que uno puede especular sobre quién es su padre, preguntándose si es este hombre o aquél, y uno también puede rondar por toda la ciudad preguntando: "¿Es usted mi padre? ¿Es usted mi padre?". Sin embargo, el conocimiento resultante de tal proceso será siempre imperfecto. Uno nunca encontrará así a su padre. El proceso sencillo consiste en que el conocimiento se reciba de una autoridad—en este caso, la madre. Ella simplemente dice: "Mi querido hijo, éste es tu padre". De esa manera, nuestro conocimiento es perfecto. Con el conocimiento trascendental ocurre lo mismo. Anteriormente estuve hablando de un mundo espiritual. Ese mundo espiritual no está sujeto a nuestra especulación. Dios dice: "Hay un mundo espiritual, y ésa es Mi sede". Nosotros recibimos así el conocimiento que da Kṛṣṇa, la mejor autoridad. Puede que no seamos perfectos, pero nuestro conocimiento es perfecto porque lo recibimos de la fuente perfecta.

El objetivo del movimiento de conciencia de Kṛṣṇa es el de darle conocimiento perfecto a la sociedad humana. Con dicho conocimiento se puede entender quién es uno, quién es Dios, qué es el mundo material, por qué hemos venido aquí, por qué debemos padecer tantos sufrimientos y tribulaciones, y por qué tenemos que morir. Por supuesto que nadie quiere morir, pero la muerte vendrá. Nadie quiere volverse viejo, pero aun así llega la vejez. Nadie quiere sufrir enfermedades, pero éstas llegan con seguridad. Éstos son los verdaderos problemas de la vida humana, y aún están por resolverse. La civilización intenta mejorar el comer, el dormir, el aparearse y el defenderse, pero éstos no son los verdaderos problemas. El hombre duerme, y el perro duerme. El hombre no es más avanzado simplemente por tener un bello departamento. En ambos casos, la actividad es la misma: dormir. El hombre ha descubierto armas atómicas para defenderse, pero el perro también tiene dientes y garras, y también puede defenderse. En ambos casos existe la defensa. El hombre no puede decir que debido a que tiene la bomba atómica, puede conquistar el mundo entero o el universo entero. Eso no es posible. Puede que el hombre posea complicados métodos de defensa, o un espléndido método para comer, dormir o aparearse, pero eso no lo vuelve avanzado. Podemos decir que su avance es un animalismo refinado, y eso es todo.

Verdadero avance significa conocer a Dios. Si carecemos de conocimiento sobre Dios, no somos verdaderamente avanzados. Muchos pícaros niegan la existencia de Dios porque, si no hay Dios, ellos pueden continuar con sus actividades pecaminosas. Puede que les guste mucho pensar que no hay Dios, pero Dios no va a morirse simplemente porque lo neguemos. Dios existe, y también Su administración. Por Sus órdenes salen el Sol y la Luna, fluye el agua, y el océano se rige por las mareas. De este modo, todo funciona bajo Su orden. Ya que todo está sucediendo tan bien, ¿cómo se puede pensar de una manera realista que Dios está muerto? Si hay mala administración, podemos decir que no hay gobierno; pero si hay una buena administración, ¿cómo podemos decir que no hay gobierno? Pero sólo porque la gente no conoce a Dios, dice que Dios está muerto, que no hay Dios, o que Dios no tiene forma. Pero nosotros estamos firmemente convencidos de que Dios existe, y de que Kṛṣṇa es Dios. Por lo tanto, lo estamos adorando. Ése es el proceso de conciencia de Kṛṣṇa. Traten de entenderlo. Muchas gracias.

La reencarnación y más allá de ella

En agosto de 1976, Śrīla Prabhupāda estuvo por unas cuantas semanas en el Bhaktivedanta Manor, veinticuatro kilómetros al norte de Londres. Durante esos días, Mike Robinson, de la London Broadcasting Company, lo entrevistó en su residencia. En la conversación que sostuvieron, que poco tiempo después fue trasmitida por radio, Śrīla Prabhupāda reveló que el proceso de conciencia de Kṛṣṇa "no es cierto tipo de ceremonia ritual de 'yo creo, tú crees' ", sino un profundo sistema filosófico en el que se explica clara y concisamente la ciencia de la reencarnación.

Mike Robinson: ¿Podría decirme cuáles son sus creencias?, ¿cuál es la filosofía del movimiento Hare Kṛṣṇa?
Śrīla Prabhupāda: Sí. La conciencia de Kṛṣṇa no es una cuestión de creencia; es una ciencia. El primer paso es conocer la diferencia entre un cuerpo vivo y uno muerto. ¿Cuál es la diferencia? La diferencia es que cuando alguien muere, el alma espiritual, o la fuerza viviente, abandona el cuerpo, y por eso a éste se le llama "muerto". Así que hay dos cosas: una es este cuerpo; y la otra es la fuerza viviente que está dentro del cuerpo. Nosotros hablamos de la fuerza viviente que está dentro del cuerpo. Esa es la diferencia entre la ciencia de conciencia de Kṛṣṇa, que es espiritual, y la ciencia material ordinaria. Por eso, al principio es sumamente difícil que un hombre ordinario aprecie nuestro movimiento. Primero debe entender que él es un alma, o algo diferente de su cuerpo.
Mike Robinson: Y, ¿cuándo entenderemos eso?
Śrīla Prabhupāda: Se puede entender en cualquier momento, pero requiere un poco de inteligencia. Por ejemplo, el niño al crecer se vuelve un muchacho, el muchacho se vuelve un joven, el joven se vuelve un adulto, y el adulto se vuelve un anciano. Durante todo ese tiempo, aunque su cuerpo de niño se está transformando en el de anciano, él siente que es la misma persona, con la misma identidad. Fíjese, el cuerpo está cambiando, pero el ocupante del cuerpo, el alma, es el mismo. Así que, por lógica, deberíamos concluir que cuando muera nuestro cuerpo actual, recibiremos otro. A esto se le llama transmigración del alma.
Mike Robinson: Entonces, cuando la gente muere, ¿es sólo el cuerpo físico lo que muere?

Śrīla Prabhupāda: Sí. Eso se explica muy detalladamente en *El Bhagavad-gītā* [2.20]: *na jāyate mriyate vā kadācin . . . na hanyate hanyamāne śarīre.*

Mike Robinson: ¿A menudo cita referencias?

Śrīla Prabhupāda: Sí. Nosotros citamos muchas referencias. El proceso de conciencia de Kṛṣṇa constituye una educación seria; no es una religión ordinaria. [*Dirigiéndose a un devoto:*] Busca ese verso en *El Bhagavad-gītā.*

Discípulo:

na jāyate mriyate vā kadācin
nāyaṁ bhūtvā bhavitā vā na bhūyaḥ
ajo nityaḥ śāśvato 'yaṁ purāṇo
na hanyate hanyamāne śarīre

"Nunca hay nacimiento ni muerte para el alma. Y, una vez que existe, jamás deja de existir. El alma es innaciente, eterna, perpetua, inmortal y primordial. No se le mata cuando se mata el cuerpo".

Mike Robinson: Muchas gracias por leer eso. Así que, ¿podría explicarme un poco más? Si el alma es inmortal, ¿volverán todas las almas a Dios después de la muerte?

Śrīla Prabhupāda: No necesariamente. Si uno está capacitado —si uno se prepara durante esta vida para regresar al hogar, regresar a Dios— entonces puede hacerlo. Si uno no se prepara, entonces recibe otro cuerpo material; y hay 8.400.000 diferentes formas corporales. Las leyes de la naturaleza dan un cuerpo adecuado según los deseos y el *karma* que se tengan. Es igual que cuando un hombre contrae alguna enfermedad y ésta se desarrolla. ¿Es difícil entender eso?

Mike Robinson: Es muy difícil entenderlo todo.

Śrīla Prabhupāda: Imagínese que alguien se ha contagiado de viruela. Así que, al cabo de siete días manifiesta los síntomas. ¿Cómo se llama ese período?

Mike Robinson: ¿Incubación?

Śrīla Prabhupāda: Incubación. Pues, no puede evitarlo. Si usted ha contraído alguna enfermedad, ésta se va a desarrollar por ley de la naturaleza. En forma similar, durante esta vida uno se asocia con las diversas modalidades de la naturaleza material, y ese contacto determinará qué clase de cuerpo va a recibir en la vida siguiente. Eso ocurre estrictamente bajo las leyes de la naturaleza. Todos están controlados por las leyes de la naturaleza —dependen completamente de ellas—, pero por ignorancia creen que son libres. No son libres; se *imaginan* que son libres, pero están completamente bajo las leyes de la naturaleza. Así pues, sus actividades —pecaminosas y piadosas, según sea el caso— determinarán su siguiente nacimiento.

Mike Robinson: Su Gracia, ¿podría repetir brevemente lo que acaba de decir? Usted dijo que nadie es libre. ¿Está diciendo que si vivimos una vida honrada, en cierto modo determinamos un buen futuro para nosotros?

Śrīla Prabhupāda: Sí.

Mike Robinson: Entonces, ¿tenemos libertad de elegir lo que consideremos importante? La religión es importante, porque si creemos en Dios y vivimos una vida honrada . . .

Śrīla Prabhupāda: No es cuestión de creencia. No traiga ese punto a colación. Es una ley. Por ejemplo, hay un gobierno y puede que usted lo crea o no, pero si usted viola la ley, será castigado por ese gobierno. Asimismo, ya sea que lo crea o no, Dios existe. Si no cree en Dios y por eso hace independientemente lo que le parece, entonces será castigado por las leyes de la naturaleza.

Mike Robinson: Comprendo. ¿Tiene alguna importancia la religión particular de uno? ¿Importaría que uno fuera devoto de Kṛṣṇa?

Śrīla Prabhupāda: No es cuestión de religión, sino de ciencia. Uno es un ser espiritual, pero, debido a que está condicionado por lo material, está bajo las leyes de la naturaleza material. Así, usted puede creer en la religión cristiana y yo en la religión hindú, pero eso no significa que usted va a envejecer y yo no. Estamos hablando de la ciencia del envejecimiento. Ésa es una ley natural. No es que usted esté envejeciendo por ser cristiano, y yo no por ser hindú. Todo el mundo envejece, y en forma similar, todas las leyes de la naturaleza le son aplicables a todo el mundo. No importa si usted cree en esta religión o en la otra.

Mike Robinson: Entonces, ¿está usted diciendo que hay un solo Dios controlándonos a todos?

Śrīla Prabhupāda: Hay un solo Dios y la ley de una sola naturaleza, y todos estamos bajo la ley de esa naturaleza. Estamos controlados por el Supremo. Así que, pensar que somos libres o que podemos hacer lo que queramos, es una necedad nuestra.

Mike Robinson: Comprendo. ¿Podría explicarme cuál es la ventaja de ser miembro del movimiento Hare Kṛṣṇa?

Śrīla Prabhupāda: El movimiento Hare Kṛṣṇa es para los que tienen seriedad por entender esta ciencia. Nosotros no somos en absoluto un grupo sectario. No. Cualquiera puede unirse. Aceptamos estudiantes universitarios. No importa que uno sea cristiano, hindú o mahometano. El movimiento de conciencia de Kṛṣṇa acepta a todos los que quieran entender la ciencia de Dios.

Mike Robinson: Y ¿qué ventaja tendría para alguien, ser educado como Hare Kṛṣṇa?

Śrīla Prabhupāda: En esa forma empezaría su verdadera educación. Primero hay que entender que uno es alma espiritual y que debido a eso está mudando de cuerpo. Ése es el abecé del entendimiento espiritual. Por consiguiente, uno no se acaba cuando el cuerpo se acaba y es aniquilado. Uno recibe otro cuerpo, tal como si cambiara de abrigo o de camisa. Si mañana usted viene a verme con una camisa y un abrigo diferentes, ¿significa eso que es usted otra persona? No. En forma similar, usted muda de cuerpo cada vez que muere, pero *usted,* el alma espiritual que está dentro del cuerpo, sigue siendo el mismo. Este punto tiene que ser entendido; luego uno puede avanzar más en la ciencia de conciencia de Kṛṣṇa.

Mike Robinson: Empiezo a comprender, pero encuentro difícil entender qué relación tiene esto con la gran cantidad de su gente que vemos en el centro de Londres distribuyendo literatura Hare Kṛṣṇa.

Śrīla Prabhupāda: Esta literatura tiene por objeto convencer a la gente sobre la necesidad de la vida espiritual.

Mike Robinson: Y, ¿verdaderamente no le interesa si ellos se unen o no al movimiento Hare Kṛṣṇa?

Śrīla Prabhupāda: No importa; nuestra misión es educarlos. La gente ignora muchas cosas; está viviendo una felicidad ilusoria, pensando que cuando el cuerpo muere, todo se acaba. Eso es una tontería.

Mike Robinson: Así que, básicamente, ¿sólo le interesa decirles que hay una dimensión espiritual en la vida?

Śrīla Prabhupāda: Nuestro principal interés es decirle a usted que no es este cuerpo; el cuerpo es su cobertura (su camisa y su abrigo), y dentro del cuerpo vive usted.

Mike Robinson: Sí, creo que ya entendí eso. Sigamos adelante. ¿Podría explicarme cómo es el proceso de la transmigración? Usted dijo que la vida después de la muerte depende de cómo vivamos ahora, y que hay leyes naturales que determinan nuestra vida siguiente.

Śrīla Prabhupāda: El proceso es muy sutil. El alma espiritual es invisible para nuestra visión material; es de tamaño atómico. Después de la destrucción del cuerpo denso, que está hecho de sentidos, sangre, huesos, grasa, etc., continúa actuando el cuerpo sutil, hecho de mente, inteligencia y ego. Así, en el momento de la muerte, este cuerpo sutil lleva a la diminuta alma espiritual a otro cuerpo denso, de la misma manera en que el aire transporta las fragancias. Nadie puede ver de dónde viene la fragancia de las rosas, pero sabemos que el aire la transporta; no podemos ver cómo, pero está ocurriendo. En forma similar, el proceso de la transmigración del alma es muy sutil. Dependiendo de la condición de la mente en el momento de la muerte, la diminuta alma espiritual entra al vientre de una madre particular mediante el semen de un padre, y después desarrolla el tipo particular de cuerpo que le da la madre. Puede ser el de un ser humano, el de un gato, el de un perro, o cualquier otro.

Mike Robinson: ¿Está usted diciendo que antes de esta vida éramos algo más?

Śrīla Prabhupāda: Sí.

Mike Robinson: Y, ¿seguimos regresando cada vez como algo más?

Śrīla Prabhupāda: Sí, porque usted es eterno. Simplemente muda de cuerpos conforme a sus actividades. Por lo tanto, debe querer saber cómo parar ese proceso, cómo permanecer en su cuerpo espiritual original. Eso es conciencia de Kṛṣṇa.

Mike Robinson: Comprendo. Entonces si me vuelvo consciente de Kṛṣṇa, ¿no corro el riesgo de regresar como un perro?

Śrīla Prabhupāda: No. [*Dirigiéndose a un devoto:*] Busca este verso: *janma karma ca me divyam . . .*

Discípulo:

janma karma ca me divyam
evaṁ yo vetti tattvataḥ
tyaktvā dehaṁ punar janma
naiti mām eti so 'rjuna

"¡Oh Arjuna! Aquel que conoce la naturaleza trascendental de Mi aparición y actividades, al abandonar este cuerpo no vuelve a nacer en este mundo material, sino que alcanza Mi morada eterna". [Bg. 4.9]

Śrīla Prabhupāda: Dios está diciendo: "Todo aquel que Me conoce, se libera del nacimiento y de la muerte". Pero uno no puede entender a Dios mediante la especulación material. Eso no es posible. Uno primero debe llegar al plano espiritual, y entonces recibe la inteligencia necesaria para entender a Dios. Y cuando entiende a Dios, no recibe más cuerpos materiales. Regresa a casa, de vuelta a Dios, y vive eternamente, para nunca más mudar de cuerpo.

Mike Robinson: Comprendo. Ahora bien, usted ha leído sus Escrituras dos veces. ¿De dónde provienen esas Escrituras? ¿Podría explicarlo brevemente?

Śrīla Prabhupāda: Nuestras Escrituras provienen de la literatura védica, que ha existido desde el principio de la creación. Siempre que hay una nueva creación material —como este micrófono, por ejemplo— también hay alguna literatura que explica cómo usarla. ¿No es así?

Mike Robinson: Correcto; sí la hay.

Śrīla Prabhupāda: Y esa literatura viene junto con la creación del micrófono.

Mike Robinson: Sí, correcto.

Śrīla Prabhupāda: En forma similar, la literatura védica aparece junto con la creación cósmica, para explicar cómo relacionarse con ella.

Mike Robinson: Entiendo. Entonces estas Escrituras han existido desde el principio de la creación. Bien, ahora pasemos a un tema sobre el cual creo que usted se encuentra muy convencido. ¿Cuál es la principal diferencia entre el proceso de conciencia de Kṛṣṇa y las demás disciplinas orientales que se enseñan en Occidente?

Śrīla Prabhupāda: La diferencia es que nosotros seguimos la literatura original, y ellos están inventando su propia literatura. Ésa es la diferencia. Cuando surge alguna pregunta sobre temas espirituales, se debe consultar la literatura original y no alguna literatura publicada por un farsante.

Mike Robinson: ¿Qué puede decirme sobre el canto de Hare Kṛṣṇa, Hare Kṛṣṇa. . . ?

Śrīla Prabhupāda: Cantar Hare Kṛṣṇa es el proceso más fácil para purificarse, especialmente en esta era en la que la gente es tan lerda que no puede entender fácilmente el conocimiento espiritual. Si uno canta Hare Kṛṣṇa, su inteligencia se purifica, y puede así entender los temas espirituales.

Mike Robinson: ¿Me podría decir cómo se guía usted en lo que hace?

Śrīla Prabhupāda: Nosotros nos guiamos con la literatura védica.

Mike Robinson: ¿Con las Escrituras que usted citó?

Śrīla Prabhupāda: Sí, todo está en esa literatura. Nosotros la estamos explicando en inglés, pero no estamos inventando nada. Si nos pusiéramos a elaborar conocimiento, todo se echaría a perder. La literatura védica puede decirse que se asemeja a la literatura que explica cómo instalar este micrófono. Dice: "Hágalo así: coloque algunos tornillos de este lado, alrededor del metal". No se puede hacer ningún cambio, porque entonces todo se echaría a perder. En forma similar, debido a que no estamos inventando nada, aquel que simplemente lee uno de nuestros libros recibe verdadero conocimiento espiritual.

Mike Robinson: ¿Cómo puede la filosofía de conciencia de Kṛṣṇa afectar la manera en que vive la gente?

Śrīla Prabhupāda: Puede liberar a la gente del sufrimiento. La gente está sufriendo porque piensa equivocadamente que es el cuerpo. Si usted se siente el abrigo y la camisa y los lava cuidadosamente, pero se olvida de comer, ¿será usted feliz?

Mike Robinson: No, no lo sería.

Śrīla Prabhupāda: Asimismo, todos están únicamente lavando "el abrigo y la camisa" constituidos por el cuerpo, pero se olvidan del alma que está dentro del cuerpo. Ellos no tienen ninguna información de lo que hay dentro del "abrigo y la camisa" que constituye el cuerpo. Pregúntele a cualquiera: "¿Qué eres?". Y él contestará: "Soy inglés", o "Soy hindú". Y si le decimos: "Veo que tienes un cuerpo inglés o hindú, pero: ¿qué eres *tú*?"—entonces no podrá contestarnos.

Mike Robinson: Entiendo.

Śrīla Prabhupāda: Toda la civilización moderna funciona en base a la errónea creencia de que el cuerpo es la persona (*dehātma-buddhi*). Esta mentalidad es de perros y gatos. Supongamos que intento entrar en Inglaterra, y usted me detiene en la frontera y me dice: "Yo soy inglés pero usted es hindú. ¿Por qué ha venido aquí?". Y el perro ladra: "Guau, guau, ¿por qué vienes?". Entonces, ¿cuál es la diferencia de mentalidad? El perro está pensando que él es un perro y que yo soy un desconocido, y usted está pensando que es un inglés y que yo soy un hindú. No hay diferencia de mentalidad. Por lo tanto, si usted mantiene a la gente en la oscuridad de una mentalidad perruna, pero declara que la civilización está avanzando, entonces está de lo más descarriado.

Mike Robinson: Ahora, pasando a otro tema, tengo entendido que el movimiento Hare Kṛṣṇa siente alguna preocupación por áreas del mundo donde hay sufrimiento.

Śrīla Prabhupāda: Sí, somos los únicos que nos preocupamos. Los demás sólo están evadiendo los problemas principales: el nacimiento, la vejez, las enfermedades y la muerte. Ellos no pueden solucionar estos problemas; simplemente están hablando toda clase de tonterías. La gente está siendo descarriada. Está siendo mantenida a oscuras. Empecemos a iluminarla un poco.

Mike Robinson: Sí, pero además de darle iluminación espiritual, ¿se preocupa usted también por el bienestar físico de la gente?

Śrīla Prabhupāda: El bienestar físico sigue automáticamente al bienestar espiritual.

Mike Robinson: Y, ¿cómo ocurre eso?

Śrīla Prabhupāda: Imagínese que tiene un carro. Naturalmente, usted lo cuida tanto como a sí mismo, pero no se *identifica* con el carro. Usted no dice: "Yo soy este carro". Eso es una tontería. Pero la gente está haciendo eso. Ellos cuidan demasiado "el vehículo" corporal, pensando que ellos mismos son el vehículo; y olvidan que son diferentes del carro, que son almas espirituales y que tienen un deber diferente. Así como nadie puede quedar satisfecho al beber gasolina, tampoco puede quedar satisfecho con las actividades corporales. Uno debe encontrar el alimento adecuado para el alma. Si alguien piensa: "Soy un carro y debo tomar gasolina", se le considerará un demente. En forma similar, aquel que se siente el cuerpo y trata de ser feliz con los placeres corporales, es también un demente.

Mike Robinson: Aquí hay una cita que me gustaría que comentara; sus seguidores me dieron esta literatura antes de que viniera aquí, y una de las cosas que usted dice es: "La religión sin una base racional es tan sólo un sentimentalismo". ¿Podría explicar eso?

Śrīla Prabhupāda: La mayoría de los religiosos dicen: "Nosotros creemos..." Pero, ¿de qué sirve esa creencia? Puede que usted crea en algo que no es realmente cierto. Por ejemplo, algunos cristianos dicen: "Creemos que los animales no tienen alma". Pero eso no es verdad. Ellos creen que los animales no tienen alma porque quieren comérselos, pero en realidad, sí tienen alma.

Mike Robinson: ¿Cómo sabe usted que los animales sí tienen alma?

Śrīla Prabhupāda: Usted también puede saberlo. Ésta es la prueba científica: el animal come y usted come; el animal duerme y usted duerme; el animal tiene relaciones sexuales y usted tiene relaciones sexuales; el animal se defiende y usted también se defiende. Entonces, ¿cuál es la diferencia entre usted y el animal? ¿Cómo puede decir que usted tiene alma pero que los animales no?

Mike Robinson: Lo entiendo perfectamente. Pero en las Escrituras cristianas se dice...

Śrīla Prabhupāda: No traiga a colación ninguna Escritura; éste es un tema de sentido común. Trate de entender: el animal come y usted come; el animal duerme y usted duerme; el animal se defiende y usted se defiende; el animal tiene relaciones sexuales y usted tiene relaciones sexuales; los animales tienen hijos, y usted tiene hijos; ellos tienen un lugar donde vivir, y usted tiene un lugar donde vivir. Si se corta el cuerpo del animal, éste sangra; y si usted se corta también sangra. Así que, encontramos mucha semejanza. Entonces, ¿por qué niega esta semejanza particular: la presencia del alma? Esto no es lógico. ¿Ha estudiado la lógica? En la lógica hay algo que se llama analogía. Analogía significa llegar a una conclusión encontrando muchos puntos similares. Si hay tantos puntos similares entre los seres humanos y los animales, entonces, ¿por qué negar una semejanza particular? Eso no es lógica. Eso no es ciencia.

Mike Robinson: Pero si empleamos este argumento de otra manera...

Śrīla Prabhupāda: No hay otra manera. Si usted no razona en base a la lógica, es un ser irracional.

Mike Robinson: Sí, está bien, pero empecemos con otra hipótesis. Por ejemplo, supongamos que el ser humano no tiene alma...

Śrīla Prabhupāda: Entonces tiene que explicar la diferencia entre un cuerpo vivo y uno muerto. Ya expliqué eso al principio. Tan pronto como la fuerza viviente, el alma, abandona el cuerpo, ni siquiera el cuerpo más hermoso tiene valor. A nadie le interesa y, por lo tanto, lo desechan. Pero si ahora le toco el cabello a usted, habrá una pelea. Ésa es la diferencia entre un cuerpo vivo y uno muerto. En un cuerpo vivo se encuentra el alma, pero no en uno muerto. Tan pronto como el alma abandona el cuerpo, éste pierde su valor; no sirve para nada. Esto es muy fácil de entender, pero incluso los mal llamados grandes científicos y filósofos son muy lerdos para entenderlo. La sociedad moderna se encuentra en una condición muy abominable. No hay hombres con verdadera inteligencia.

Mike Robinson: ¿Se está refiriendo a todos los científicos que no logran entender la dimensión espiritual de la vida?

Śrīla Prabhupāda: Sí. Ciencia verdadera significa conocimiento completo de todo, tanto de lo espiritual como de lo material.

Mike Robinson: Pero usted era químico antes de dedicarse a la vida religiosa, ¿no es cierto?

Śrīla Prabhupāda: Sí, anteriormente yo era químico. Pero no se necesita mucha inteligencia para volverse un químico. Cualquier hombre con sentido común puede serlo.

Mike Robinson: Pero probablemente usted cree que la ciencia material también es importante, a pesar de que los científicos actuales sean lerdos.

Śrīla Prabhupāda: La ciencia material es importante sólo hasta cierto punto, y no de manera absoluta.

Mike Robinson: Entiendo. ¿Podría regresar a una pregunta que tenía anteriormente? Cuando estuvimos en desacuerdo hace pocos minutos, usted dijo: "No traiga las Escrituras a colación; sólo use el sentido común". Pero, ¿*qué* papel *sí* desempeñan las Escrituras en su religión? ¿Qué importancia tienen?

Śrīla Prabhupāda: Nuestra religión es una ciencia. Cuando decimos que un niño crece y se vuelve un adolescente, eso es ciencia. No es religión. Todos los niños se vuelven adolescentes. ¿Qué tiene que ver esto con la religión? Todo hombre muere. ¿Qué tiene que ver esto con la religión? Y cuando el hombre muere, el cuerpo queda inservible. ¿Qué tiene que ver esto con la religión? Esto es una ciencia. Aunque uno sea cristiano, hindú o musulmán, su cuerpo se vuelve inservible cuando muere. Esto es ciencia. Cuando muere un pariente suyo, usted no puede decir: "Nosotros somos cristianos; creemos que no ha muerto". No, él ha muerto. No importa que usted sea cristiano, hindú o musulmán, él ha muerto. Así que cuando hablamos, lo hacemos en base a esto: que el cuerpo es importante únicamente mientras el alma esté dentro de él. Cuando el alma no está ahí, es inservible. Esta ciencia es aplicable a todos, y estamos tratando de educar a la gente en base a esto.

Mike Robinson: Si le estoy entendiendo bien, me parece que usted está educando a la gente sobre una base puramente científica. Entonces, ¿en dónde entra la religión aquí?

Śrīla Prabhupāda: Religión también significa ciencia, pero la gente ha entendido equivocadamente que religión significa fe: "Yo creo". [*Dirigiéndose a un devoto:*] Busca la palabra *religión* en el diccionario.

Discípulo: El diccionario dice que *religión* es: "el reconocimiento de un control o poder sobrehumano, y especialmente de un Dios personal, a quien se le debe obediencia; y es la ejecución de ese reconocimiento con la actitud mental adecuada".

Śrīla Prabhupāda: Sí. Religión significa aprender a obedecer al controlador supremo. Así que, puede que usted sea cristiano y que yo sea hindú; eso no importa. Ambos debemos aceptar que hay un controlador supremo. Todos tienen que aceptarlo. Eso es verdadera religión; pero no esto: "Creemos que los animales no tienen alma". Eso no es religión. Eso es muy anticientífico. Religión significa comprender científicamente al controlador supremo: entender al controlador supremo y obedecerlo, eso es todo. En el Estado, es un buen ciudadano alguien que entiende al gobierno y obedece sus leyes, y un mal ciudadano es alguien a quien no le importa el gobierno. Por lo tanto, si usted se vuelve un mal ciudadano al hacer caso omiso del gobierno de Dios, entonces es un irreligioso. Y si usted es buen ciudadano, entonces es religioso.

Mike Robinson: Comprendo. ¿Me podría decir cuál cree usted que sea el propósito de la vida? ¿Por qué existimos en realidad?

Śrīla Prabhupāda: El propósito de la vida es disfrutar. Pero ahora usted se encuentra en un plano falso de vida, y por eso está sufriendo en vez de estar disfrutando. En todas partes vemos la lucha por la existencia. Todos están luchando, pero al final, ¿de qué disfrutan? Ellos simplemente están sufriendo y muriendo. Por lo tanto, aunque vida significa placer, en la actualidad su vida no es placentera; pero si usted llega al plano verdadero y espiritual de la vida, entonces disfrutará.

Mike Robinson: ¿Podría explicarme finalmente algunas de las etapas de la vida espiritual? ¿Cuáles son las etapas espirituales por las que pasa un nuevo devoto de Kṛṣṇa?

Śrīla Prabhupāda: La primera etapa es aquella en la que se es inquisitivo. Uno dice: "Entonces, ¿qué es este movimiento de conciencia de Kṛṣṇa? Voy a estudiarlo". Esto se llama *śraddhā,* o fe. Ése es el comienzo. Luego, si uno es serio, se asocia con los que están cultivando este conocimiento y trata de entender lo que ellos están sintiendo. Luego piensa: "¿Por qué no volverme uno de ellos?". Y cuando se vuelve uno de ellos, todas sus dudas pronto desaparecen, desarrolla más fe, y entonces obtiene un verdadero gusto por el cultivo de conciencia de Kṛṣṇa. ¿Por qué no van estos jóvenes al cine? ¿Por qué no comen carne ni van al club nocturno? Porque sus gustos han cambiado. Ahora ellos odian todas esas cosas. De esa forma uno avanza. Primero hay fe, luego hay relación con devotos, luego desaparecen todas las dudas, después fe firme, luego gusto, luego comprensión perfecta de Dios y, por último, la perfección: amor por Dios. Esto es religión de primera clase, y no una ceremonia ritual de "yo creo, tú crees". Eso no es religión. Eso es un engaño. Verdadera religión significa desarrollar amor por Dios. Ésa es la perfección de la religión.

Mike Robinson: Muchas gracias por haber hablado conmigo. Ha sido un gran placer hablar con usted.

Śrīla Prabhupāda: Hare Kṛṣṇa.

La verdad y la belleza

Śrīla Prabhupāda publicó por vez primera este ensayo en India, en la antigua versión de su revista "De vuelta al Supremo" (20 de noviembre de 1958), que en ese entonces se imprimía quincenalmente. Contiene la inolvidable historia de "La belleza líquida", en la que Śrīla Prabhupāda expone dramáticamente el principio que yace tras la vida sexual humana. Esta exposición iluminadora acerca de la naturaleza de la verdad y la belleza es perdurable y sorprendentemente a propósito para aquellos que buscan el "yo interno".

Puede que a veces se discuta si "la verdad" y "la belleza" son términos compatibles. Podríamos decir que aceptaríamos de buena gana expresar la verdad, pero ya que ésta no es siempre bella —en efecto, frecuentemente resulta bastante sorprendente y desagradable— entonces, ¿cómo podremos expresar al mismo tiempo la verdad y la belleza?

En respuesta, podemos informar a todos los interesados que "la verdad" y "la belleza" son términos compatibles. En realidad, podemos afirmar enfáticamente que la verdad auténtica, que es absoluta, siempre es hermosa. La verdad es tan hermosa, que atrae a todos, incluso a la verdad misma. La verdad es tan hermosa, que muchos sabios, santos y devotos lo han dejado todo por ella. Mahatma Gandhi, un ídolo del mundo moderno, dedicó su vida a experimentar con la verdad, y todas sus actividades se dirigieron únicamente a ella.

¿Por qué sólo Mahatma Gandhi? Todos tenemos el impulso por buscar únicamente la verdad, ya que la verdad no sólo es hermosa, sino también todopoderosa, supremamente ingeniosa, supremamente famosa, supremamente renunciada y omnisciente.

Desgraciadamente, la gente no tiene ninguna información acerca de la verdad auténtica. En efecto, el 99,9 por ciento de los hombres de las diversas sendas de la vida sólo persiguen lo falso en nombre de la verdad. En realidad, estamos atraídos por la belleza de la verdad, pero desde tiempo inmemorial nos hemos acostumbrado a amar la falsedad, la cual parece verdad. Por lo tanto, para el hombre mundano, "la verdad" y "la belleza" son términos incompatibles. Se puede explicar la verdad y belleza mundanas de la siguiente manera.

Había una vez un hombre muy poderoso y robusto, pero de muy mala reputación, que se enamoró de una hermosa joven. Ella no sólo era de apariencia hermosa, sino que también era santa, y, por consiguiente, no le gustaban las insinuaciones amorosas de él. Sin embargo, el hombre insistía debido a sus deseos lujuriosos, y, por lo tanto, ella le pidió que esperara únicamente siete días, y fijó el momento en que podían encontrarse. Él accedió, y estuvo esperando con gran expectativa el momento señalado.

Sin embargo, a fin de manifestar la verdadera belleza de la verdad absoluta, la santa doncella adoptó un método muy instructivo. Tomó grandes dosis de laxantes y purgantes, y durante siete días defecó y vomitó continuamente todo lo que comía. Además, guardó todo el excremento líquido y el vómito en recipientes adecuados. Debido a los purgantes, la joven supuestamente hermosa enflaqueció y se puso tan delgada como un esqueleto, su tez se ennegreció, y los hermosos ojos se le hundieron en las cuencas del cráneo. De ese modo, a la hora señalada, ella esperó ansiosamente la llegada del ávido caballero.

El hombre apareció en la escena elegantemente vestido y muy cortés, y le preguntó a la fea muchacha que esperaba ahí, por la hermosa joven con quien se iba a reunir. Él no pudo reconocer que esa muchacha era la misma joven bella que buscaba; en efecto, aunque ella confirmó su identidad repetidamente, él no pudo reconocerla debido a su condición tan lastimosa.

Finalmente la muchacha le dijo al poderoso hombre que había separado los ingredientes de su belleza y que los había guardado en unos recipientes. También le dijo que él podía disfrutar de esos jugos de la belleza. Cuando el galán mundano pidió ver esos jugos de la belleza, ella lo envió al lugar en el que estaban guardadas las heces y el vómito líquidos, los cuales despedían un olor intolerable. Así, él descubrió toda la historia del líquido de la belleza. Finalmente, por la gracia de la santa joven, este hombre de mala reputación pudo distinguir entre la sombra y lo tangible, y así recobró la razón.

La posición de este hombre es similar a la de todos los que estemos atraídos a la falsa belleza material. La joven antes mencionada tenía un cuerpo material bellamente formado de acuerdo con los deseos de su mente, pero en realidad ella era diferente del cuerpo y de la mente materiales y temporales. En efecto ella era una chispa espiritual, y así también lo era el amante que estaba atraído por su falsa piel.

Sin embargo, los intelectuales y los estéticos mundanos son engañados por la belleza y atracción externa de la verdad relativa, e ignoran la presencia de la chispa espiritual, que es simultáneamente verdad y belleza. La chispa espiritual es tan bella, que cuando abandona el cuerpo supuestamente bello, que en realidad está lleno de excremento y vómito, nadie quiere tocar dicho cuerpo aunque esté engalanado con un traje muy caro.

Todos andamos tras una verdad falsa y relativa, la cual es incompatible con la verdadera belleza. Sin embargo, la verdad auténtica siempre es hermosa, y conserva la misma belleza durante innumerables años. Esa chispa espiritual es indestructible. La belleza de la piel externa puede destruirse en unas cuantas horas con una simple dosis de algún fuerte purgante, pero la belleza de la verdad es indestructible y es siempre la misma. Desgraciadamente, los artistas e intelectuales mundanos ignoran la existencia de esta bella chispa de espíritu. Ellos tampoco conocen el fuego total que es la fuente de estas chispas espirituales, e ignoran las relaciones que hay entre las chispas y el fuego, relaciones que se manifiestan como pasatiempos trascendentales. Cuando esos pasatiempos se exhiben aquí por la gracia del Todopoderoso, los necios, que no pueden ver más allá de sus sentidos, confunden estos pasatiempos de verdad y belleza, con las manifestaciones de heces líquidas y de vómito antes descritas. Así, en su desesperación preguntan, ¿cómo se pueden conciliar la verdad y la belleza simultáneamente?

Los materialistas no saben que la entidad espiritual total es la hermosa persona que lo atrae todo. Ellos ignoran que Él es la sustancia primordial, la fuente primordial y el manantial de todo lo que existe. Las chispas espirituales infinitesimales, por ser partes o porciones de ese espíritu total, son cualitativamente iguales a Él en belleza y eternidad. La única diferencia es que el todo es eternamente el todo, y las partes son eternamente las partes. Sin embargo, ambos constituyen la máxima verdad, la máxima belleza, el máximo conocimiento, la máxima energía, la máxima renunciación y la máxima opulencia.

La literatura que no describe la verdad y la belleza máximas, es simplemente el depósito de heces líquidas y vómitos de la verdad relativa, aunque la haya escrito el poeta mundano o el intelectual mundano más grande de todos. La verdadera literatura es aquella que describe la verdad y la belleza máximas del Absoluto.

Preguntas pertinentes

Si bien los medios de comunicación de masas están por lo general obsesionados con la violencia y la muerte, nuestra percepción de la muerte y de morir es superficial. Śrīla Prabhupāda observa: "Mientras el hombre posee todo el vigor de la vida, olvida la verdad desnuda de la muerte que tiene que encontrar". ¿Cómo podemos enfrentar de manera eficaz nuestra propia muerte? Śrīla Prabhupāda explica en este ensayo (que apareció por vez primera en la antigua versión de "De vuelta al Supremo", 20 de abril de 1960) cómo las antiguas enseñanzas de El Śrīmad-Bhāgavatam dan una respuesta práctica.

El pequeño niño que pasea con su padre va haciéndole preguntas constantemente. Él le pregunta a su padre muchísimas cosas extrañas, y el padre tiene que dar respuestas adecuadas que lo satisfagan. Cuando yo era un joven padre, en mi vida de casado, me veía colmado por cientos de preguntas que me hacía mi segundo hijo, quien era mi compañero constante. Un día sucedió que pasaba un cortejo nupcial cerca de nuestro tranvía, y, como de costumbre, el niño de cuatro años preguntó qué era esa gran procesión. Él recibió todas las respuestas posibles a sus mil y una preguntas relacionadas con el cortejo nupcial, y finalmente preguntó si su propio padre estaba casado. Esta pregunta les produjo mucha risa a todos los caballeros mayores presentes, si bien el niño estaba desconcertado debido a nuestra risa. De todos modos, quedó satisfecho de una u otra manera por su padre casado.

La lección de este incidente es: puesto que el ser humano es un animal racional, ha nacido para hacer preguntas. Entre más preguntas haya, más progresará el conocimiento y la ciencia. Toda la civilización material se basa en esta gran cantidad de preguntas que originalmente han hecho los jóvenes a sus mayores. Cuando las personas mayores responden correctamente las preguntas de los jóvenes, la civilización progresa paso a paso. El hombre más inteligente, sin embargo, pregunta sobre lo que pasa después de la muerte. Los poco inteligentes hacen preguntas poco importantes, pero las preguntas de las personas que son más inteligentes son cada vez más elevadas.

Mahārāja Parīkṣit, el gran Rey del mundo entero, era uno de los hombres más inteligentes, pero fue accidentalmente maldecido por un *brāhmaṇa* para que muriera en siete días por la mordedura de una serpiente. El *brāhmaṇa* que lo maldijo era tan sólo un niño; sin embargo, era muy poderoso, y debido a que no comprendía la importancia del gran Rey, tontamente lo maldijo para que muriera en siete días. Más tarde el padre del muchacho, quien había sido ofendido por el Rey, lamentó todo esto. Cuando el Rey se enteró de la desafortunada maldición, de inmediato abandonó su palaciego hogar y se fue a la ribera del Ganges, que estaba cerca de su capital, a prepararse para su muerte inminente. Como era un gran rey, casi todos los grandes sabios y eruditos entendidos se reunieron en el lugar donde él estaba ayunando antes de abandonar su cuerpo mortal. Y por último, llegó allí también Śukadeva Gosvāmī, el santo contemporáneo más joven, y fue aceptado por unanimidad para presidir esa reunión, aunque su gran padre también se encontraba presente. El Rey le ofreció respetuosamente a Śukadeva Gosvāmī el principal asiento de honor, y le hizo preguntas pertinentes sobre su partida del mundo mortal, que ocurriría el séptimo día a partir de ese momento. El gran Rey, siendo un digno descendiente de los Pāṇḍavas, quienes eran todos grandes devotos, hizo las siguientes preguntas pertinentes al gran sabio Śukadeva: "Mi querido señor, tú eres el más eminente de los grandes trascendentalistas, y, por lo tanto, te ruego que me permitas preguntarte cuáles son mis deberes en este momento. Ahora me encuentro casi a punto de morir. Por ello, ¿qué debo hacer en esta hora crítica? Por favor dime, mi señor, ¿qué debo oír, qué debo adorar, o a quién debo recordar ahora? Un gran sabio como tú no permanece en el hogar de un casado más de lo necesario, y por eso, constituye mi buena suerte que bondadosamente hayas venido aquí a la hora de mi muerte. Así que, por favor, instrúyeme en esta hora crítica".

Habiendo recibido una petición tan amable del Rey, el gran sabio respondió sus preguntas autoritativamente, pues era un gran erudito trascendental y poseía cualidades divinas a plenitud, ya que era el respetable hijo de Bādarāyaṇa, o Vyāsadeva, el recopilador original de la literatura védica.

Śukadeva Gosvāmī dijo: "Mi querido Rey, tu pregunta es muy pertinente y también benéfica para toda la gente de todas las épocas. Semejantes preguntas, las más elevadas de todas, son pertinentes porque están confirmadas por las enseñanzas del *vedānta-darśana,* la conclusión del conocimiento védico, y son *ātmavit-sammataḥ;* en otras palabras, las almas liberadas, que tienen pleno conocimiento de su identidad espiritual, hacen preguntas así de pertinentes para recabar más información acerca de la Trascendencia".

El Śrīmad-Bhāgavatam es el comentario natural sobre los magníficos *Vedānta* (o *Śarīraka*) *sūtras,* que recopiló Śrīla Vyāsadeva. Los *Vedānta-sūtras* constituyen la literatura védica más elevada de todas, y contienen el núcleo de preguntas básicas sobre el tema trascendental del conocimiento espiritual. Sin embargo, Śrīla Vyāsadeva no se sentía satisfecho a pesar de haber recopilado ese gran tratado. Fue entonces que se encontró con Śrī Nārada, su maestro espiritual, y éste le aconsejó describir la identidad de la Personalidad de Dios. Al recibir este consejo, Vyāsadeva meditó en el principio del *bhakti-yoga,* lo cual le mostró claramente qué es el Absoluto y qué es la relatividad, o *māyā.* Habiendo comprendido perfectamente este conocimiento, él recopiló la gran narración de *El Śrīmad-Bhāgavatam,* o bello *Bhāgavatam,* que comienza con datos históricos verdaderos, referentes a la vida de Mahārāja Parīkṣit.

El Vedānta-sūtra empieza con la pregunta clave sobre la Trascendencia: *athāto brahma-jijñāsā,* "Ahora se debe indagar sobre el Brahman, o la Trascendencia".

Mientras el hombre posee todo el vigor de su vida, olvida la verdad desnuda de la muerte, con la que habrá de encontrarse. Así, el tonto no hace ninguna clase de preguntas pertinentes acerca de los verdaderos problemas de la vida. Todos piensan que nunca morirán, aunque a cada segundo vean evidencia de muerte ante sus ojos. Aquí radica la diferencia entre la condición animal y la condición humana. Animales como la cabra no tienen la inteligencia para percibir su muerte inminente. Aunque su compañera esté siendo sacrificada, la cabra esperará pacíficamente a que también la sacrifiquen, sintiéndose atraída por el pasto que se le ofrece. Por otro lado, si un ser humano ve que el enemigo está matando a su prójimo, peleará para salvar a su hermano, o, si es posible, huirá para salvar su propia vida. Ésa es la diferencia entre el hombre y la cabra.

El hombre inteligente sabe que la muerte nace cuando él nace. Él sabe que está muriendo a cada segundo, y que el toque final vendrá cuando termine el lapso de su vida. Por consiguiente, se prepara para la siguiente vida, o para liberarse de la enfermedad de los nacimientos y muertes repetidos.

Sin embargo, el tonto no sabe que recibe esta forma humana de vida después de una serie de nacimientos y muertes, que las leyes de la naturaleza le impusieron en el pasado. Él no sabe que la entidad viviente es un ser eterno, que no nace ni muere. El nacimiento, la muerte, la vejez y las enfermedades son cuestiones externas que se le imponen a la entidad viviente, y ocurren debido a su contacto con la naturaleza material, y debido al olvido de su naturaleza eterna y divina, así como al olvido de la identidad cualitativa que tiene con la Totalidad Absoluta.

La vida humana brinda la oportunidad de conocer esta verdad o hecho eterno. Y así, en el mismo comienzo de *El Vedānta-sūtra* se nos aconseja que, debido a que tenemos esta valiosa forma humana de vida, es nuestro deber —ahora— preguntar: ¿Qué es el Brahman, la Verdad Absoluta? El hombre poco inteligente no indaga acerca de la vida trascendental; en cambio, pregunta sobre muchos temas impertinentes que no están relacionados con su existencia eterna. Desde el mismo comienzo de su vida, pregunta a su madre, su padre, maestros, profesores, a los libros, y a muchísimas otras fuentes, pero no obtiene la información correcta acerca de su verdadera vida.

Como se dijo antes, Parīkṣit Mahārāja recibió la advertencia de que moriría en siete días, y de inmediato dejó su palacio a fin de prepararse para la siguiente etapa. El Rey, por lo menos tenía a su disposición siete días a fin de prepararse para la muerte, pero en lo tocante a nosotros, aunque al menos sabemos que nuestra muerte es segura, no tenemos ninguna información de su fecha cxacta. No sabemos si moriremos en el siguiente momento. Ni siquiera alguien tan destacado como Mahatma Gandhi pudo prever que moriría en cinco minutos, y sus acompañantes importantes tampoco pudieron imaginar su muerte inminente. No obstante, todos esos caballeros se presentan como grandes líderes de la gente.

La ignorancia de la muerte y de la vida es lo que diferencia al animal del hombre. El hombre, en el verdadero sentido de la palabra, indaga sobre sí mismo y sobre lo que es. ¿De dónde ha venido para llegar a esta vida, y adónde irá después de la muerte? ¿Por qué es sometido a las dificultades causadas por las tres clases de sufrimientos, aunque no las quiere? Desde la infancia uno pregunta y pregunta sobre muchísimas cosas de su vida, pero nunca pregunta sobre la verdadera esencia de la vida. Esto es animalismo. No hay diferencia alguna entre el hombre y el animal en lo relacionado a los cuatro principios de la vida animal, ya que todos los seres vivientes existen mediante el comer, dormir, temer y aparearse. Pero sólo la vida humana tiene como fin el hacer preguntas pertinentes sobre los hechos relacionados con la vida eterna y la Trascendencia. Por consiguiente, la vida humana tiene por objeto investigar la vida eterna, y *El Vedānta-sūtra* nos aconseja conducir esta investigación ahora o nunca. Si alguien no logra preguntar ahora acerca de estos temas pertinentes sobre la vida, por arreglo de las leyes de la naturaleza regresará de nuevo al reino animal sin duda alguna. Por lo tanto, aunque algún tonto parezca avanzado en cuanto a la ciencia material —en cuanto a comer, dormir, temer, aparearse, etc.— no puede liberarse de las crueles garras de la muerte, por arreglo de la ley de la naturaleza. La ley de la naturaleza funciona bajo tres modalidades: la bondad, la pasión y la ignorancia. Los que viven en condiciones de bondad son promovidos a la condición de vida superior y espiritual, y los que viven en condiciones de pasión quedan situados en el mismo lugar donde están ahora en el mundo material, pero los que viven en condiciones de ignorancia se degradarán a las especies inferiores con toda seguridad.

La civilización humana moderna está organizada de una manera peligrosa, pues no le enseña a nadie a hacer preguntas pertinentes sobre los principios esenciales de la vida. La gente, al igual que animales, ignora que va a ser sacrificada por las leyes de la naturaleza. Se contenta con un puñado de pasto, o sea una vida de supuesto goce, al igual que la paciente cabra del matadero. Pensando en esa condición de la vida humana, estamos haciendo un humilde intento por salvar a los seres humanos con el mensaje de *De vuelta al Supremo.* Este método no es imaginario. Si realmente va a haber una era de realidad, este mensaje de *De vuelta al Supremo* es el principio de esa era.

Según Śrī Śukadeva Gosvāmī, lo cierto es que el *gṛhamedhī* no es superior a un animal, pues, así como la cabra destinada a ser matada, él se ha atado a los asuntos de la familia, la sociedad, la comunidad, la nación o la humanidad en general, para resolver los problemas y satisfacer las necesidades de la vida animal —a saber: comer, dormir, temer y aparearse— y carece por completo de conocimiento sobre la Trascendencia. Quizás él haya preguntado sobre asuntos físicos, políticos, económicos, culturales, educacionales, u otros temas similares de interés material y temporal, pero si no ha hecho preguntas acerca de los principios de la vida trascendental, se deberá considerar que es un ciego, arrastrado por sus sentidos descontrolados y a punto de caerse en una zanja. Ésa es la descripción del *gṛhamedhī.*

Sin embargo, lo opuesto al *gṛha-medhī* es el *gṛha-stha.* El *gṛhastha-āśrama,* o sea el refugio de la vida familiar espiritual, es prácticamente igual a la vida de un *sannyāsī,* o miembro de la orden de renuncia. Sin tomar en cuenta que alguien sea un casado o un renunciante, lo importante son las preguntas pertinentes. El *sannyāsī* es falso si no se interesa en las preguntas pertinentes; y el *gṛhastha,* o casado, es genuino si se siente inclinado a hacer tales preguntas. El *gṛhamedhī,* no obstante, sólo se interesa en satisfacer las necesidades animales de la vida. Por disposicíon de las leyes de la naturaleza, la vida del *gṛhamedhī* está llena de calamidades, mientras que la vida del *gṛhastha* está colmada de felicidad. Pero en la civilización humana moderna, los *gṛhamedhīs* se hacen pasar por *gṛhasthas*. Por eso debemos saber quién es quién. La vida del *gṛhamedhī* está llena de vicios, pues él no sabe cómo llevar una vida familiar. Él ignora que fuera de su control hay un poder que está supervisando y controlando sus actividades, y no tiene ninguna idea sobre su vida futura. El *gṛhamedhī* está ciego ante su futuro, y no se siente inclinado a hacer preguntas pertinentes, ni tiene la capacidad de hacerlas. Su única cualidad es la de estar atado por los grilletes del apego a las cosas falsas con las que ha tenido contacto durante su existencia temporal.

En la noche, esos *gṛhamedhīs* pierden su valioso tiempo durmiendo, o satisfaciendo sus diversas variedades de impulsos sexuales mediante la ida al cine y la visita a clubes y casinos, en donde se entregan sin medida a la bebida y a las mujeres. Y durante el día, desperdician su valiosa vida acumulando dinero, o, si tienen suficiente dinero para gastar, haciendo ajustes para la comodidad de sus familiares. Su estándar de vida y sus necesidades personales aumentan con el aumento de sus ingresos. Por eso, sus gastos no tienen límite, y nunca se sienten satisfechos. En consecuencia, hay ilimitada competencia en el área del desarrollo económico, y por eso no hay nada de paz en ninguna sociedad del mundo humano.

Todos están desconcertados ante las mismas incógnitas de cómo ganar y gastar, pero, en fin de cuentas, deben depender de la misericordia de la Madre Naturaleza. Cuando la producción escasea o hay perturbaciones causadas por la Providencia, los pobres políticos planificadores le echan la culpa a la cruel naturaleza, pero cuidadosamente evitan estudiar cómo y por quién son controladas las leyes de la naturaleza. Sin embargo, *El Bhagavad-gītā* explica que las leyes de la naturaleza son controladas por la Personalidad Absoluta de Dios. Sólo Dios es el controlador de la naturaleza y de las leyes naturales. A veces los materialistas ambiciosos examinan un fragmento de la ley de la naturaleza, pero nunca les interesa conocer al autor de dichas leyes. La mayoría no cree en la existencia de una persona absoluta, o Dios, que controla las leyes de la naturaleza. Más bien se interesan únicamente en los principios con que interactúan los diversos elementos, pero no hacen alusión a la dirección fundamental que hace posibles esas interacciones. Ellos no tienen preguntas ni respuestas pertinentes al respecto. Sin embargo, el segundo de los *Vedānta-sūtras* contesta la pregunta esencial acerca del Brahman, afirmando que el Brahman Supremo, la Trascendencia Suprema, es Aquel de quien todo se genera. En fin de cuentas, Él es la Suprema Persona.

El *gṛhamedhī* tonto no sólo ignora la naturaleza temporal del cuerpo particular que ha recibido, sino que además no ve la verdadera naturaleza de lo que está aconteciendo ante él en los asuntos cotidianos de su vida. Puede que él vea morir a su padre, a su madre, o a algún pariente o vecino, y sin embargo no hace preguntas pertinentes para indagar si los demás miembros de su familia morirán o no. A veces piensa y entiende que todos sus familiares morirán tarde o temprano, y que él también morirá. Quizás él sepa que todo el espectáculo familiar —o, si vamos a eso, todo el espectáculo de la comunidad, la sociedad, la nación, y todo lo demás— es apenas una burbuja temporal en el aire, que carece de valor permanente. No obstante, se vuelve loco por semejantes cosas temporales, y no se preocupa por hacer ninguna pregunta pertinente. Él no sabe dónde deberá ir después de la muerte. Él trabaja muy arduamente haciendo ajustes temporales para su familia, su sociedad o su nación, pero nunca hace ajustes para su propio futuro o para el de los demás, teniendo todos que abandonar la presente fase de vida.

En vehículos públicos tales como el tren, nos encontramos y sentamos con desconocidos que se vuelven nuestros amigos, y nos volvemos pasajeros del mismo vehículo por un corto tiempo, pero a su debido tiempo nos separamos, y nunca nos encontramos de nuevo. En forma similar, en el largo viaje de la vida conseguimos un lugar temporal de acomodo en alguna supuesta familia, país o sociedad, pero cuando el tiempo se acaba somos separados de ellos a la fuerza, y nunca nos encontramos de nuevo. Hay muchísimas preguntas pertinentes relacionadas con los ajustes temporales que hacemos en nuestra vida y con los amigos que tenemos durante esos ajustes temporales, pero el *gṛhamedhī* nunca indaga sobre las cosas que tienen una naturaleza permanente. Todos estamos apurados haciendo planes permanentes, encontrándonos en diversos niveles de liderazgo, sin conocer la naturaleza permanente de las cosas tal como son. Śrīpāda Śaṅkarācārya, quien se esforzó especialmente por disipar esta ignorancia que hay en la sociedad, y quien abogó por el culto del conocimiento espiritual referente al Brahman impersonal y omnipenetrante, dijo con desesperación: "Los niños se dedican a jugar, los jóvenes se dedican a supuestos amoríos con las jovencitas, y los viejos piensan seriamente cómo arreglar una frustrada vida de lucha. Pero, ¡ay de mí!, nadie está dispuesto a *hacer preguntas* de manera pertinente sobre la ciencia del Brahman, la Verdad Absoluta".

Mahārāja Parīkṣit pidió instrucciones a Śrī Śukadeva Gosvāmī, y éste contestó las preguntas pertinentes del Rey recomendándole lo siguiente:

tasmād bhārata sarvātmā
bhagavān īśvaro hariḥ
śrotavyaḥ kīrtitavyaś ca
smartavyaś cecchatābhayam

"¡Oh, descendiente de Bharata! Es deber de los mortales preguntar y oír hablar acerca de la Personalidad de Dios, glorificarlo a Él y meditar en Él, quien es la persona más atractiva de todas debido a la plenitud de Su opulencia. Él se llama Hari, porque sólo Él puede deshacer la existencia condicional del ser viviente. Si realmente queremos liberarnos de la existencia condicional, debemos hacer preguntas pertinentes relativas a la Verdad Absoluta, para que Él tenga el gusto de concedernos libertad perfecta en la vida". [*El Śrīmad-Bhāgavatam* 2.1.5]

Śrī Śukadeva Gosvāmī ha usado particularmente cuatro palabras al referirse a la Personalidad Absoluta de Dios. Estas palabras diferencian a la Persona Absoluta, o Parabrahman, de las demás personas, quienes son cualitativamente uno con Él. A la Personalidad Absoluta de Dios se le llama *sarvātmā,* u omnipresente, porque nadie está separado de Él, aunque no todos han desarrollado esta comprensión. Mediante Su representación plenaria, la Personalidad de Dios reside en el corazón de todos como Paramātmā, la Superalma, junto con cada alma individual. Por eso, toda alma individual tiene una relación íntima con Él. El olvido de esta eterna relación íntima que tenemos con Él, es la causa de nuestra vida condicional desde tiempo inmemorial. Pero, siendo Bhagavān, o la Personalidad Suprema, Él puede corresponder de inmediato al llamado sensible del devoto. Además, siendo Él la persona perfecta, Su belleza, opulencia, fama, fuerza, conocimiento y renunciación, son todos fuentes ilimitadas de bienaventuranza trascendental para el alma individual. Cuando otras almas condicionadas exhiben imperfectamente todas estas distintas opulencias, el alma individual se siente atraída por ellas, pero no queda satisfecha con dichas exhibiciones imperfectas, y por eso busca perpetuamente aquella que sea perfecta. Ni la belleza, ni el conocimiento, ni la renunciación de la Personalidad de Dios tienen comparación. Pero sobre todo, Él es *īśvara,* o el controlador supremo. En la actualidad estamos siendo controlados por la acción policial de ese gran Rey. Se nos ha impuesto este control policial pues hemos desobedecido la ley. Pero, ya que el Señor es Hari, puede hacer que desaparezca nuestra vida condicional al otorgarnos libertad completa en la existencia espiritual. Por eso, es deber de todos los hombres hacer preguntas pertinentes referentes a Él, y así regresar a Dios.

Investigando el alma

Hace pocos años, un distinguido grupo de profesionales se reunió en Windsor, Ontario (Canadá), para discutir: "los problemas asociados a los intentos de definir el momento exacto de la muerte". Entre los miembros del grupo se encontraban el Dr. Wilfred G. Bigelow, cardiólogo mundialmente famoso, el señor magistrado Edson L. Haines, de la Corte Suprema de Ontario, y J. Francis Leddy, presidente de la Universidad de Windsor. El Dr. Bigelow sostuvo la existencia del alma, e instó a una investigación sistemática para determinar qué es el alma y de dónde viene. Los comentarios del Dr. Bigelow y de los otros miembros del grupo fueron luego publicados en el Montreal Gazette. Cuando Śrīla Prabhupāda leyó el artículo, le escribió una carta al Dr. Bigelow, en la que presentó conocimiento védico sustancial acerca de la ciencia del alma, y sugirió un método práctico para entenderla científicamente. A continuación se reproducen el artículo del Gazette y la respuesta de Śrīla Prabhupāda:

Titular del *Gazette:*

CIRUJANO CARDIÓLOGO
QUIERE SABER QUÉ ES EL ALMA

WINDSOR—Un cirujano cardiólogo de Canadá, mundialmente famoso, dice que él cree que el cuerpo tiene un alma que se va en el momento de la muerte, y que los teólogos deben tratar de averiguar más al respecto.

El Dr. Wilfred G. Bigelow, jefe del centro de cirugía cardiovascular del Hospital General de Toronto, dijo que "siendo una persona que cree en la existencia del alma", pensó que había llegado el momento de "quitarle lo misterioso al asunto y encontrar qué es".

Bigelow fue miembro de un grupo de profesionales que se reunió ante la Sociedad Médico-Legal del Condado de Essex para discutir problemas asociados a los intentos por definir el momento exacto de la muerte.

El asunto se ha vuelto de vital importancia en esta era de trasplantes de corazones y otros órganos, en casos en que los donantes se están muriendo inevitablemente.

La Asociación Médica de Canadá ha elaborado una definición de la muerte muy aceptada, diciendo que es el momento cuando el paciente está en coma, no responde a ningún tipo de estímulo, y las ondas cerebrales registradas en una máquina son planas.

Los otros miembros del grupo eran: el señor Edson L. Haines, magistrado de la Corte Suprema de Ontario, y J. Francis Leddy, presidente de la Universidad de Windsor.

Al explicar con más detalle los puntos que había planteado durante la discusión, Bigelow dijo en una entrevista posterior que sus treinta y dos años como cirujano lo habían dejado sin dudas de que existe el alma.

"Hay casos en los que uno se encuentra presente en el momento en que alguien pasa de la vida a la muerte, y suceden algunos cambios misteriosos.

"Uno de los más notables es la repentina falta de vida o brillo en los ojos. Éstos se ponen opacos y quedan literalmente sin vida.

"Es difícil documentar lo que se observa. En realidad, no creo que se pueda documentar muy bien".

Bigelow, quien se hizo mundialmente famoso al sentar las bases de la técnica quirúrgica de "congelación intensa", llamada hipotermia, y por su cirugía de válvulas del corazón, dijo que la teología y sus disciplinas universitarias conexas deben encargarse de la "investigación del alma".

Durante la discusión, Leddy dijo que "si hay un alma, ustedes no podrán verla. No la van a encontrar".

"Si existe algún principio de vitalidad o de vida, ¿cuál es?". El problema era que "el alma no existe geográficamente en ningún lugar específico. Está en todas partes, y, sin embargo, no está en ninguna parte del cuerpo".

Leddy dijo que sería "bueno empezar a hacer experimentos, pero no sé cómo van a progresar en todas esas cosas". Dijo que la discusión le recordó del cosmonauta soviético que regresó del espacio para reportar que no había Dios, debido a que no lo había visto allá arriba.

Quizás sea así, dijo Bigelow, pero cuando en la medicina moderna se tropieza con algo que no puede ser explicado, "la consigna es encontrar la respuesta, meterlo al laboratorio, llevarlo a algún lugar donde pueda descubrirse la verdad".

Bigelow dijo que la pregunta central era: "¿Dónde está el alma y de dónde proviene?".

Śrīla Prabhupāda presenta la evidencia védica

Estimado Dr. Bigelow:

Reciba por favor mis saludos. Recientemente leí un artículo del *Gazette,* escrito por Rae Corelli, titulado "Cirujano cardiólogo quiere saber qué es el alma", y fue muy interesante. Los comentarios que usted hace tienen mucha perspicacia, y por eso pensé escribirle al respecto. Quizás usted sepa que soy el fundador-*ācārya* de la Sociedad Internacional para la Conciencia de Krishna. Tengo varios templos en Canadá—Montreal, Toronto, Vancouver y Hamilton. Este movimiento de conciencia de Kṛṣṇa tiene la finalidad específica de enseñarles a todas las almas su posición espiritual original.

Sin duda alguna, el alma está presente en el corazón de la entidad viviente, y es la fuente de todas las energías que mantienen el cuerpo. La energía del alma se difunde por todo el cuerpo, y ello se denomina conciencia. Como esta conciencia difunde la energía del alma por todo el cuerpo, uno puede sentir placeres y dolores en cualquier parte del cuerpo. El alma es individual, y está transmigrando de cuerpo en cuerpo, al igual que la persona que transmigra de la infancia a la niñez, de la niñez a la juventud, y luego a la vejez. Luego ocurre el cambio llamado muerte, cuando nos mudamos a un cuerpo nuevo, como cuando nos cambiamos la ropa vieja por una nueva. Esto se denomina la transmigración del alma.

Cuando el alma quiere disfrutar de este mundo material, olvidándose de su verdadero hogar del mundo espiritual, acepta esta vida de ardua lucha por la existencia. Su vida antinatural de repetidos nacimientos, muertes, enfermedades y vejez, puede detenerse cuando su conciencia se acopla con la conciencia suprema de Dios. Éste es el principio básico de nuestro movimiento Kṛṣṇa.

En lo concerniente al trasplante de corazones, no hay posibilidad de éxito a menos que el alma esté presente en el corazón. Así pues, se debe aceptar la presencia del alma. Si no hay alma alguna durante el contacto sexual, no ocurre la concepción, no hay embarazo. Los métodos anticonceptivos deterioran el vientre de manera que ya no sea un buen lugar para el alma. Esto va en contra de la orden de Dios. El alma es enviada a un vientre particular por orden de Dios, pero con los métodos anticonceptivos se le priva de ese vientre, y debe ser puesta en otro. Esto es desobedecer al Supremo. Tomemos por ejemplo a un hombre que le corresponde vivir en un apartamento particular. Si la situación ahí es tan desordenada que él no puede entrar al apartamento, se le causa un gran inconveniente. Ésa es una intromisión ilegal y punible.

El emprender la "investigación del alma", marcaría indudablemente el avance de la ciencia. Pero este avance no será capaz de encontrar el alma. La presencia del alma puede aceptarse únicamente en base al entendimiento circunstancial. En la literatura védica, se encuentra la información de que la dimensión del alma es la diezmilésima parte del tamaño de un punto. El científico material no puede medir el largo y ancho de un punto. Por lo tanto, no le es posible capturar el alma. Uno simplemente puede aceptar la existencia del alma porque lo dice la autoridad en la materia. Lo que los más grandes científicos están encontrando, lo hemos explicado nosotros hace mucho tiempo.

Tan pronto como uno entiende la existencia del alma, de inmediato puede entender la existencia de Dios. La diferencia entre Dios y el alma es, que Dios es un alma muy grande, y la entidad viviente es un alma muy pequeña; pero, son iguales cualitativamente. Por lo tanto, Dios es omnipresente, y la entidad viviente está localizada. Mas, la naturaleza y la esencia son las mismas.

La pregunta central dice usted que es: "¿Dónde está el alma y de dónde proviene?". Eso no es difícil de entender. Ya hemos discutido que el alma reside en el corazón de la entidad viviente, y que se refugia en otro cuerpo después de la muerte. Originalmente, el alma proviene de Dios. Así como una chispa proviene del fuego, y cuando la chispa cae, parece extinguirse, asimismo la chispa del alma originalmente va del mundo espiritual al mundo material. En el mundo material, cae en poder de tres condiciones diferentes, que se denominan las modalidades de la naturaleza. Cuando una chispa de fuego cae sobre hierba seca, la cualidad fogosa continúa; cuando la chispa cae al suelo, no puede desplegar su fogosidad a menos que el suelo sea favorable para ello; y cuando la chispa cae en el agua, se extingue. En fin, encontramos que hay tres clases de condiciones de vida. Una clase de entidad viviente olvida por completo su naturaleza espiritual; otra, la olvida casi por completo, pero aún tiene un instinto de naturaleza espiritual; y otra, se encuentra por completo en busca de la perfección espiritual. Hay un método fidedigno para que la chispa espiritual, el alma, alcance la perfección espiritual, y si es guiada bien, muy fácilmente es enviada de vuelta al hogar, de vuelta a Dios, de donde cayó originalmente.

Sería una gran contribución para la sociedad humana si esta autorizada información, proveniente de la literatura védica, se le presenta al mundo moderno en base al entendimiento científico moderno. El hecho ya está ahí. Únicamente tiene que ser presentado para que pueda ser entendido por el mundo moderno.

Le saluda atentamente,
A. C. Bhaktivedanta Swami

II. Eligiendo a un maestro espiritual

¿Qué es un guru?

Al oír la palabra "guru", tenemos la tendencia a pensar en una imagen caricaturesca: un anciano de aspecto extraño, con una barba larga e hilachosa y un hábito vaporoso, que medita en verdades esotéricas distantes; o pensamos en un estafador cósmico que trata de aprovecharse de la credulidad espiritual de jóvenes buscadores. Pero, ¿qué es verdaderamente un guru? ¿Qué sabe él que nosotros no sepamos? ¿Cómo nos ilumina? Śrīla Prabhupāda nos da algunas reveladoras respuestas en una conversación realizada en Inglaterra en 1973.

oṁ ajñāna-timirāndhasya
jñānāñjana-śalākayā
cakṣur unmīlitaṁ yena
tasmai śrī-gurave namaḥ

"Yo nací en la más oscura ignorancia, y mi *guru,* mi maestro espiritual, abrió mis ojos con la antorcha del conocimiento. A él le ofrezco mis respetuosas reverencias".

La palabra *ajñāna* significa "ignorancia" u "oscuridad". Si todas las luces de esta habitación se apagaran al instante, no podríamos distinguir dónde nos encontramos sentados nosotros ni los demás. Todo se volvería confuso. En forma similar, en este mundo material, que es un mundo de *tamas,* nos encontramos todos a oscuras. *Tamas* o *timira* significa "oscuridad". Este mundo material es oscuro, y, por lo tanto, necesita de la luz del Sol o de la Luna para la iluminación. Sin embargo, hay otro mundo, un mundo espiritual, que se encuentra más allá de esta oscuridad. Ese mundo lo describe Śrī Kṛṣṇa en *El Bhagavad-gītā* [15.6]:

na tad bhāsayate sūryo
na śaśāṅko na pāvakaḥ
yad gatvā na nivartante
tad dhāma paramaṁ mama

"Esa morada Mía no está iluminada por el Sol ni la Luna, ni por la electricidad. Aquel que llega a ella, nunca regresa a este mundo material".

La misión del *guru* consiste en llevar a sus discípulos de la oscuridad a la luz. Actualmente todo el mundo está sufriendo debido a la ignorancia, de la misma manera en que uno se contagia de alguna enfermedad debido a la ignorancia. Si uno no conoce los principios de higiene, no sabrá qué cosas pueden contaminarlo. Por lo tanto, debido a la ignorancia ocurre la infección, y por ello padecemos de una enfermedad. Un criminal puede que diga: "Yo no conocía las leyes", mas no se le excusará si comete un crimen. La ignorancia no es excusa. En forma similar, un niño, al no saber que el fuego quema, tocará el fuego. El fuego no piensa: "Éste es un niño, y él no sabe que yo quemo". No, no hay excusa. Así como hay leyes estatales, también hay estrictas leyes de la naturaleza, y esas leyes habrán de actuar a pesar de que nosotros las ignoremos. Si hacemos algo errado debido a la ignorancia, hemos de sufrir. Así es la ley. Si violamos la ley, bien sea una ley estatal o una ley de la naturaleza, nos arriesgamos a sufrir.

La misión del *guru* consiste en procurar que ningún ser humano sufra en este mundo material. Nadie puede afirmar que no está sufriendo. No es posible. En este mundo material hay tres clases de sufrimientos: *adhyātmika, adhibhautika,* y *adhidaivika.* Son sufrimientos que surgen del cuerpo material y de la mente material, de otras entidades vivientes, y de las fuerzas de la naturaleza. Puede que suframos de angustia mental, o puede que suframos debido a otras entidades vivientes —hormigas, mosquitos o moscas—, o puede que suframos debido a algún poder superior. Puede que no haya lluvias, o que haya una inundación. Puede que haya excesivo calor o excesivo frío. La naturaleza impone muchísimos tipos de sufrimientos. Así que hay tres tipos de sufrimientos dentro del mundo material, y todo el mundo está sufriendo de uno, dos, o tres de ellos. Nadie puede decir que está completamente libre del sufrimiento.

Pudiéramos entonces preguntar *por qué* sufre la entidad viviente. La respuesta es: por ignorancia. Ella no piensa: "Estoy cometiendo errores y llevando una vida pecaminosa; por eso estoy sufriendo". En consecuencia, la primera tarea del *guru* consiste en rescatar a su discípulo de esa ignorancia. Nosotros enviamos a nuestros hijos al colegio para salvarlos del sufrimiento. Si nuestros hijos no reciben educación, tememos que hayan de sufrir en el futuro. El *guru* ve que el sufrimiento se debe a la ignorancia, la cual se asemeja a la oscuridad. ¿Cómo puede salvarse alguien que está a oscuras? Mediante la luz. El *guru* toma la antorcha del conocimiento, y la presenta ante la entidad viviente que está envuelta en la oscuridad. Ese conocimiento la libra de los sufrimientos ocasionados por la oscuridad de la ignorancia.

Uno pudiera preguntar si el *guru* es absolutamente necesario. Los *Vedas* nos informan que sí lo es:

tad-vijñānārthaṁ sa gurum evābhigacchet
samit-pāṇiḥ śrotriyaṁ brahma-niṣṭham
[*El Muṇḍaka Upaniṣad* 1.2.12]

Los *Vedas* nos ordenan que busquemos a un *guru;* en verdad, dicen que busquemos a *el guru,* no sólo a *un guru.* El *guru* es uno, pues aparece en la sucesión discipular. Lo que Vyāsadeva y Kṛṣṇa enseñaron hace cinco mil años, también se está enseñando ahora. No hay diferencias entre las dos instrucciones. Si bien cientos y miles de *ācāryas* han ido y venido, el mensaje es uno. El *guru* verdadero no puede ser múltiple, pues él no habla diferente de sus predecesores. Algunos maestros espirituales dicen: "Opino que debes hacer esto", pero el que hable así no es un *guru.* Esos supuestos *gurus* son sencillamente unos sinvergüenzas. El *guru* genuino tiene sólo una opinión, y ésa es la opinión expresada por Kṛṣṇa, Vyāsadeva, Nārada, Arjuna, Śrī Caitanya Mahāprabhu, y los Gosvāmīs. Hace cinco mil años el Señor Śrī Kṛṣṇa habló *El Bhagavad-gītā,* y Vyāsadeva lo puso por escrito. Śrīla Vyāsadeva no dijo: "Ésta es mi opinión". Más bien escribió: *śrī bhagavān uvāca,* es decir: "La Suprema Personalidad de Dios dice". Todo lo que Vyāsadeva escribió, lo habló originalmente la Suprema Personalidad de Dios. Śrīla Vyāsadeva no dio su propia opinión.

Por consiguiente, Śrīla Vyāsadeva es un *guru.* Él no interpreta erróneamente las palabras de Kṛṣṇa, sino que las transmite exactamente como se hablaron. Si enviamos un telegrama, la persona que lo entrega no tiene que corregirlo, redactarlo ni añadirle nada. Simplemente lo presenta. Ésa es la tarea del *guru.* Puede que el *guru* sea esta persona o aquélla, pero el mensaje es el mismo; por lo tanto, se dice que *guru* es uno.

En la sucesión discipular encontramos únicamente la repetición de un mismo tema. En *El Bhagavad-gītā* [9.34], Śrī Kṛṣṇa dice:

man-manā bhava mad-bhakto
mad-yājī māṁ namaskuru
mām evaiṣyasi yuktvaivam
ātmānaṁ mat-parāyaṇaḥ

"Ocupa siempre tu mente en pensar en Mí, conviértete en Mi devoto, ofréceme reverencias y adórame. Estando completamente absorto en Mí, vendrás a Mí con toda seguridad". Estas mismas instrucciones fueron reiteradas por todos los *ācāryas,* tales como Rāmānujācārya, Madhvācārya y Caitanya Mahāprabhu. Los seis Gosvāmīs también transmitieron el mismo mensaje, y nosotros estamos simplemente siguiendo sus pasos. No hay diferencia. No interpretamos las palabras de Kṛṣṇa, diciendo: "Yo opino que el campo de batalla de Kurukṣetra representa el cuerpo humano". Semejantes interpretaciones son presentadas por sinvergüenzas. En el mundo hay muchos *gurus* sinvergüenzas que dan sus propias opiniones, pero podemos desafiar a cualquier sinvergüenza. Un *guru* sinvergüenza puede que diga: "Yo soy Dios", o "Todos somos Dios". Muy bien, pero debemos averiguar en el diccionario cuál es el significado de "Dios". Por lo general, un diccionario nos dirá que la palabra "Dios" indica al Ser Supremo. En consecuencia, podemos preguntarle a dicho *guru:* "¿Es usted el Ser Supremo?". Si él no puede entender esto, entonces debemos decirle el significado de "supremo". Cualquier diccionario nos informará que *supremo* significa "la máxima autoridad". Luego podemos preguntarle: "¿Es usted la máxima autoridad?". Semejante *guru* sinvergüenza, a pesar de que declara ser Dios, no puede responder una pregunta de esa índole. Dios es el Ser Supremo y la máxima autoridad. Nadie es igual a Él ni superior a Él. No obstante, hay muchos *guru*-dioses, muchos sinvergüenzas que declaran ser el Supremo. Sinvergüenzas tales como ésos no pueden ayudarnos a escapar de la oscuridad de la existencia material. Ellos no pueden iluminar nuestra oscuridad con la antorcha del conocimiento espiritual.

El *guru* genuino sencillamente presentará lo que dice en la Escritura genuina el *guru* supremo, Dios. Un *guru* no puede cambiar el mensaje de la sucesión discipular.

Tenemos que entender que no podemos llevar a cabo una investigación para encontrar la Verdad Absoluta. El propio Caitanya Mahāprabhu dijo: "Mi Guru Mahārāja, Mi maestro espiritual, Me consideró un gran tonto". Aquel que no se presenta más que como un gran tonto ante su *guru,* es a su vez un *guru*. Sin embargo, si uno dice: "Estoy tan adelantado que puedo hablar mejor que mi *guru*", es simplemente un sinvergüenza. En *El Bhagavad-gītā* [4.2], Śrī Kṛṣṇa dice:

evaṁ paramparā-prāptam
imaṁ rājarṣayo viduḥ
sa kāleneha mahatā
yogo naṣṭaḥ parantapa

"Esta ciencia suprema fue así recibida a través de la cadena de sucesión discipular, y en esta forma la comprendieron los reyes santos. Pero en el transcurso del tiempo la sucesión se rompió, y por eso, la ciencia tal como es parece estar perdida".

Tener un *guru* no es sólo una moda. Aquel que con seriedad busca entender la vida espiritual, necesita de un *guru*. El *guru* es una cuestión de necesidad, ya que uno debe buscar con mucha seriedad entender la vida espiritual, a Dios, la acción correcta, y la relación de uno con Dios. Cuando buscamos con mucha seriedad entender estos temas, necesitamos de un *guru*. No debemos ir a un *guru* sólo porque esté de moda por los momentos. Debe haber entrega, ya que sin ésta no podemos aprender nada. Si vamos a un *guru* simplemente para desafiarlo, no aprenderemos nada. Hemos de aceptar al *guru* tal como Arjuna aceptó a su *guru*, el propio Śrī Kṛṣṇa:

kārpaṇya-doṣopahata-svabhāvaḥ
pṛcchāmi tvāṁ dharma-sammūḍha-cetāḥ
yac chreyaḥ syān niścitaṁ brūhi tan me
śiṣyas te 'haṁ śādhi māṁ tvāṁ prapannam

"Ahora estoy confuso acerca de mi deber, y, a causa de mi flaqueza, he perdido toda compostura. En esta condición, Te pido que me digas claramente lo que es mejor para mí. Ahora soy Tu discípulo y un alma entregada a Ti. Por favor, instrúyeme". [*El Bhagavad-gītā* 2.7]

Ése es el proceso por el que se acepta a un *guru*. El *guru* es el representante de Kṛṣṇa, el representante de los *ācāryas* anteriores. Kṛṣṇa dice que todos los *ācāryas* son Sus representantes; por lo tanto, al *guru* se le debe ofrecer el mismo respeto que uno le ofrecería a Dios. Como Viśvanātha Cakravartī Ṭhākura dice en sus oraciones al maestro espiritual, *yasya prasādād bhagavat-prasādaḥ:* "Por la misericordia del maestro espiritual, uno recibe la bendición de Kṛṣṇa". Así pues, si nos entregamos al *guru* genuino, nos entregamos a Dios. Dios acepta nuestra entrega al *guru.*

En *El Bhagavad-gītā* [18.66], Kṛṣṇa instruye lo siguiente:

sarva-dharmān parityajya
māṁ ekaṁ śaraṇaṁ vraja
ahaṁ tvāṁ sarva-pāpebhyo
mokṣayiṣyāmi mā śucaḥ

"Abandona todas las variedades de religión, y tan sólo entrégate a Mí. Yo te libraré de toda reacción pecaminosa. No temas". Puede que alguien arguya: "¿Dónde está Kṛṣṇa? Me entregaré a Él". Mas no, el proceso consiste en que primero nos entregamos al representante de Kṛṣṇa; luego nos entregamos a Kṛṣṇa. Por lo tanto, se dice *sākṣād-dharitvena samasta-śāstraiḥ:* el *guru* es prácticamente como Dios. Cuando le ofrecemos respetos al *guru,* le estamos ofreciendo respetos a Dios. Como estamos tratando de estar conscientes de Dios, es necesario que aprendamos a ofrecerle respetos a Dios a través del representante de Dios. En todos los *śāstras* se dice que el *guru* es prácticamente como Dios, pero el *guru* nunca dice: "Yo soy Dios". Es deber del discípulo ofrecerle respeto al *guru* tal como le ofrece respeto a Dios, pero el *guru* nunca piensa: "Mis discípulos me están ofreciendo el mismo respeto que le ofrecen a Dios, por lo tanto, me he vuelto Dios". Tan pronto como piensa así, se vuelve un perro en vez de Dios. En consecuencia, Viśvanātha Cakravartī dice: *kintu prabhor yaḥ priya eva tasya.* Puesto que el *guru* es el servidor más íntimo de Dios, se le ofrece el mismo respeto que le ofrecemos a Dios. Dios es siempre Dios, *guru* es siempre *guru.* Como cuestión de etiqueta, Dios es el Dios que ha de ser adorado, y *guru* es el Dios adorador (*sevaka-bhagavān*). Por consiguiente, al *guru* se le da el título de *prabhupāda.* La palabra *prabhu* significa "señor", y *pāda* significa "posición". Así pues, *prabhupāda* significa "aquel que ha adoptado la posición del Señor". Esto es lo mismo que *sākṣād-dharitvena samasta-śāstraiḥ.*

Sólo si buscamos con mucha seriedad entender la ciencia de Dios, se necesita de un *guru.* No debemos tratar de tener un *guru* como cuestión de moda. Aquel que ha aceptado a un *guru,* habla inteligentemente. Nunca habla tonterías. Ése es el signo de haber aceptado a un *guru* genuino. Desde luego que hemos de ofrecerle todo respeto al maestro espiritual, pero también debemos recordar cómo llevar a cabo sus órdenes. En *El Bhagavad-gītā* [4.34], el propio Śrī Kṛṣṇa nos dice cuál es el método para buscar y acercarse al *guru:*

tad viddhi praṇipātena
paripraśnena sevayā
upadekṣyanti te jñānaṁ
jñāninas tattva-darśinaḥ

"Tan sólo trata de aprender la verdad acercándote a un maestro espiritual. Hazle preguntas en forma sumisa y préstale servicio a él. El alma autorrealizada puede impartirte conocimiento porque ha visto la verdad". El primer proceso es el de la entrega. Tenemos que encontrar a una persona excelsa y entregarnos voluntariamente a ella. Los *śāstras* ordenan que antes de que aceptemos a un *guru,* debemos estudiarlo cuidadosamente para averiguar si podemos entregarnos a él. No debemos aceptar a un *guru* repentinamente, por fanatismo. Eso es muy peligroso. El *guru* también debe estudiar a la persona que quiere volverse su discípula, para ver si es apta. Ésa es la forma en que se establece una relación entre el *guru* y el discípulo. Todo está previsto, pero debemos emprender el proceso con seriedad. Entonces podremos ser entrenados para convertirnos en discípulos genuinos. Primero tenemos que encontrar a un *guru* genuino, establecer nuestra relación con él, y actuar como corresponde. Así nuestra vida logrará el éxito, pues el *guru* puede iluminar al discípulo sincero que se encuentra a oscuras.

Todo el mundo nace sinvergüenza y tonto. Si nacemos eruditos, ¿por qué tenemos que ir a la escuela? Si no cultivamos conocimiento, no seremos más que animales. Un animal puede que diga que no hay necesidad de libros y que se ha vuelto un *guru,* pero ¿cómo puede alguien obtener conocimiento sin el estudio de libros autoritativos de ciencia y filosofía? Los *gurus* sinvergüenzas tratan de evitar estas cosas. Tenemos que entender que todos nacemos sinvergüenzas y tontos, y que tenemos que ser iluminados. Tenemos que recibir conocimiento para que nuestras vidas se vuelvan perfectas. Si no perfeccionamos nuestras vidas, quedamos derrotados. ¿Qué derrota es ésa? La lucha por la existencia. Estamos tratando de obtener una vida mejor, de alcanzar una posición superior, y para ello estamos luchando muy arduamente. Pero no sabemos qué es en verdad una posición superior.

Sea cual sea la posición que tengamos en este mundo material, tendremos que abandonarla. Puede que tengamos una posición buena o una posición mala; de todas formas, no podemos quedarnos aquí. Puede que ganemos millones de pesos, y pensemos: "Ahora me encuentro en una buena posición", pero un poco de disentería o cólera terminará con nuestra posición. Si el banco quiebra, nuestra posición desaparece. Así que de hecho no hay ninguna posición buena en este mundo material. Es una farsa. Aquellos que tratan de alcanzar una posición mejor en el mundo material finalmente son derrotados debido a que no existe ninguna posición mejor. *El Bhagavad-gītā* [14.26], dice cuál es la mejor posición:

māṁ ca yo 'vyabhicāreṇa
bhakti-yogena sevate
sa guṇān samatītyaitān
brahma-bhūyāya kalpate

"Aquel que se dedica a las actividades espirituales del servicio devocional puro, trasciende de inmediato las modalidades de la naturaleza material y es elevado al plano espiritual".

¿Existe acaso alguna ciencia que nos dé el conocimiento por el cual podemos volvernos inmortales? Sí, podemos volvernos inmortales, pero no en el sentido material. No podemos recibir ese conocimiento en las supuestas universidades. Sin embargo, existe un conocimiento en las Escrituras védicas mediante el cual podemos volvernos inmortales. Esa inmortalidad es nuestra mejor posición. Ni más nacimiento, ni más muerte, ni más vejez, ni más enfermedades. Así pues, el *guru* asume una responsabilidad muy grande. Él tiene que guiar a su discípulo y capacitarlo para que se vuelva un candidato merecedor de la posición perfecta: la inmortalidad. El *guru* debe ser competente para conducir a su discípulo de vuelta al hogar, de vuelta a Dios.

Separando a los santos de los estafadores

Día a día el número de personas interesadas en practicar yoga y meditación aumenta en el orden de los miles. Desgraciadamente, una persona que esté buscando un guía apto es probable que se encuentre con una desconcertante gama de magos, supuestos gurus y dioses autoproclamados. En una entrevista con el Times de Londres, Śrīla Prabhupāda explica cómo un buscador sincero puede ver la diferencia entre un guía espiritual genuino y uno falso.

Reportero: Su Gracia, parece que más gente que nunca está buscando alguna clase de vida espiritual. Me pregunto si usted podría decirme por qué ocurre eso.

Śrīla Prabhupada: El deseo de una vida espiritual es un anhelo absolutamente natural. Puesto que somos almas espirituales, no podemos ser felices en la atmósfera material. Si uno saca a un pez fuera del agua, éste no se sentirá feliz en la tierra. De igual manera, si carecemos de conciencia espiritual, nunca podremos ser felices. Hoy en día, muchísima gente está buscando el avance científico y el desarrollo económico, pero no está feliz debido a que ésas no son las verdaderas metas de la vida. Muchos jóvenes se están dando cuenta de esto, y están rechazando la vida materialista y tratando de buscar la vida espiritual. En realidad, ésa es la verdadera búsqueda. El desarrollo de conciencia de Kṛṣṇa es la verdadera meta de la vida. A menos que uno se dedique al cultivo de conciencia de Kṛṣṇa, no podrá ser feliz. Eso es un hecho. Por lo tanto, invitamos a todos a estudiar y a entender este gran movimiento.

Reportero: Lo que francamente me preocupa es que, desde el arribo a la Gran Bretaña de un *yogī* hindú hace algún tiempo, el primer "*guru*" del que hubiera sabido alguna vez la mayoría de la gente, repentinamente han aparecido de la nada una gran cantidad de "*gurus*". A veces me da la impresión de que no todos ellos son tan genuinos como deberían serlo. ¿Sería correcto advertirle a la gente que está pensando en adoptar la vida espiritual, que debería asegurarse de tener un *guru* genuino que le enseñe?

Śrīla Prabhupāda: Sí. Buscar un *guru* es, desde luego, muy bueno, pero si uno quiere un *guru* barato, o si quiere ser engañado, entonces encontrará muchos *gurus* engañadores. Pero si uno es sincero, encontrará un *guru* sincero. Como la gente quiere todo muy fácil, es engañada. Nosotros les pedimos a nuestros discípulos que se abstengan de la vida sexual ilícita, de comer carne, de los juegos de azar, y de embriagarse o drogarse. La gente cree que todo esto es muy difícil—una molestia. Pero si otro dice: "Puedes hacer cualquier disparate que quieras, simplemente toma mi *mantra*", entonces la gente lo querrá. El caso es que la gente quiere ser engañada y, por lo tanto, aparecen los engañadores. Nadie quiere someterse a ninguna austeridad. La vida humana tiene como propósito la austeridad, pero nadie está dispuesto a someterse a austeridades. En consecuencia, aparecen engañadores y dicen: "Nada de austeridades. Haz lo que quieras. Simplemente págame, te daré cierto *mantra* y te volverás Dios en seis meses". Todo eso está ocurriendo. Si uno quiere ser engañado así, los engañadores aparecerán.

Reportero: ¿Qué pasa con la persona que quiere seriamente encontrar la vida espiritual, pero que por casualidad termina con el *guru* equivocado?

Śrīla Prabhupāda: Si uno quiere tan sólo una educación ordinaria, tiene que consagrarle muchísimo tiempo, esfuerzo y comprensión. En forma similar, si uno va a emprender la vida espiritual, debe hacerlo con seriedad. ¿Cómo es posible que simplemente mediante unos *mantras* maravillosos alguien pueda volverse Dios en seis meses? ¿Por qué la gente quiere algo así? Eso significa que quiere ser engañada.

Reportero: ¿Cómo puede una persona saber que tiene un *guru* genuino?

Śrīla Prabhupāda: ¿Hay alguno de mis discípulos que pueda responder a esa pregunta?

Discípulo: Recuerdo que una vez John Lennon le preguntó a usted: "¿Cómo he de saber quién es el *guru* genuino?". Y usted respondió: "Sólo trata de encontrar al que esté más adicto a Kṛṣṇa. Él es genuino".

Śrīla Prabhupāda: Sí. El *guru* genuino es el representante de Dios, y él habla acerca de Dios y de nada más. El *guru* genuino es aquel que no tiene ningún interés en la vida materialista. A él le interesa Dios, y sólo Dios. Ésa es una de las pruebas de un *guru* genuino: *brahma-niṣṭham.* Él está absorto en la Verdad Absoluta. En *El Muṇḍaka Upaniṣad* se declara, *śrotriyaṁ brahma-niṣṭham:* "El *guru* genuino está bien versado en las Escrituras y en el conocimiento védico, y depende por completo de Brahman". Él debe saber lo que es Brahman [espíritu], y cómo situarse en Brahman. Estas señales se encuentran en la literatura védica. Como dije antes, el verdadero *guru* es representante de Dios. Él representa al Señor Supremo, tal como un virrey representa a un rey. El verdadero *guru* no fabrica nada.

Dice todo conforme a las Escrituras y a los *ācāryas* anteriores. Él no le dará a usted un *mantra* diciéndole que se volverá Dios en seis meses. Ésa no es actividad de un *guru.* La misión del *guru* consiste en pedirle a todo el mundo que se vuelva devoto de Dios. Ésa es la esencia de la misión de un *guru* verdadero. En verdad, él no tiene ninguna otra misión. Él le dice a todo el que ve: "Por favor, vuélvase consciente de Dios". Si él de una u otra forma le hace propaganda a Dios y trata de hacer que todo el mundo se vuelva devoto de Dios, es un *guru* genuino.

Reportero: ¿Y si se trata de un sacerdote cristiano?

Śrīla Prabhupāda: Cristiano, musulmán, hindú—no importa. Si simplemente habla en nombre de Dios, es un *guru.* Tomemos por ejemplo al Señor Jesucristo. Él trataba de convertir a la gente, diciendo: "Sólo traten de amar a Dios". Cualquiera —no importa quién— sea hindú, musulmán o cristiano, es un *guru* si convence a la gente de que ame a Dios. Ésa es la prueba. El *guru* nunca dice: "Yo soy Dios", o "Yo te volveré Dios". El verdadero *guru* dice: "Yo soy sirviente de Dios, y a ti también te volveré sirviente de Dios". No importa cómo el *guru* se vista. Caitanya Mahāprabhu dijo: "Quienquiera que pueda impartir conocimiento acerca de Kṛṣṇa, es un maestro espiritual". Un maestro espiritual genuino tan sólo trata de hacer que la gente se vuelva devota de Kṛṣṇa, o Dios. Él no tiene ninguna otra misión.

Reportero: Pero los malos *gurus* . . .

Śrīla Prabhupāda: Y ¿qué es un "mal" *guru*?

Reportero: Un mal *guru* sólo quiere algo de dinero o de fama.

Śrīla Prabhupāda: Pues bien, si es malo, ¿cómo puede volverse *guru*? [Risas.] ¿Cómo puede el hierro volverse oro? En realidad, un *guru* no puede ser malo, ya que si alguien es malo no puede ser *guru.* No se puede decir "mal *guru*". Eso es una contradicción. Lo que usted tiene que hacer es simplemente tratar de entender qué es un *guru* genuino. La definición de un *guru* genuino es "aquel que simplemente habla de Dios"—eso es todo. Si él habla de alguna otra tontería, entonces no es un *guru.* Un *guru* no puede ser malo. No hay cuestión de un mal *guru,* tanto como no la hay de un *guru* rojo o uno blanco. *Guru* significa "*guru* genuino". Todo lo que tenemos que saber es que el *guru* genuino simplemente habla de Dios, y trata de hacer que la gente se vuelva devota de Dios. Si hace eso, es genuino.

Reportero: Si yo quisiera ser iniciado en su sociedad, ¿qué tendría que hacer?

Śrīla Prabhupāda: Primero que todo, tendría que dejar la vida sexual ilícita.

Reportero: ¿Eso implica la vida sexual por completo? ¿Qué es vida sexual ilícita?

Śrīla Prabhupāda: Vida sexual ilícita es aquella que se tiene fuera del matrimonio. Los animales tienen vida sexual sin restricción alguna, pero en la sociedad humana hay restricciones. En todo país y en toda religión hay algún sistema para restringir la vida sexual. También tendría que dejar toda clase de drogas y de sustancias embriagantes, incluso el té, los cigarrillos, el alcohol, la mariguana—cualquier cosa que embriague o drogue.

Reportero: ¿Alguna otra cosa?

Śrīla Prabhupāda: También tendría que dejar de comer carne, huevos y pescados. Y además, tendría que dejar los juegos de azar. A menos que usted dejara esas cuatro actividades pecaminosas, no podría ser iniciado.

Reportero: ¿Cuántos seguidores tiene usted en todo el mundo?

Śrīla Prabhupāda: Para algo genuino, puede que haya pocos seguidores. Para alguna basura, los seguidores puede que sean muchos. Aun así, tenemos unos cinco mil discípulos iniciados.

Reportero: ¿El movimiento de conciencia de Kṛṣṇa está creciendo constantemente?

Śrīla Prabhupāda: Sí, está creciendo—pero lentamente. Eso se debe a que tenemos muchas restricciones. A la gente no le gustan las restricciones.

Reportero: ¿En dónde tiene la mayor cantidad de seguidores?

Śrīla Prabhupāda: En los Estados Unidos, Europa, América del Sur y Australia. Y, por supuesto, en India hay millones de personas que practican el proceso de conciencia de Kṛṣṇa.

Reportero: ¿Podría decirme cuál es la meta de su movimiento?

Śrīla Prabhupāda: El propósito de este movimiento de conciencia de Kṛṣṇa consiste en despertar la conciencia original del hombre. En los actuales momentos, nuestra conciencia tiene designaciones. Alguien piensa: "Soy inglés", y alguien más piensa: "Soy americano". En realidad, no pertenecemos a ninguna de esas designaciones. Somos todos partes o porciones de Dios; ésa es nuestra verdadera identidad. Si todo el mundo simplemente llega a desarrollar esa conciencia, todos los problemas del mundo se resolverán. Luego llegaremos a saber que somos uno, es decir, que tenemos la misma cualidad: somos almas espirituales. Dentro de todo el mundo se encuentra la misma cualidad de ser alma espiritual, aunque con un atuendo diferente. Ésa es la explicación que se da en *El Bhagavad-gītā*.

El proceso de conciencia de Kṛṣṇa es verdaderamente un proceso purificatorio (*sarvopādhi-vinirmuktam*). Tiene como propósito librar a la gente de todas las designaciones (*tat-paratvena nirmalam*). Cuando nuestra conciencia queda purificada de toda designación, las actividades que ejecutamos con nuestros sentidos purificados nos vuelven perfectos. Al fin y al cabo, alcanzamos la perfección ideal de la vida humana. El proceso de conciencia de Kṛṣṇa es también muy sencillo. No es necesario volverse un gran filósofo, científico, ni ninguna otra cosa. Sólo necesitamos cantar el santo nombre del Señor, entendiendo que Su personalidad, Su nombre, y Sus cualidades son todos absolutos.

El proceso de conciencia de Kṛṣṇa es una gran ciencia. Desafortunadamente, en las universidades no hay ningún departamento para esta ciencia. Por lo tanto, invitamos a todos los hombres serios que estén interesados en el bienestar de la sociedad humana, a que entiendan este gran movimiento, y si les es posible, participen en él y cooperen con nosotros. Los problemas del mundo se resolverán. Ésc es también el veredicto de *El Bhagavad-gītā,* el libro más importante y autoritativo de conocimiento espiritual. Muchos de ustedes han oído hablar de *El Bhagavad-gītā*. Nuestro movimiento está basado en él. Nuestro movimiento está aprobado por todos los grandes *ācāryas* de India: Rāmānujācārya, Madhvācārya, el Señor Caitanya, y muchísimos otros. Todos ustedes son representantes de periódicos, así que yo les pido que traten de entender este movimiento hasta donde les sea posible, por el bien de toda la sociedad humana.

Reportero: ¿Considera usted que su movimiento constituye la única manera de conocer a Dios?

Śrīla Prabhupāda: Sí.

Reportero: ¿Cómo está usted seguro de eso?

Śrīla Prabhupāda: Porque lo dicen las autoridades y Dios, Kṛṣṇa. Kṛṣṇa dice:

sarva-dharmān parityajya
mām ekaṁ śaraṇaṁ vraja
ahaṁ tvāṁ sarva-pāpebhyo
mokṣayiṣyāmi mā śucaḥ

"Abandona todas las variedades de religión, y tan sólo entrégate a Mí. Yo te libraré de toda reacción pecaminosa. No temas". [*El Bhagavad-gītā* 18.66]

Reportero: ¿"Entrega" significa que alguien tendría que abandonar a su familia?

Śrīla Prabhupāda: No.
Reportero: Pero, supóngase que yo me convirtiera en un iniciado. ¿No tendría que venir a vivir en el templo?
Śrīla Prabhupāda: No necesariamente.
Reportero: ¿Puedo quedarme en casa?
Śrīla Prabhupāda: ¡Oh, sí!
Reportero: ¿Y el trabajo? ¿Tendría que dejar mi empleo?
Śrīla Prabhupāda: No, simplemente tendría que dejar sus malos hábitos, y cantar el *mantra* Hare Kṛṣṇa con estas cuentas—eso es todo.
Reportero: ¿Tendría yo que dar alguna ayuda económica?
Śrīla Prabhupāda: No, eso depende de su deseo. Si da, está bien. Y si no, no nos importa. No dependemos de la contribución económica de nadie. Dependemos de Kṛṣṇa.
Reportero: ¿No tendría que dar ningún dinero en absoluto?
Śrīla Prabhupāda: No.
Reportero: ¿Es ésta una de las principales cosas que distinguen al *guru* genuino del *guru* falso?
Śrīla Prabhupāda: Sí, un *guru* genuino no es un comerciante. Él es un representante de Dios. El *guru* repite todo lo que Dios dice. Él no habla nada más aparte de eso.
Reportero: Pero, ¿esperaría usted encontrar a un verdadero *guru,* por ejemplo, viajando en un Rolls Royce y hospedándose en la suite del ático de un hotel de categoría?
Śrīla Prabhupāda: A veces la gente nos provee de un cuarto en un hotel de primera clase, pero por lo general nos alojamos en nuestros templos. Tenemos unos cien templos alrededor del mundo, así que no necesitamos ir a ningún hotel.
Reportero: No estaba tratando de hacer ninguna acusación. Estaba meramente tratando de ilustrar que creo que su advertencia es muy válida. Hay muchísimas personas interesadas en encontrar una vida espiritual, y al mismo tiempo hay una gran cantidad de gente interesada en sacar provecho del "negocio de *guru*".
Śrīla Prabhupāda: ¿Tiene usted la impresión de que la vida espiritual significa aceptar pobreza voluntariamente?
Reportero: Pues, no sé.
Śrīla Prabhupāda: Un hombre necesitado puede que sea materialista, y un hombre pudiente puede que sea muy espiritual. La vida espiritual no depende ni de la pobreza ni de la riqueza. La vida espiritual es trascendental. Piense en Arjuna por ejemplo. Arjuna era miembro de una familia de

reyes, y aun así era un devoto puro de Dios. Y en *El Bhagavad-gītā* [4.2], Śrī Kṛṣṇa dice *evaṁ paramparā-prāptam imam rājarṣayo viduḥ:* "Esta ciencia suprema fue recibida a través de la cadena de sucesión discipular, y los reyes santos la entendieron de esa manera". En el pasado, todos los reyes santos entendían la ciencia espiritual. Por lo tanto la vida espiritual no depende de la condición material de uno. Sea cual sea la condición material de una persona —sea ésta un rey o un hombre paupérrimo— aun así puede entender la vida espiritual.

Por lo general, la gente no sabe qué es la vida espiritual, y, en consecuencia, nos critica innecesariamente. Si yo le preguntara a usted qué es la vida espiritual, ¿cómo respondería?

Reportero: Pues, no estoy seguro.

Śrīla Prabhupāda: Si bien usted no sabe lo que es la vida espiritual, aun así dice: "Es así y asá". Pero primero usted debe saber qué es la vida espiritual. La vida espiritual comienza cuando usted entiende que no es su cuerpo. Ése es el verdadero comienzo de la vida espiritual. Por ver la diferencia que hay entre usted mismo y su cuerpo, llega usted a entender que es un alma espiritual (*ahaṁ brahmāsmi*).

Reportero: ¿Cree usted que este conocimiento debe formar parte de la educación de todo el mundo?

Śrīla Prabhupāda: Sí. A las personas debe enseñárseles primero qué son. ¿Son ellas sus cuerpos, o algo más? Ése es el comienzo de la educación. Ahora todos son educados para pensar que son sus cuerpos. Debido a que alguien recibe accidentalmente un cuerpo americano, piensa: "Yo soy americano". Eso es igual que si usted pensara: "Yo soy una camisa roja", sólo porque tiene puesta una camisa roja. Usted no es una camisa roja; usted es un ser humano. En forma similar, este cuerpo es como una camisa o un abrigo puesto sobre la verdadera persona—el alma espiritual. Si nos reconocemos a nosotros mismos simplemente por nuestro "cuerpo-abrigo" o "cuerpo-camisa", entonces no tenemos ninguna educación espiritual.

Reportero: ¿Cree usted que esa educación debe darse en las escuelas?

Śrīla Prabhupāda: Sí—en escuelas y universidades. Existe una inmensa literatura que trata de este tema—un inmenso acervo de conocimiento. Lo que se requiere verdaderamente es, que los líderes de la sociedad respondan al llamado de entender este movimiento.

Reportero: ¿Han venido a usted alguna vez personas que hayan estado anteriormente relacionadas con un *guru* falso?

Śrīla Prabhupāda: Sí, hay muchas.

Reportero: ¿Fueron sus vidas espirituales malogradas de alguna manera por los *gurus* falsos?

Śrīla Prabhupāda: No, ellas estaban buscando genuinamente algo espiritual, y ése fue su mérito. Dios está en el corazón de todo el mundo, y tan pronto como alguien lo busca en forma genuina, Él ayuda a esa persona a encontrar un *guru* genuino.

Reportero: Los *gurus* verdaderos, como usted, ¿han tratado alguna vez de detener a los *gurus* falsos—es decir, ejercer presión en ellos para ponerlos fuera de circulación, por así decirlo?

Śrīla Prabhupāda: No, ése no es mi objetivo. Yo comencé mi movimiento simplemente cantando Hare Kṛṣṇa. Yo cantaba en Nueva York, en un lugar llamado Tompkins Square Park, y en poco tiempo la gente comenzó a venir a mí. En esa forma, el movimiento de conciencia de Kṛṣṇa se desarrolló gradualmente. Mucha gente aceptó, y mucha no lo hizo. Aquellos que son afortunados han aceptado.

Reportero: ¿No cree usted que la gente está recelosa por la experiencia que ha tenido con *gurus* falsos? Si usted fuera a un dentista impostor y éste le rompiera un diente, quizás usted desconfiaría de ir a otro dentista.

Śrīla Prabhupāda: Sí. Naturalmente, si uno es engañado, se vuelve suspicaz. Pero eso no significa que si usted ha sido engañado una vez, habrá de ser engañado siempre. Debe encontrar a alguien genuino. Pero para desarrollar conciencia de Kṛṣṇa se debe ser muy afortunado, o tener mucho conocimiento de esta ciencia. Con lo que se dice en *El Bhagavad-gītā,* podemos entender que los buscadores genuinos son muy pocos: *manuṣyāṇāṁ sahasreṣu kaścid yatati siddhaye.* De entre muchos millones de personas, puede que sólo una esté interesada en la vida espiritual. Generalmente, la gente está interesada en comer, dormir, aparearse y defenderse. Así que, ¿cómo esperamos encontrar muchos seguidores? No es difícil darse cuenta de que la gente ha perdido su interés espiritual. Y casi todos los que están verdaderamente interesados, están siendo engañados por supuestos espiritualistas. No se puede juzgar un movimiento simplemente por el número de seguidores que tiene. Si un practicante es genuino, entonces el movimiento es un éxito. No es cuestión de cantidad, sino de calidad.

Reportero: Me pregunto cuánta gente cree usted que se ha dejado llevar por *gurus* falsos.

Śrīla Prabhupāda: Prácticamente todo el mundo. [Risas.] Es imposible contar. Todo el mundo.

Reportero: Eso significaría miles de personas, ¿no es así?

Śrīla Prabhupāda: Millones. Millones han sido engañados, debido a que quieren ser engañados. Dios es omnisciente. Él puede entender los deseos de uno. Él se encuentra en su corazón, y si usted quiere ser engañado, Dios le envía un engañador.

Reportero: ¿Es posible para todo el mundo alcanzar la etapa perfecta de la que usted habló anteriormente?

Śrīla Prabhupāda: En un segundo. Cualquiera puede alcanzar la perfección en un segundo—siempre y cuando lo quiera. El problema es que nadie quiere. En *El Bhagavad-gītā* [18.66] Kṛṣṇa dice *sarva-dharmān parityajya mām ekaṁ śaraṇaṁ vraja:* "Simplemente entrégate a Mí". Pero, ¿quién se va a entregar a Dios? Todo el mundo dice: "¡Oh!, ¿por qué habría de entregarme a Dios? Voy a ser independiente". Si usted simplemente se entrega, es cuestión de un segundo. Eso es todo. Pero nadie está dispuesto a hacerlo, y ése es el problema.

Reportero: Cuando usted dice que una gran cantidad de personas quiere ser engañada, ¿quiere usted decir que una gran cantidad de personas quiere continuar con sus placeres mundanos y al mismo tiempo, mediante el canto de un *mantra* o sosteniendo una flor, alcanzar la vida espiritual? ¿Es eso lo que usted quiere decir con "querer ser engañado"?.

Śrīla Prabhupāda: Sí, es como cuando un paciente piensa: "Voy a continuar con mi enfermedad, y al mismo tiempo voy a curarme". Es contradictorio. El primer requisito es que uno se eduque en la vida espiritual. La vida espiritual no es algo que uno pueda entender con una conversación de unos pocos minutos. Hay muchos libros de filosofía y teología, pero la gente no está interesada en ellos. Ése es el problema. Por ejemplo, *El Śrīmad-Bhāgavatam* es una obra muy extensa, y si usted trata de leer ese libro, puede que tarde muchos días en sólo entender una línea de él. El *Bhāgavatam* describe a Dios, la Verdad Absoluta, pero la gente no está interesada en ello. Y si por casualidad, alguien siente un poquito de interés en la vida espiritual, quiere algo inmediato y fácil. Por consiguiente, es engañado. En realidad, la vida humana tiene como propósito la austeridad y la penitencia. Así es la civilización védica. En los tiempos védicos se entrenaba a los muchachos como *brahmacārīs;* no se permitía ninguna vida sexual en absoluto hasta la edad de veinticinco años. ¿Dónde está ahora esa educación? Un *brahmacārī* es un estudiante que lleva una vida de completo celibato en el *guru-kula* [la escuela del maestro espiritual], y obedece las órdenes de su *guru.* Ahora las escuelas y universidades están enseñando vida sexual desde el mismo comienzo, y muchachos y muchachas de doce o trece años están teniendo relaciones sexuales. ¿Cómo pueden ellos tener una vida espiritual? Vida espiritual significa aceptar voluntariamente algunas austeridades para lograr la comprensión de Dios. Por eso les insistimos a nuestros discípulos iniciados que desechen la vida sexual ilícita, el comer carne, los juegos de azar, y el embriagarse o drogarse. Sin esas restricciones, ninguna "meditación *yoga*" o supuesta disciplina espiritual puede ser genuina. Es simplemente una transacción comercial entre los engañadores y los engañados.

Reportero: Muchas gracias.

Śrīla Prabhupāda: Hare Kṛṣṇa.

"Con toda la humildad que poseo"

En febrero de 1936, en Bombay, India, los miembros de una reputada sociedad religiosa, la Gauḍīya Maṭha, se asombraron ante las poderosas y elocuentes palabras de un joven miembro que habló en honor a su maestro espiritual, Śrīla Bhaktisiddhānta Sarasvatī Gosvāmī. Tres décadas después, el joven orador habría de volverse el mundialmente famoso fundador y maestro espiritual del movimiento para la conciencia de Kṛṣṇa. La presentación que hiciera Śrīla Prabhupāda constituye una exposición memorable acerca de la importancia del guru en la vida espiritual.

sākṣād-dharitvena samasta-śāstrair
uktas tathā bhāvyata eva sadbhiḥ
kintu prabhor yaḥ priya eva tasya
vande guroḥ śrī-caraṇāravindam

"En las Escrituras reveladas se declara que el maestro espiritual debe ser adorado igual que la Suprema Personalidad de Dios, y este mandato es obedecido por los devotos puros del Señor. El maestro espiritual es el sirviente más íntimo del Señor. Por lo tanto, ofrezcamos nuestras respetuosas reverencias a los pies de loto de nuestro maestro espiritual".

Caballeros, en nombre de los miembros del Gauḍīya Maṭha de Bombay, permítanme darles la bienvenida a todos ustedes por haber venido tan bondadosamente esta noche a acompañarnos, en las ofrendas de homenaje que, en congregación, estamos ofreciendo a los pies de loto del maestro del mundo, Ācāryadeva, quien es el fundador de esta Misión Gauḍīya, y presidente-*ācārya* del Śrī Śrī Viśva-vaiṣṇava Rāja-sabhā—me refiero a mi eterno y divino maestro, Paramahaṁsa Parivrājakācārya Śrī Śrīmad Bhaktisiddhānta Sarasvatī Gosvāmī Mahārāja.

Hace sesenta y dos años, en este día auspicioso, el Ācāryadeva hizo su aparición en Śrī-kṣetra Jagannātha-dhāma, Purī, por el llamado de Ṭhākura Bhaktivinoda.

Caballeros, el ofrecimiento de un homenaje tal como el que se ha organizado esta noche para el Ācāryadeva, no es un asunto sectario, ya que cuando hablamos del principio fundamental del *gurudeva,* o *ācāryadeva,* hablamos de algo que tiene aplicación universal. No surge ninguna posibilidad de discriminar entre mi *guru* y el suyo, o el de cualquier otra persona. Sólo hay un *guru,* que aparece en una infinidad de formas para enseñarle a usted, a mí, y a todos los demás.

El *guru,* o *ācāryadeva,* según nos dicen las Escrituras genuinas, entrega el mensaje del mundo absoluto, la morada trascendental de la Personalidad Absoluta, en el que todo sirve indiferenciadamente a la Verdad Absoluta. Hemos oído muchísimas veces: *mahājano yena gataḥ sa panthāḥ* ("Recorre el sendero por el que tu *ācārya* anterior ha pasado"), pero apenas hemos tratado de entender el verdadero significado de este *śloka.* Si estudiamos a fondo esta proposición, entendemos que el *mahājana* es uno, y el camino real hacia el mundo trascendental es también uno. En *El Muṇḍaka Upaniṣad* [1.2.12], se dice:

tad-vijñānārthaṁ sa gurum evābhigacchet
samit-pāṇiḥ śrotriyaṁ brahma-niṣṭham

"Para aprender la ciencia trascendental, uno debe acercarse al maestro espiritual genuino, perteneciente a la sucesión discipular, que se encuentra inmerso en la Verdad Absoluta".

Así pues, aquí se ha ordenado que para recibir ese conocimiento trascendental, uno debe acercarse al *guru.* Por consiguiente, si la Verdad Absoluta es una, acerca de lo cual pensamos que no hay diferencia de opinión, el *guru* no puede ser múltiple. El Ācāryadeva para quien nos hemos reunido esta noche a ofrecer nuestro humilde homenaje, no es el *guru* de una institución sectaria, ni uno de los muchos y diferentes exponentes de la verdad. Por el contrario, él es el Jagad-guru, o el *guru* de todos nosotros; la única diferencia es, que algunos lo obedecen de todo corazón, mientras que otros no lo obedecen directamente.

En *El Śrīmad-Bhāgavatam* [11.17.27], se dice:

ācāryaṁ māṁ vijānīyān
nāvamanyeta karhicit
na martya-buddhyāsūyeta
sarva-devamayo guruḥ

"Uno debe entender que el maestro espiritual es prácticamente como Yo", dijo el Señor Bendito. "Nadie debe envidiar al maestro espiritual ni considerarlo un hombre ordinario, pues el maestro espiritual es la suma de todos los semidioses". Es decir, al *ācārya* se le ha identificado con Dios

Mismo. Él no tiene nada que ver con los asuntos de este mundo terrenal. Él no desciende aquí a entrometerse en los asuntos relacionados con las necesidades temporales, sino a liberar a las caídas almas condicionadas—las almas, o entidades, que han venido aquí, al mundo material, con el motivo de disfrutar mediante la mente y los cinco órganos de percepción sensual. Él aparece ante nosotros para revelar la luz de los *Vedas,* y para otorgarnos las bendiciones de la libertad plena y absoluta, que hemos de anhelar en cada paso de nuestra jornada por la vida.

El conocimiento trascendental de los *Vedas* lo profirió Dios en primer lugar a Brahmā, el creador de este universo en particular. De Brahmā, el conocimiento descendió a Nārada, de Nārada a Vyāsadeva, de Vyāsadeva a Madhva, y, en ese proceso de sucesión discipular, el conocimiento trascendental se transmitió de un discípulo a otro, hasta llegar al Señor Gaurāṅga, Śrī Kṛṣṇa Caitanya, quien hizo el papel de discípulo y sucesor de Śrī Īśvara Purī. El actual Ācāryadeva es el décimo representante discipular de Śrī Rūpa Gosvāmī, el representante original del Señor Caitanya que predicó esta tradición trascendental en toda su plenitud. El conocimiento que recibimos de nuestro Gurudeva no es diferente de aquel que impartieran Dios Mismo y la sucesión de los *ācāryas* de la línea de preceptores que desciende de Brahmā. Adoramos este día auspicioso con el nombre de Śrī Vyāsa-pūjā-tithi, debido a que el *ācārya* es el representante viviente de Vyāsadeva, el divino recopilador de los *Vedas,* los *Purāṇas, El Bhagavad-gītā, El Mahābhārata* y *El Śrīmad-Bhāgavatam.*

Aquel que interpreta el sonido divino, o *śabda-brahma,* mediante su imperfecta percepción sensual, no puede ser un verdadero *guru* espiritual, pues en ausencia del entrenamiento disciplinario adecuado bajo la guía del *ācārya* genuino, el intérprete diferirá de Vyāsadeva con toda seguridad (tal como ocurre con los māyāvādīs). Śrīla Vyāsadeva es la autoridad principal y original de la revelación védica, y, por lo tanto, un intérprete así de impertinente no puede ser aceptado como el *guru,* o *ācārya,* por muy dotado que esté de todos los dones del conocimiento material. Como se dice en *El Padma Purāṇa:*

sampradāya-vihīnā ye
mantrās te niṣphalā matāḥ

"A menos que uno sea iniciado por un maestro espiritual genuino de la sucesión discipular, el *mantra* que se pudiera haber recibido, carece de todo efecto".

Por otra parte, aquel que ha recibido el conocimiento trascendental en virtud de haber oído al preceptor genuino de la cadena discipular, y que tiene sincero respeto por el verdadero *ācārya,* necesariamente habrá de ser iluminado con el conocimiento revelado de los *Vedas.* Pero ese conocimiento se encuentra permanentemente cerrado al enfoque cognoscitivo de los filósofos empíricos. Como se dice en *El Śvetāśvatara Upaniṣad* [6.23]:

yasya deve parā bhaktir
yathā deve tathā gurau
tasyaite kathitā hy arthāḥ
prakāśante mahātmanaḥ

"Sólo a aquellas grandes almas que simultáneamente tienen fe implícita tanto en el Señor como en el maestro espiritual, les son automáticamente revelados todos los significados del conocimiento védico".

Caballeros, nuestro conocimiento es tan escaso, nuestros sentidos tan imperfectos, y nuestras fuentes tan limitadas, que no nos es posible tener ni siquiera el más ligero conocimiento acerca de la región absoluta, sin entregarnos a los pies de loto de Śrī Vyāsadeva, o de su representante genuino. En todo momento, estamos siendo engañados por el conocimiento adquirido con nuestra percepción directa. Es todo creación o fabricación de la mente, la cual es siempre engañadora, cambiante y vacilante. No podemos conocer nada acerca de la región trascendental, mediante nuestro limitado y pervertido método de observación y experimentación. Pero todos nosotros podemos prestar nuestros ansiosos oídos para recibir a través de ellos el sonido trascendental, transmitido desde aquella región a ésta a través del medio no adulterado de Śrī Gurudeva o Śrī Vyāsadeva. Por lo tanto, caballeros, debemos entregarnos hoy a los pies del representante de Śrī Vyāsadeva, para que se eliminen todas las diferencias que hay entre nosotros, engendradas por nuestra actitud poco sumisa. Se dice, por consiguiente, en el *Śrī Gītā* [4.34]:

tad viddhi praṇipātena
paripraśnena sevayā
upadekṣyanti te jñānaṁ
jñāninas tattva-darśinaḥ

"Tan sólo acércate al maestro espiritual sabio y genuino. Primero entrégate a él y trata de entenderlo mediante preguntas y servicio. Un maestro espiritual así de sabio habrá de iluminarte con conocimiento trascendental, pues él ya ha conocido la Verdad Absoluta".

Para recibir el conocimiento trascendental, debemos entregarnos por completo al verdadero *ācārya* con un espíritu de ardientes preguntas y servicio. La verdadera ejecución de servicio para el Absoluto bajo la guía del *ācārya,* es el único vehículo mediante el cual podemos asimilar el conocimiento trascendental. La reunión de hoy para ofrecer nuestros humildes servicios y homenaje a los pies del Ācāryadeva, nos permitirá ser favorecidos con la capacidad de asimilar el conocimiento trascendental, tan bondadosamente transmitido por él a todas las personas, sin distinción.

Caballeros, estamos todos más o menos orgullosos de nuestra pasada civilización hindú, pero de hecho no sabemos cuál es la verdadera naturaleza de esa civilización. No podemos estar orgullosos de nuestra pasada civilización material, ahora mil veces superior que en aquellos días pasados. Se dice que estamos atravesando la era de la oscuridad, el Kali-yuga. ¿Qué es esa oscuridad? La oscuridad no puede estar causada por retraso en conocimiento material, debido a que ahora tenemos más de él que anteriormente. Si no lo tenemos nosotros, en todo caso nuestros vecinos lo tienen en abundancia. Por lo tanto, hemos de concluir que la oscuridad de la era actual no se debe a una falta de avance material, sino a que hemos perdido la clave de nuestro avance espiritual, que es la necesidad primordial de la vida humana, y el signo característico del más elevado tipo de civilización humana. El lanzamiento de bombas desde los aviones no constituye un avance de la civilización que supere a la primitiva e incivilizada práctica de dejar caer grandes piedras sobre las cabezas de los enemigos desde las cimas de las colinas. El progreso del arte de matar a nuestros vecinos con el uso de ametralladoras y gases venenosos, verdaderamente no constituye un adelanto que aventaje al barbarismo primitivo, el cual se enorgullecía de su arte de matar con arcos y flechas. Ni tampoco el desarrollo de un sentido de egoísmo mimado demuestra algo más que un animalismo intelectual. La verdadera civilización humana es muy diferente de todos esos estados, y, por lo tanto, en *El Kaṭha Upaniṣad* [1.3.14] hay un enfático llamado, que dice:

uttiṣṭhata jāgrata
prāpya varān nibodhata
kṣurasya dhārā niśitā duratyayā
durgaṁ pathas tat kavayo vadanti

"Por favor, despierta y trata de entender el don que ahora tienes en esta forma humana de vida. El sendero de la iluminación espiritual es muy difícil; es filoso como el borde de una navaja. Ésa es la opinión de los sabios eruditos y trascendentales".

Así pues, mientras otros se encontraban todavía en el vientre de la historia, los sabios de India habían desarrollado un tipo diferente de civilización, que les permitía conocerse a sí mismos. Ellos habían descubierto que no somos en absoluto entidades materiales, sino que todos somos sirvientes del Absoluto, indestructibles, permanentes y espirituales. Pero debido a que, en contra de nuestro buen juicio, hemos escogido el identificarnos por completo con esta existencia material actual, nuestros sufrimientos se han multiplicado de acuerdo con la ley inexorable del nacimiento y la muerte, con sus consecuentes enfermedades y ansiedades. Esos sufrimientos no pueden ser realmente mitigados con nada que la felicidad material provea, debido a que la materia y el espíritu son elementos completamente diferentes. Es igual que si uno sacara del agua a un animal acuático y lo pusiera en la tierra, suministrándole toda clase de felicidad allí disponible. Los mortales sufrimientos del animal no pueden ser aliviados en absoluto hasta que sea sacado del medio ambiente ajeno. El espíritu y la materia son cosas completamente opuestas. Todos nosotros somos entidades espirituales. No podemos tener felicidad perfecta, que es nuestro patrimonio, por mucho que nos entrometamos en los asuntos de las cosas mundanas. La felicidad perfecta puede ser nuestra, sólo cuando seamos reinstituidos en nuestro estado natural de existencia espiritual. Ése es el mensaje característico de nuestra antigua civilización hindú, ése es el mensaje del *Gītā,* ése es el mensaje de los *Vedas* y los *Purāṇas,* y ése es el mensaje de todos los verdaderos *ācāryas* de la línea del Señor Caitanya, entre ellos, nuestro actual Ācāryadeva.

Caballeros, si bien ha sido en forma imperfecta que hemos podido por la gracia de nuestro Ācāryadeva, Oṁ Viṣṇupāda Paramahaṁsa Parivrājakācārya Śrī Śrīmad Bhaktisiddhānta Sarasvatī Gosvāmī Mahārāja, entender sus sublimes mensajes, hemos de admitir que nos hemos dado cuenta definitivamente de que el divino mensaje que proviene de sus santos labios es el apropiado para la sufrida humanidad. Todos nosotros debemos oírlo pacientemente. Si escuchamos el sonido trascendental sin oposición innecesaria, con toda seguridad él será misericordioso con nosotros. El mensaje del Ācārya tiene por objeto llevarnos de vuelta a nuestro hogar original, de vuelta a Dios. Permítaseme repetir, por lo tanto, que debemos oírlo a él pacientemente, seguirlo en la medida de nuestra convicción, y postrarnos a sus pies de loto, para librarnos de nuestra actual e infundada mala voluntad hacia el servicio del Absoluto y de todas las almas.

Del *Gītā* aprendemos que, incluso después de la destrucción del cuerpo, el *ātmā,* o el alma, no es destruida; siempre es la misma, siempre nueva y fresca. El fuego no puede quemarla, el agua no puede disolverla, el aire no puede secarla, y la espada no puede matarla. Es perpetua y eterna, y eso también se confirma en *El Śrīmad-Bhāgavatam* [10.84.13]:

yasyātma-buddhiḥ kuṇape tri-dhātuke
sva-dhīḥ kalatrādiṣu bhauma ijya-dhīḥ
yat-tīrtha-buddhiḥ salile na karhicij
janeṣv abhijñeṣu sa eva go-kharaḥ

"Todo aquel que cree ser este saco corporal constituido por tres elementos [bilis, moco y aire], que se siente atraído por tener una relación íntima con su esposa e hijos, que considera su tierra digna de adoración, que se baña en las aguas de los sagrados lugares de peregrinaje pero que nunca saca provecho de aquellas personas que verdaderamente poseen conocimiento—no es más que un asno o una vaca".

Desafortunadamente, en estos días todos nos hemos vuelto tontos por hacer caso omiso de nuestra verdadera comodidad, e identificar la jaula material con nosotros mismos. Hemos concentrado todas nuestras energías en el mantenimiento sin sentido de la jaula material sólo por el bien de ella, haciendo caso omiso por completo del alma que se encuentra cautiva dentro. La jaula es la ruina del pájaro; el pájaro no está destinado a velar por el bien de la jaula. En consecuencia, examinemos esto profundamente. Todas nuestras actividades están ahora dirigidas hacia el mantenimiento de la jaula, y lo más que hacemos es tratar de darle algo de comer a la mente mediante el arte y la literatura. Pero no sabemos que esta mente es también material en una forma más sutil. Eso se declara en el *Gītā* [7.4]:

bhūmir āpo 'nalo vāyuḥ
khaṁ mano buddhir eva ca
ahaṅkāra itīyaṁ me
bhinnā prakṛtir aṣṭadhā

"Tierra, fuego, agua, aire, cielo, inteligencia, mente, y ego, todos constituyen Mis energías separadas".

Escasamente hemos tratado de darle algo de comer al alma, que es distinta del cuerpo y la mente. Por lo tanto, todos nos estamos suicidando en el propio sentido del término. El mensaje del Ācāryadeva tiene por objeto darnos una advertencia para que detengamos dichas actividades erróneas. En consecuencia, postrémonos a sus pies de loto, por la misericordia y bondad pura que nos ha otorgado.

Caballeros, ni por un momento crean que mi Gurudeva quiere frenar por completo la civilización moderna—una hazaña imposible. Mas aprendamos de él el arte de sacar el mayor provecho de un mal negocio, y entendamos la importancia de esta vida humana, que es adecuada para alcanzar el desarrollo más elevado de la conciencia verdadera. El mejor uso que se le puede dar a esta rara vida humana, no debe ser pasado por alto. Como se dice en *El Śrīmad-Bhāgavatam* [11.9.29]:

labdhvā sudurlabham idaṁ bahu-sambhavānte
mānuṣyam arthadam anityam apīha dhīraḥ
tūrṇaṁ yateta na pated anumṛtyu yāvan
niḥśreyasāya viṣayaḥ khalu sarvataḥ syāt

"Esta forma humana de vida se adquiere después de muchos y muchos nacimientos, y a pesar de que no es permanente, puede ofrecer los beneficios más elevados. Así que, un hombre serio e inteligente debe tratar de inmediato de cumplir su misión y alcanzar el beneficio más elevado de la vida, antes de que ocurra otra muerte. Él debe evitar la complacencia de los sentidos, que está disponible en todas las circunstancias".

No malgastemos esta vida humana en la vana búsqueda de disfrute material, o, en otras palabras, para sólo comer, dormir, temer, y ejecutar actividades sensuales. El mensaje del Ācāryadeva queda expresado por las palabras de Śrī Rūpa Gosvāmī [*El Bhakti-rasāmṛta-sindhu* 1.2.255, 256]:

anāsaktasya viṣayān
yathārham upayuñjataḥ
nirbandhaḥ kṛṣṇa-sambandhe
yuktaṁ vairāgyam ucyate

prāpañcikatayā buddhyā
hari-sambandhi-vastunaḥ

mumukṣubhiḥ parityāgo
vairāgyaṁ phalgu kathyate

"Se dice que uno se encuentra situado en la orden de vida de completa renuncia, si vive de acuerdo con el proceso de conciencia de Kṛṣṇa. Debe estar exento de apego por la complacencia de los sentidos, y debe aceptar sólo lo necesario para el mantenimiento del cuerpo. Por otra parte, aquel que renuncia a cosas que podrían utilizarse en el servicio de Kṛṣṇa, bajo el pretexto de que dichas cosas son materiales, no practica completa renunciación".

El significado de estos *ślokas,* sólo puede ser comprendido en virtud del pleno desarrollo de la porción racional de nuestra vida, y no de la porción animal. Sentándonos a los pies del Ācāryadeva, tratemos de entender mediante esa fuente trascendental de conocimiento, qué somos, qué es este universo, qué es Dios, y cuál es nuestra relación con Él. El mensaje del Señor Caitanya es el mensaje para las entidades vivientes, y es el mensaje del mundo viviente. El Señor Caitanya no se preocupó por la elevación de este mundo muerto, apropiadamente llamado Martyaloka, el mundo donde todo está destinado a morir. Él apareció ante nosotros hace cuatrocientos cincuenta años para hablarnos un poco acerca del universo trascendental, donde todo es permanente, y donde todo está destinado a servir al Absoluto. Pero recientemente, el Señor Caitanya ha sido mal representado por unas personas inescrupulosas, y la filosofía más elevada acerca del Señor ha sido interpretada erróneamente, como el culto del tipo más bajo de sociedad. Nos complace anunciar esta noche, que nuestro Ācāryadeva, con su acostumbrada bondad, nos salvó de esa horrible clase de degradación, y, por lo tanto, nos postramos a sus pies de loto con toda humildad.

Caballeros, ha constituido una manía de la sociedad culta (o inculta) de hoy en día, atribuirle a la Personalidad de Dios únicamente características impersonales, y aniquilarlo al declarar que carece de sentidos, de forma, de actividad, de cabeza, de piernas y de disfrute. Ese también ha constituido el placer de los eruditos modernos, debido a su total carencia de guía apropiada y de verdadera introspección en el ámbito espiritual. Todos esos empíricos piensan parecido: todas las cosas que pueden disfrutarse deben ser monopolizadas por la sociedad humana, o por sólo una clase en particular, y el Dios impersonal debe ser un mero abastecedor de pedidos para sus hazañas caprichosas. Estamos felices de haber sido librados de ese horrible tipo de enfermedad, por la misericordia de Su Divina Gracia

Paramahaṁsa Parivrājakācārya Bhaktisiddhānta Sarasvatī Gosvāmī Mahārāja. Él es quien ha abierto nuestros ojos, y él es nuestro padre eterno, nuestro preceptor eterno, y nuestro guía eterno. Postrémonos pues a sus pies de loto en este día auspicioso.

Caballeros, si bien somos como niños ignorantes en lo referente al conocimiento de la Trascendencia, aun así Su Divina Gracia, mi Gurudeva, ha encendido un pequeño fuego dentro de nosotros para disipar la invencible oscuridad del conocimiento empírico. Nos encontramos ahora tan a salvo, que ninguna cantidad de argumentos filosóficos presentados por las escuelas empíricas del pensamiento, puede desviarnos ni siquiera un centímetro de la posición de nuestra eterna dependencia de los pies de loto de Su Divina Gracia. Además, estamos dispuestos a desafiar a los estudiosos más eruditos de la escuela māyāvāda, y demostrarles que sólo la Personalidad de Dios y Sus pasatiempos trascendentales en Goloka constituyen la información sublime de los *Vedas*. Hay indicaciones explícitas de esto en *El Chāndogya Upaniṣad* [8.13.1]:

śyāmāc chavalaṁ prapadye
śavalāc chyāmaṁ prapadye

"Para recibir la misericordia de Kṛṣṇa, me entrego a Su energía (Rādhā), y para recibir la misericordia de Su energía, me entrego a Kṛṣṇa". También en *El Ṛg Veda* [1.2.22.20], se dice:

tad viṣṇoḥ paramaṁ padaṁ
sadā paśyanti sūrayaḥ
divīva cakṣur ātataṁ
viṣṇor yat paramaṁ padam

"Los pies de loto del Señor Viṣṇu son el objetivo supremo de todos los semidioses. Esos pies de loto del Señor son tan iluminadores como el Sol del cielo".

La pura verdad tan vívidamente explicada en el *Gītā,* que es la lección principal de los *Vedas,* no la entienden, y ni siquiera la sospechan, los más poderosos eruditos de las escuelas empíricas. Aquí yace el secreto de Śrī Vyāsa-pūjā. Cuando meditamos en los pasatiempos trascendentales del Dios Absoluto, nos enorgullecemos de sentir que somos Sus servidores eternos, y nos llenamos de júbilo y bailamos con alegría. Toda gloria a mi divino maestro, pues es él quien, movido por su incesante flujo de misericordia, ha provocado en nosotros semejante movimiento de existencia eterna. Postrémonos a sus pies de loto.

Caballeros, de no haber aparecido él ante nosotros para liberarnos de la esclavitud de este craso engaño mundano, con toda seguridad hubiéramos permanecido durante muchas vidas y eras en la oscuridad del cautiverio impotente. De no haber aparecido él ante nosotros, no habríamos podido entender la verdad eterna de la enseñanza sublime del Señor Caitanya. De no haber aparecido él ante nosotros, no hubiéramos podido conocer la importancia y significado del primer *śloka* de *El Brahma-saṁhitā:*

īśvaraḥ paramaḥ kṛṣṇaḥ
sac-cid-ānanda-vigrahaḥ
anādir ādir govindaḥ
sarva-kāraṇa-kāraṇam

"Kṛṣṇa, quien es conocido como Govinda, es el Dios Supremo. Él tiene un cuerpo espiritual eterno y lleno de bienaventuranza. Él es el origen de todos. Él no tiene ningún otro origen aparte de Sí, y Él es la causa primordial de todas las causas".

En lo personal, no tengo esperanza alguna de ejecutar ningún servicio directo por los millones de nacimientos venideros de mi jornada por la vida, pero tengo confianza en que un día u otro habré de ser liberado de este pantano de ilusión en el cual me encuentro actualmente tan profundamente sumergido. Por lo tanto, permítaseme con toda mi sinceridad orar a los pies de loto de mi divino maestro, pidiéndole que me deje sufrir lo que tengo destinado debido a mis pasadas malas acciones, pero que me permita tener el poder de recordar lo siguiente: que no soy nada más que un diminuto sirviente del Absoluto y Todopoderoso Dios, lo cual he entendido a través de la inquebrantable misericordia de mi divino maestro. Permítaseme, pues, postrarme a sus pies de loto, con toda la humildad que poseo.

III.
Revisando las bases culturales

El impersonalista más grande de la India meditaba en el Señor Kṛṣṇa y en El Bhagavad-gītā

A través de los siglos, los filósofos y espiritualistas más grandes de India han alabado a El Bhagavad-gītā como la esencia pura de la eterna sabiduría védica. Śaṅkara, el célebre filósofo del siglo sexto, en sus "Meditaciones sobre El Bhagavad-gītā" versificadas a continuación, glorifica al Gītā y a su divino autor, Śrī Kṛṣṇa. Si bien Śaṅkara es célebre universalmente como impersonalista, aquí revela su devoción por la forma personal y original de Dios, el Señor Śrī Kṛṣṇa. Y Śrīla Prabhupāda lo explica.

—1—

¡Oh, *Bhagavad-gītā*!,
El inmortal néctar
De la sabiduría del Absoluto,
Sobre el hombre Tú derramas
A lo largo de Tus dieciocho capítulos.
¡Oh, *Gītā* bendito!,
Fue por medio de Ti, que el propio Señor Kṛṣṇa
A Arjuna iluminara.
En *El Mahābhārata* Te incluyó, luego,
El antiguo sabio Vyāsa.
¡Oh, amorosa madre!,
Que destruyes del hombre el riesgo
De que en la oscuridad de este mundo mortal, renazca;
En Ti, yo medito.

—2—

Saludos a ti, ¡oh Vyāsa!
Tú eres de poderoso intelecto
Y tus ojos
Son alargados como los pétalos
Del loto plenamente abierto.
Fuiste tú
Quien avivara esta lámpara de sabiduría
Llenándola con el aceite
De *El Mahābhārata.*

SIGNIFICADO

Śrīpada Śaṅkarācārya era un impersonalista desde el punto de vista materialista. Pero nunca negó la forma espiritual conocida como *sac-cid-ānanda-vigraha,* o la eterna y plenamente bienaventurada forma de conocimiento que existía antes de la creación material. Cuando él habló del Brahman Supremo como impersonal, quiso decir que la forma *sac-cid-ānanda* del Señor no debía ser confundida con una concepción material de personalidad. En el mismo comienzo de su comentario al *Gītā,* él sostiene que Nārāyaṇa, el Señor Supremo, es trascendental a la creación material. El Señor existió como la personalidad trascendental antes de la creación, y Él no tiene nada que ver con una personalidad material. El Señor Kṛṣṇa es la misma Personalidad Suprema, y no tiene ninguna conexión con un cuerpo material. Él desciende en Su eterna forma espiritual, pero la gente necia se equivoca con Su cuerpo, creyendo que es igual al nuestro. El que Śaṅkara predicara impersonalismo tiene especialmente el objeto de darles enseñanzas a las personas necias, que consideran a Kṛṣṇa un hombre ordinario compuesto de materia.

A nadie le hubiera interesado leer el *Gītā* si hubiera sido hablado por un hombre material, y ciertamente que Vyāsadeva no se habría molestado en incorporarlo en la historia de *El Mahābhārata.* De acuerdo con los versos anteriores, *El Mahābhārata* es la historia del mundo antiguo, y Vyāsadeva es el escritor de esa gran obra épica. *El Bhagavad-gītā* es idéntico a Kṛṣṇa; y debido a que Kṛṣṇa es la Absoluta y Suprema Personalidad de Dios, no hay diferencia entre Kṛṣṇa y Sus palabras. Por lo tanto, *El Bhagavad-gītā* es tan digno de adoración como el propio Señor Kṛṣṇa, siendo ambos absolutos. Aquel que oye *El Bhagavad-gītā* "como es", en verdad oye las palabras directamente de los labios de loto del Señor. Pero las personas desafortunadas dicen que el *Gītā* es muy anticuado para el hombre moderno, el cual quiere buscar a Dios mediante la especulación o la meditación.

—3—

Te saludo, ¡oh Kṛṣṇa!,
¡Oh Tú!, que eres el refugio
De Lakṣmī, la que nació del océano,
Y de todos los que en Tus pies de loto
Buscan refugio.
Tú eres en verdad
Para Tu devoto
El árbol que complace los deseos.
En una mano un cayado
Para conducir vacas, sostienes,
Y Tu otra mano está alzada—
Con el pulgar tocando la punta
De Tu índice,
Conocimiento divino, así indicando.
Saludos a Ti, ¡oh Señor Supremo!,
Pues, de la ambrosía del *Gītā*,
El ordeñador Tú eres.

SIGNIFICADO

Śrīpada Śaṅkarācārya dice explícitamente: "Necios, simplemente adoren a Govinda y a ese *Bhagavad-gītā* hablado por el propio Nārāyaṇa". Aun así, la gente necia continúa realizando su labor de investigación en busca de Nārāyaṇa; en consecuencia, son desafortunados, y malgastan su tiempo en vano. Nārāyaṇa no es nunca desafortunado ni *daridra;* por el contrario, Él es adorado por la diosa de la fortuna, Lakṣmī, así como por todas las entidades vivientes. Śaṅkara declaró que él mismo era "Brahman", pero admite que Nārāyaṇa, o Kṛṣṇa, es la Personalidad Suprema que se encuentra más allá de la creación material. Él ofrece sus respetos a Kṛṣṇa como el Brahman Supremo, o Parabrahman, debido a que Él (Kṛṣṇa) es digno de ser adorado por todo el mundo. Sólo los necios y los enemigos de Kṛṣṇa, que no pueden entender lo que es *El Bhagavad-gītā* (a pesar de que elaboran comentarios acerca de él), dicen: *"No es al Kṛṣṇa personal a quien tenemos que entregarnos totalmente, sino al Eterno innaciente y sin principio que habla a través de Kṛṣṇa"*. Los necios se precipitan por ir adonde los ángeles temen entrar. Mientras que Śaṅkara, el impersonalista más grande de todos, ofrece sus debidos respetos a Kṛṣṇa y a Su libro *El Bhagavad-gītā,* los necios dicen que "no tenemos que entregarnos al Kṛṣṇa personal". Semejante gente tan carente de iluminación no sabe que Kṛṣṇa es absoluto, y que no hay diferencia entre Su interior y Su exterior. La diferencia entre interior y exterior se experimenta en el mundo material y dual. En el mundo absoluto no existe dicha diferencia, ya que en el absoluto todo es espiritual (*sac-cid-ānanda*), y Nārāyaṇa, o Kṛṣṇa, pertenece al mundo absoluto. En el mundo absoluto sólo existe la personalidad verdadera, y no hay distinción entre cuerpo y alma.

—4—

Los *Upaniṣads*
Son como un rebaño de vacas,
Hijo de un pastor de vacas,
El Señor Kṛṣṇa es su ordeñador,
Arjuna es el ternero,
El supremo néctar del *Gītā* es la leche,
Y el hombre sabio
De purificado intelecto
Su consumidor.

SIGNIFICADO

A menos que uno entienda la diversidad espiritual, no podrá entender los pasatiempos trascendentales del Señor. En *El Brahma-saṁhitā* se dice que el nombre, la forma, la naturaleza, los pasatiempos, el séquito, y las pertenencias de Kṛṣṇa, son todos *ānanda-cinmaya-rasa*—en pocas palabras, todo lo que participa de Su relación trascendental, posee una misma composición de eternidad, conocimiento y bienaventuranza espiritual. Su nombre, forma, etc., no tienen fin, a diferencia de lo que ocurre en el mundo material, donde todas las cosas tienen su fin. Como se declara en *El Bhagavad-gītā,* sólo los necios Lo menosprecian; mientras que es Śaṅkara, el impersonalista más grande, el que lo adora a Él, a Sus vacas, y a Sus pasatiempos como el hijo de Vasudeva y el placer de Devakī.

—5—

Tú, hijo de Vasudeva,
Destructor de los demonios Kaṁsa y Cāṇūra,
Tú, suprema dicha de madre Devakī,
¡Oh Tú!, del universo, *guru,*
Maestro de los mundos,
A ti, ¡oh Kṛṣṇa!, yo Te saludo.

SIGNIFICADO

Śaṅkara Lo describe como el hijo de Vasudeva y Devakī. ¿Querrá decir con ello que está adorando a un hombre material ordinario? Él adora a Kṛṣṇa, pues sabe que el nacimiento y las actividades de Kṛṣṇa son todos sobrenaturales. Como se afirma en *El Bhagavad-gītā* [4.9], el nacimiento y las actividades de Kṛṣṇa son misteriosos y trascendentales, y, por lo tanto, sólo los devotos de Kṛṣṇa pueden conocerlos perfectamente. Śaṅkara no era tan tonto que habría de considerar a Kṛṣṇa un hombre ordinario, y a la vez ofrecerle todas las reverencias devocionales, reconociéndolo como el hijo de Devakī y Vasudeva. De acuerdo con *El Bhagavad-gītā,* sólo en virtud de conocer el nacimiento trascendental y las actividades trascendentales de Kṛṣṇa, puede uno alcanzar la liberación, adquiriendo una forma espiritual como la de Kṛṣṇa. Hay cinco tipos diferentes de liberación. Aquel que se funde en las auras espirituales de Kṛṣṇa, conocidas como la refulgencia Brahman impersonal, no desarrolla plenamente su cuerpo espiritual. Pero aquel que desarrolla por completo su existencia espiritual, se vuelve un asociado de Nārāyaṇa o Kṛṣṇa en alguna de las diferentes moradas espirituales. Aquel que entra en la morada de Nārāyaṇa, desarrolla una forma espiritual exactamente igual a la de Nārāyaṇa (con cuatro manos), y aquel que entra en la morada espiritual de Kṛṣṇa más elevada de todas, conocida como Goloka Vṛndāvana, desarrolla una forma espiritual de dos manos, como la de Kṛṣṇa. Śaṅkara, como encarnación del Señor Śiva, conoce todas esas existencias espirituales, pero no se las reveló a sus seguidores, en ese entonces budistas, ya que habría sido imposible para ellos conocer acerca del mundo espiritual. El Señor Buda predicó que el vacío es la meta última, así que, ¿cómo podían sus seguidores entender la diversidad espiritual? Por lo tanto, Śaṅkara dijo *brahma satyaṁ jagan mithyā,* es decir, que la diversidad material es falsa y la diversidad espiritual es un hecho. En *El Padma Purāṇa,* el Señor Śiva ha admitido que en el Kali-yuga tuvo que predicar la filosofía de *māyā,* o ilusión, como otra versión de la filosofía nihilista de Buda. Él tuvo que hacer eso por orden del Señor, debido a unas razones específicas. Sin embargo, él reveló lo que verdaderamente pensaba, al recomendar que la gente adorara a Kṛṣṇa, ya que nadie puede ser salvado simplemente mediante especulaciones mentales, compuestas de malabarismos verbales y maniobras gramaticales. Śaṅkara instruye además:

bhaja govindaṁ bhaja govindaṁ
bhaja govindaṁ mūḍha-mate
samprāpte sannihite kāle
na hi na hi rakṣati ḍukṛñ-karaṇe

"Vosotros, necios intelectuales, sólo adorad a Govinda, sólo adorad a Govinda, sólo adorad a Govinda. Vuestro conocimiento de gramática y malabarismo verbal no habrán de salvaros en el momento de la muerte".

—6—

De ese río aterrador
Del campo de batalla de Kurukṣetra
Que los Pāṇḍavas cruzaron victoriosamente,
Bhīṣma y Droṇa eran como las altas riberas,
Jayadratha, como el agua del río,
El rey de Gāndhāra, el lirio de agua azul,
Śalya, el tiburón; Kṛpa la corriente;
Karṇa, las poderosas olas;
Aśvatthāmā y Vikarṇa, los espantosos caimanes,
Y Duryodhana, el propio remolino—
Pero Tú, ¡oh Kṛṣṇa!, ¡Tú eras el barquero!

—7—

Que el inmaculado loto de *El Mahābhārata*
Que crece en las aguas
De las palabras de Vyāsa
Y del cual *El Bhagavad-gītā*
Es la irresistible y dulce fragancia

Y sus relatos de héroes
Los pétalos plenamente abiertos
Enteramente abiertos por las palabras del Señor Hari,
Quien destruye los pecados
De Kali-yuga,
Y en el que a diario se posan
Las almas que buscan néctar,
Como muchísimas abejas
Que jubilosamente se enjambran—
Que este loto de *El Mahābhārata*
Nos depare el más elevado bien.

—8—

Saludos al Señor Kṛṣṇa
La personificación de la suprema dicha,
Por cuya gracia y compasión
Se vuelve elocuente el mudo
Y el cojo, escala montañas—
A Él, ¡yo lo saludo!

SIGNIFICADO

Los necios seguidores de necios especuladores no pueden entender el significado del ofrecimiento de saludos al Señor Kṛṣṇa, la personificación de la bienaventuranza. El propio Śaṅkara le ofreció sus saludos al Señor Kṛṣṇa, de manera que algunos de sus seguidores inteligentes pudieran entender cuál es el hecho real, con el ejemplo dado por su gran maestro Śaṅkara, la encarnación del Señor Śiva. Pero hay muchos obstinados seguidores de Śaṅkara que rehúsan ofrecer sus saludos al Señor Kṛṣṇa, y en vez de ello, descarrían a las personas inocentes, al inyectar materialismo en *El Bhagavad-gītā* y confundir a los lectores inocentes con sus comentarios. En consecuencia, los lectores nunca tienen la oportunidad de ser bendecidos por la acción de ofrecerle saludos al Señor Kṛṣṇa, la causa de todas las causas. El perjuicio más grande que se le pueda ocasionar a la humanidad es mantenerla en la oscuridad, en lo referente a la ciencia de Kṛṣṇa, o conciencia de Kṛṣṇa, al desvirtuar el sentido del *Gītā*.

—9—

Saludos a aquél, supremo y brillante,
A quien todos los seres divinos
Y Varuṇa, Indra, Rudra, Marut y el creador Brahmā,
Alaban con himnos,
Cuyas glorias,
Por los versos de los *Vedas,*
Son cantadas,
De quien
Los cantores del *Sāma,* cantan
Y cuyas glorias, a pleno coro,
Los *Upaniṣads* proclaman,
A quien los *yogīs* ven
En perfecta meditación
Con sus mentes absortas,
Y de quien
Desconocen las limitaciones
Todas las multitudes
De demonios y dioses.
A Él, el Dios Supremo, Kṛṣṇa, vayan todos los saludos—
¡A Él lo saludamos! ¡A Él lo saludamos! ¡A Él lo saludamos!

SIGNIFICADO

Śaṅkara, al recitar el noveno verso de su meditación, tomado de *El Śrīmad-Bhāgavatam,* ha indicado que el Señor Kṛṣṇa es digno de ser adorado por todo el mundo, incluso por él. A los materialistas, impersonalistas, especuladores mentales, filósofos nihilistas, y a todos los demás candidatos sujetos al castigo de los sufrimientos materiales, él les da claves— que tan sólo le ofrezcan saludos al Señor Kṛṣṇa, quien es adorado por Brahmā, Śiva, Varuṇa, Indra, y por todos los demás semidioses. Sin embargo, él no ha mencionado el nombre de Viṣṇu, pues Viṣṇu es idéntico a Kṛṣṇa. Los *Vedas* y los *Upaniṣads* están hechos para entender el proceso mediante el cual uno se puede entregar a Kṛṣṇa. Los *yogīs* tratan de verlo a Él (Kṛṣṇa) internamente, a través de la meditación. En otras palabras, Śaṅkara da enseñanzas para todos los semidioses y demonios que no saben dónde se encuentra el fin último, y especialmente les instruye a los demonios y necios que le ofrezcan saludos a Kṛṣṇa y a Sus palabras, *El Bhagavad-gītā,* siguiendo los pasos de él. Sólo con actos así habrán de beneficiarse los demonios, y no por descarriar a sus inocentes seguidores mediante las supuestas especulaciones mentales o meditaciones de espectáculo. Śaṅkara directamente le ofrece saludos a Kṛṣṇa como para enseñarles a los necios, quienes están buscando la luz, que *he aquí la luz igual al Sol.* Pero los caídos demonios son como búhos, los cuales no abren sus ojos debido al temor que le tienen a la propia luz del Sol. Estos búhos nunca abrirán sus ojos para ver la sublime luz de Kṛṣṇa y Sus palabras, *El Bhagavad-gītā.* No obstante, le elaborarán comentarios al *Gītā,* con sus cerrados ojos de búho, para descarriar a sus desafortunados lectores y seguidores. Sin embargo, Śaṅkara les revela la luz a sus seguidores poco inteligentes, y les muestra que *El Bhagavad-gītā* y Kṛṣṇa son la única fuente de luz. Todo ello es para enseñarles a los sinceros buscadores de la verdad a ofrecerle saludos al Señor Kṛṣṇa, y, en esa forma, se entreguen a Él sin ningún recelo. Ésa es la perfección más elevada de la vida, y ésa es la enseñanza más elevada de Śaṅkara, el gran erudito y estudioso, cuyas enseñanzas sacaron la filosofía nihilista de Buda fuera de India, la tierra del conocimiento. *Oṁ tat sat.*

El movimiento de conciencia de Kṛṣṇa es el sendero védico genuino

El 11 de enero de 1970, un artículo de Los Ángeles Times informaba que unos profesores de la Universidad de Berkeley, California, entre los cuales se encontraba el Dr. J. F. Staal, profesor de filosofía e idiomas sudasiáticos, habían rechazado la petición de otorgarle valor académico a un curso experimental acerca del proceso de conciencia de Kṛṣṇa, que iba a ser dictado por Hans Kary, presidente del centro de Berkeley del movimiento Hare Kṛṣṇa. Al rechazar la petición, el Dr. Staal indicó que los devotos "emplean demasiado tiempo en cantar como para poder desarrollar una filosofía". Cuando Śrīla Prabhupāda, el fundador y maestro espiritual del movimiento Hare Kṛṣṇa, leyó el artículo, inició una correspondencia poco común con el célebre profesor.

Extracto del artículo del Los Ángeles Times

"El Dr. J.F. Staal, Profesor de Filosofía e Idiomas del Cercano Oriente [sic] en UC Berkeley, e instructor de filosofía hindú, cree que la secta Kṛṣṇa es una auténtica religión hindú, y que sus adeptos son sinceros. Él le atribuye el rápido aumento del número de miembros de la sociedad, a la tendencia que tiene la generación joven de hoy en día a rechazar la práctica religiosa organizada, mientras que al mismo tiempo está buscando la cristalización de una creencia en el misticismo.

"Él señala, sin embargo, que las personas que abandonan el cristianismo, el islamismo y el judaísmo, por lo general han perdido fe en el Dios personal de esas religiones, y están buscando una religión mística, desprovista de absolutos.

" 'Esta gente del movimiento Kṛṣṇa se ha vuelto hacia el hinduismo, pero, como cosa curiosa, es un culto altamente personalista', dijo Staal. 'Ellos aceptan a un Dios personal, Kṛṣṇa, y el cristianismo tiene eso. Yo creo que han transferido parte de su formación cristiana a una secta hindú'.

"Él también considera que ellos emplean demasiado tiempo en cantar como para poder desarrollar una filosofía. En virtud de esto, él y otros miembros de la facultad rechazaron el pedido de otorgarle valor académico a un curso experimental acerca del proceso de conciencia de Kṛṣṇa, que será dictado durante el trimestre de invierno por Hans Kary, presidente del templo de Berkeley de la secta".

Carta de Śrīla Prabhupāda al Los Ángeles Times

14 de enero de 1970

Señor Director de
Los Ángeles Times

Estimado Señor:

En relación con su artículo, aparecido en el *Los Ángeles Times* de fecha domingo, 11 de enero de 1970, titulado "El canto Kṛṣṇa", quiero señalar que la religión hindú se encuentra perfectamente basada en la concepción personal de Dios, o Viṣṇu. La concepción impersonal de Dios es una cuestión secundaria, o uno de los tres aspectos de Dios. La Verdad Absoluta es, en fin de cuentas, la Suprema Personalidad de Dios, la concepción Paramātmā es el aspecto localizado de Su omnipresencia, y la concepción impersonal es el aspecto de Su grandeza y eternidad. Pero todo ello en conjunto constituye la Totalidad.

La afirmación del Dr. J.F. Staal de que el culto de Kṛṣṇa es una combinación de la religión cristiana y de la religión hindú, como si fuera algo fabricado por invento, no es correcta. Si las religiones cristiana, musulmana o budista son personales, nos parece muy bien. Pero la religión Kṛṣṇa ha sido personal desde hace muchísimo tiempo, cuando aún la religión cristiana, la musulmana y la budista no existían. Según la concepción védica, la religión básicamente está hecha por el Dios personal, y constituye Sus leyes. La religión no puede ser fabricada por el hombre ni por nadie, excepto Dios, que es superior al hombre. La religión es la ley de Dios únicamente.

Desgraciadamente, todos los *svāmīs* que vinieron a este país antes que yo, hicieron énfasis en el aspecto impersonal de Dios, sin tener suficiente conocimiento acerca de Su aspecto personal. Por lo tanto, en *El Bhagavad-gītā* se dice que sólo las personas poco inteligentes consideran que Dios es originalmente impersonal, y que adopta una forma cuando se encarna. La filosofía Kṛṣṇa, sin embargo, basada en la autoridad de los *Vedas,* dice que originalmente la Verdad Absoluta es la Suprema Personalidad de Dios. Su expansión plenaria se encuentra presente en el corazón de todo el mundo en la forma de Su aspecto localizado, y la refulgencia Brahman impersonal es la luz y calor trascendentales que se distribuyen por todas partes.

En *El Bhagavad-gītā* se dice claramente que el objetivo del sendero védico de búsqueda de la Verdad Absoluta, consiste en encontrar al Dios personal. Aquel que se satisface sólo con los otros aspectos de la Verdad Absoluta, es decir, con el aspecto Paramātmā o con el aspecto Brahman, debe considerarse que posee un escaso acopio de conocimiento. Recientemente hemos publicado nuestro *Śrī Īśopaniṣad,* una Escritura védica, y en ese librito hemos discutido a fondo ese punto.

En lo que a la religión hindú se refiere, hay millones de templos de Kṛṣṇa en India, y no existe ni un sólo hindú que no adore a Kṛṣṇa. Por lo tanto, este movimiento de conciencia de Kṛṣṇa no es una idea inventada. Invitamos a todos los estudiosos, filósofos, religiosos y miembros del público en general, a que entiendan este movimiento mediante un estudio crítico. Y si uno seriamente así lo hace, entenderá la posición sublime de este gran movimiento.

El proceso de canto es también autorizado. El sentimiento de aversión del profesor Staal en lo referente al canto constante del santo nombre de Kṛṣṇa, es una prueba clara de su carencia de conocimiento acerca de este movimiento autorizado de conciencia de Kṛṣṇa. En vez de rechazar la solicitud de darle valor académico al curso de Kary, él y todos los demás eruditos profesores de la Universidad de California de Berkeley, deben pacientemente oír hablar acerca de la verdad de este autorizado movimiento, tan necesario en la actualidad en esta atea sociedad. [El valor académico del curso fue luego aprobado.] Éste es el único movimiento que puede salvar a la confundida generación joven. He de invitar a todos los guardianes responsables de este país a que entiendan este movimiento trascendental, y luego nos den todas las facilidades honestas posibles, para difundirlo en beneficio de todo el mundo.

A. C. Bhaktivedanta Swami
Maestro Espiritual del
Movimiento Hare Kṛṣṇa

La correspondencia entre Śrīla Prabhupāda y el Dr. Staal

23 de enero de 1970

Swami A. C. Bhaktivedanta

Estimado Swamiji:

Muchas gracias por enviarme una copia de su carta al *Los Ángeles Times,* ahora también publicada en el *Daily Californian.* Creo que estará de acuerdo conmigo en que aparte de publicidad, poco se gana discutiendo acerca de temas religiosos o filosóficos a través de entrevistas y cartas de prensa; pero permítame hacerle dos breves observaciones.

Primero, yo sé que la devoción por Kṛṣṇa es antigua (si bien, sin duda alguna no tan antigua como los *Vedas*), y que nunca ha sido influenciada por el cristianismo, islamismo o judaísmo (nunca me referí al budismo en relación con esto). Las diferencias entre lo personal e impersonal son relativamente vagas, pero adoptando esa distinción por simplicidad, yo expresé mi sorpresa al ver personas que se habían criado en una cultura occidental que hace énfasis en lo personal, entregarse a un culto hindú que hace lo mismo. Me sorprendo menos cuando la gente que está insatisfecha con el monoteísmo occidental, se entrega a una filosofía hindú que hace énfasis en un absoluto impersonal.

Segundo, nunca expresé ni sentí aversión ante el canto del nombre de Kṛṣṇa. No sólo que no me irrita (como a algunas personas), sino que me gusta bastante. Pero es un hecho indiscutible que *El Bhagavad-gītā* (para no mencionar los *Vedas*) no exige ese constante canto. El *Gītā* trata de temas muy diferentes, que yo enfoco con bastante extensión en mis cursos acerca de las filosofías de India.

Le agradece y saluda,

atentamente,
J. F. Staal
Profesor de Filosofía e
Idiomas Sudasiáticos

30 de enero de 1970

J.F. Staal
Profesor de Filosofía
e Idiomas Sudasiáticos
Universidad de California
Berkeley, California

Mi estimado profesor Staal:

Le agradezco mucho su amable carta de fecha 23 de enero de 1970. En el último párrafo de su carta, usted ha dicho que no se irrita con el canto del *mantra* Hare Kṛṣṇa (como algunas personas), sino que le gusta bastante. Esto me ha dado mucha satisfacción, y le estoy enviando adjunto un ejemplar de nuestra revista *De vuelta al Supremo,* número 28, en la que encontrará cómo los estudiantes [en un programa realizado en la Universidad Estatal de Ohio] gustaron de este canto del *mantra* Hare Kṛṣṇa, si bien todos eran neófitos en cuanto a este culto del canto. En verdad este canto es muy placentero para el corazón, y es el mejor medio de infundir conciencia espiritual, o conciencia de Kṛṣṇa, en los corazones de la gente en general.

Éste es el proceso más fácil de iluminación espiritual, y está recomendado en los *Vedas.* En *El Bṛhan-nāradīya Purāṇa* se afirma claramente, que sólo el canto del santo nombre de Hari [Kṛṣṇa] puede salvar a la gente de los problemas de la existencia materialista, y no hay otra alternativa, no hay otra alternativa, no hay otra alternativa en esta era de Kali.

La cultura de Occidente es monoteísta, pero la gente de Occidente está siendo descarriada por la especulación hindú impersonalista. Los jóvenes de Occidente están frustrados debido a que no se les ha enseñado diligentemente el monoteísmo. Ellos no están satisfechos con ese proceso de enseñanza y comprensión. El movimiento de conciencia de Kṛṣṇa constituye un don para ellos, debido a que están siendo realmente entrenados para comprender el monoteísmo de Occidente bajo el autoritativo sistema védico. No sólo discutimos teóricamente; por el contrario, aprendemos mediante el método prescrito de las regulaciones védicas.

Pero me sorprende ver que en el último párrafo de su carta usted dice: "Es un hecho indiscutible que *El Bhagavad-gītā* (para no mencionar los *Vedas*) no exige ese constante canto". Yo creo que usted ha pasado por alto el siguiente verso de *El Bhagavad-gītā* [9.14], aparte de muchos otros versos similares:

satataṁ kīrtayanto māṁ
yatantaś ca dṛḍha-vratāḥ
namasyantaś ca māṁ bhaktyā
nitya-yuktā upāsate

La actividad de las grandes almas, liberadas de la ilusión y perfectas en cuanto a su comprensión de Dios, se describe ahí: *satataṁ kīrtayanto māṁ*—se encuentran siempre (*satataṁ*) cantando (*kīrtayantaḥ*) Mis glorias y—*nitya-yuktā upāsate*—siempre adorándome a Mí (Kṛṣṇa).

Así que no sé cómo puede usted decir "indiscutible". Y, si usted quiere referencias de los *Vedas,* puedo darle muchas. En los *Vedas,* la principal vibración trascendental, *oṁkāra,* es también Kṛṣṇa. *Praṇava oṁkāra* es la sustancia divina de los *Vedas.* Seguir los *Vedas* significa cantar los *mantras* védicos, y ningún *mantra* védico está completo sin *oṁkāra.* En *El Māṇḍūkya Upaniṣad* se declara que *oṁkāra* es la representación sonora más auspiciosa del Señor Supremo. Eso también se confirma además en *El Atharva Veda. Oṁkāra* es la representación sonora del Señor Supremo, y, por lo tanto, es la palabra principal de los *Vedas.* En relación con esto, el Señor Supremo, Kṛṣṇa, dice: *praṇavaḥ sarva-vedeṣu,* "Yo soy la sílaba *oṁ* de todos los *mantras* védicos". [Bg. 7.8]

Además, en *El Bhagavad-gītā,* Capítulo Quince, verso 15, Kṛṣṇa dice: "Yo estoy asentado en el corazón de todos. Mediante todos los *Vedas,* Yo he de ser conocido; Yo soy el recopilador de *El Vedānta,* y conozco el *Veda* tal como es". El Señor Supremo, asentado en el corazón de todos, se encuentra descrito tanto en *El Muṇḍaka Upaniṣad* como en *El Śvetāśvatara Upaniṣad: dvā suparṇā sayujā sakhāyā*... El Señor Supremo y el alma individual se encuentran sentados en el cuerpo como dos pájaros amigos en un árbol. Un pájaro come los frutos del árbol, o las reacciones de las actividades materiales, y el otro pájaro, la Superalma, es testigo de ello.

La meta del estudio vedānta, por lo tanto, consiste en conocer al Señor Supremo, Kṛṣṇa. Este punto se enfatiza en *El Bhagavad-gītā,* Capítulo Ocho, verso 13, donde se afirma que mediante el proceso del *yoga* místico, vibrando finalmente la sagrada sílaba *oṁ,* uno alcanza Su supremo planeta espiritual. En los *Vedānta-sūtras,* que con toda seguridad usted habrá leído, el Cuarto Capítulo, *adhikaraṇa* 4, *sūtra* 22, declara categóricamente: *anāvṛttiḥ śabdāt,* "Por vibración sonora uno se libera". Mediante el servicio devocional, por entender bien a la Suprema Personalidad de Dios, uno puede ir a Su morada y nunca regresar de nuevo a esta condición material. ¿Cómo es posible? La respuesta es: simplemente por cantar Su nombre constantemente. Eso lo acepta el discípulo ejemplar, Arjuna, quien ha aprendido perfectamente del *yogeśvara,* el amo del conocimiento místico, Kṛṣṇa, la conclusión de la ciencia espiritual. Arjuna, reconociendo a Kṛṣṇa como el Brahman Supremo, se dirige a Él, diciéndole: *sthāne hṛṣīkeśa*..., "El mundo se llena de júbilo al oír Tu nombre, y en esa forma todos se apegan a Ti". [Bg. 11.36] El proceso del canto se encuentra aquí autorizado como el medio directo para ponerse en contacto con la Suprema Verdad Absoluta, la Personalidad de Dios. Simplemente por cantar el santo nombre de Kṛṣṇa, el alma es atraída por la Persona Suprema, Kṛṣṇa, para ir al hogar, de vuelta a Dios.

En *El Nārada-pañcarātra* se declara que toda la comprensión védica, los rituales védicos y los *mantras* védicos se encuentran condensados en las ocho palabras Hare Kṛṣṇa, Hare Kṛṣṇa, Kṛṣṇa Kṛṣṇa, Hare Hare. En forma similar, en *El Kali-santaraṇa Upaniṣad* se declara que estas dieciséis palabras Hare Kṛṣṇa, Hare Kṛṣṇa, Kṛṣṇa Kṛṣṇa, Hare Hare/ Hare Rāma, Hare Rāma, Rāma Rāma, Hare Hare, están especialmente destinadas a contrarrestar la influencia degradante y contaminante de esta materialista era de Kali.

Todos estos puntos están presentados detalladamente en mi libro *Las Enseñanzas del Señor Caitanya.*

Por lo tanto, el proceso del canto no sólo es el método sublime para alcanzar la perfección práctica de la vida, sino el autorizado principio védico, inaugurado por el devoto y erudito védico más grande de todos, el Señor Caitanya (a quien consideramos una encarnación de Kṛṣṇa). Nosotros únicamente estamos siguiendo Sus autorizados pasos.

El alcance del movimiento de conciencia de Kṛṣṇa es universal. El proceso para que uno recobre su condición espiritual original de vida eterna, llena de bienaventuranza y conocimiento, no es una teorización árida y abstracta. La vida espiritual no se describe en los *Vedas* como teórica, árida o impersonal. Los *Vedas* apuntan sólo hacia la inculcación de amor puro por Dios, y esa conclusión armoniosa se lleva a cabo en la práctica mediante el movimiento de conciencia de Kṛṣṇa, o mediante el canto del *mantra* Hare Kṛṣṇa.

Así como la meta de la comprensión espiritual es sólo una, amor por Dios, así los *Vedas* se yerguen como un único y extenso todo en lo referente al entendimiento trascendental. Sólo las opiniones incompletas de diversos grupos, apartados de las genuinas líneas védicas de enseñanza, le dan una apariencia fraccionada a *El Bhagavad-gītā.* El factor reconciliador que concierta todas las aparentemente diversas proposiciones de los *Vedas,* está constituido por la esencia del *Veda,* o el desarrollo de conciencia de Kṛṣṇa (amor por Dios).

Le agradece una vez más y le saluda,

atentamente,
A. C. Bhaktivedanta Swami

8 de febrero de 1970

Swami A. C. Bhaktivedanta

Estimado Swamiji:

Muchas gracias por la amabilidad que ha tenido al enviarme su larga e interesante carta del 30 de enero juntamente con el último ejemplar de *De vuelta al Supremo.* Hasta ahora he tenido unas cuantas conversaciones con miembros de la rama de aquí de su sociedad, pero no fueron enteramente satisfactorias desde mi punto de vista. Mas ahora tengo su carta, mucho más autoritativa, con la cual la discusión se traslada a un nivel más elevado.

Y aun así, me temo que usted no me ha convencido de que todas las Escrituras que cita, prescriben sólo el canto del nombre de Kṛṣṇa. Permítame referirme sólo a las más importantes.

En *El Bhagavad-gītā* [9.14], *kīrtayantaḥ* no tiene que significar el canto del nombre de Kṛṣṇa. Puede tener el significado de glorificar, cantar, recitar, hablar, y referirse a canciones, himnos, descripciones o conversaciones. Los comentaristas lo toman de esa manera. Śaṅkara, en su comentario, meramente repite la palabra, pero Ānandagiri, en su *vyākhyā,* clasifica a *kīrtanam* como *vedānta-śravaṇaṁ praṇava-japaś ca,* "escuchar *El Vedānta* y murmurar *oṁ*" (que el *oṁ* védico es Kṛṣṇa está dicho en *El Bhagavad-gītā,* en el que a Kṛṣṇa también se le identifica con muchas otras cosas, y el cual es *smṛti,* pero que no se encuentra en los *Vedas,* que son *śruti*). Otro comentarista, Hanumān, en su *Paiśāca-bhāṣya,* dice que *kīrtayantaḥ* meramente significa *bhāṣmāṇāḥ*—"hablando [acerca de]".

Más importante, creo yo, que el significado preciso de esta palabra, es que el verso por entero no exige que todo el mundo se ocupe siempre de *kīrtana,* sino que meramente afirma que algunas grandes almas lo hacen. Eso se vuelve obvio con el verso siguiente, que afirma que *anye,* "otros", se dedican a *jñāna-yajñena . . . yajanto mām,* "adorarme . . . con la adoración del conocimiento". *El Bhagavad-gītā* es de visión amplia, y tolera una diversidad de enfoques religiosos, si bien también enfatiza un aspecto por encima de todos los demás (es decir, *sarva-phala-tyāga*)*.

Finalmente, en el último *sūtra* de *El Vedānta-sūtra, anāvṛttiḥ śabdāt. . . , śabda* se refiere a la Escritura o a la revelación de los *Vedas,* como

---

* *Sarva-phala-tyāga* significa "la renuncia a todos los frutos del trabajo de uno".

queda claro al leer el contexto y lo que escriben los comentaristas. Śaṅkara cita diversos textos (concluyendo con *ity ādi-śabdebhyaḥ,* "de acuerdo con estos *śabdas*") para respaldar eso, es decir, para respaldar la afirmación de que "de acuerdo con la Escritura no hay regreso". Él también se refiere a *śabda* en este *sūtra* al decir *mantrārtha-vādādi. . .,* "*mantras,* descripciones, etcétera". Vācaspati Miśra respalda esto en *El Bhāmati,* y lo aclara aún más al añadirle que una visión contraria estaría *śruti-smṛti-virodhaḥ,* "en conflicto con el *smṛti* y el *śruti*".

Agradeciéndole una vez más su amable atención, le saluda,

muy atentamente,
J.F. Staal

15 de febrero de 1970

J.F. Staal
Profesor de Filosofía
e Idiomas Sudasiáticos

Mi estimado Dr. Staal:

Me contentó mucho recibir su carta de fecha domingo, 8 de febrero de 1970. Me complació mucho también leer el contenido.

En lo referente a convencerlo a usted de que todas las Escrituras prescriben el canto del nombre de Kṛṣṇa, sólo puedo presentar como autoridad lo que el Señor Caitanya dice.

El Señor Caitanya recomendó: *kīrtanīyaḥ sadā hariḥ* ["Hari, Kṛṣṇa, debe ser constantemente alabado" (*Śikṣāṣṭaka* 3)]. En forma similar, Madhvācārya cita: *vede rāmāyaṇe caiva hariḥ sarvatra gīyate* ["En todas partes de los *Vedas* y de *El Rāmāyaṇa* se canta acerca de Hari"]. De igual manera, en *El Bhagavad-gītā* [15.15], el Señor dice: *vedaiś ca sarvair aham eva vedyaḥ* ["Mediante todos los *Vedas,* Yo he de ser conocido"].

En esa forma, observamos que todas las Escrituras apuntan hacia la Persona Suprema. En *El Ṛg Veda* [1.22.20], el *mantra* es *oṁ tad viṣṇoḥ paramaṁ padaṁ sadā paśyanti sūrayaḥ* ["Los semidioses están siempre mirando esa suprema morada de Viṣṇu"]. Todo el proceso védico, por consiguiente, consiste en entender al Señor Viṣṇu, y toda Escritura canta las glorias del Señor Supremo, Viṣṇu, directa o indirectamente.

En cuanto a *El Bhagavad-gītā,* verso 9.14, *kīrtayantaḥ* por supuesto que significa glorificar, cantar, recitar y hablar, tal como usted ha dicho; pero, glorificar, cantar o recitar, ¿acerca de quién? Desde luego que de Kṛṣṇa. La palabra que se usa en relación con esto es *mām* ["Mí"]. Por lo tanto, no objetamos cuando una persona glorifica a Kṛṣṇa como lo hizo Śukadeva en *El Śrīmad-Bhāgavatam.* Eso es también *kīrtanam.* La más elevada de entre todas las Escrituras védicas es el lugar adecuado para dicha glorificación del Señor Supremo, Kṛṣṇa, y ello ha de entenderse bien con el verso:

nigama-kalpataror galitaṁ phalaṁ
śuka-mukhād amṛta-drava-saṁyutam
pibata bhāgavataṁ rasam ālayaṁ
muhur aho rasikā bhuvi bhāvukāḥ

"¡Oh, hombres pensadores y expertos!, saboread *El Śrīmad-Bhāgavatam,* el fruto maduro de las Escrituras védicas, las cuales son como un árbol de deseos. Puesto que ese fruto ha emanado de los labios de Śrī Śukadeva Gosvāmī, se ha vuelto aún más sabroso, si bien todos, incluso las almas liberadas, consideraban que su nectáreo jugo ya era apetitoso". [*El Śrīmad-Bhāgavatam* 1.1.3].

Se dice que Mahārāja Parīkṣit logró la salvación simplemente por oír, y, en forma similar, que Śukadeva Gosvāmī logró la salvación simplemente por recitar. En nuestro servicio devocional existen nueve métodos diferentes para alcanzar la misma meta, el amor por Dios, y el primer proceso consiste en oír. Este proceso de oír se denomina *śruti.* El siguiente proceso consiste en cantar. El proceso de canto es *smṛti.* Nosotros aceptamos tanto el *śruti* como el *smṛti,* simultáneamente. Consideramos que el *śruti* es como la madre y el *smṛti* como la hermana, debido a que un niño oye a la madre, y luego aprende además de las descripciones que da la hermana.

Śruti y *smṛti* son dos líneas paralelas. Śrīla Rūpa Gosvāmī dice por lo tanto:

śruti-smṛti-purāṇādi-
pañcarātra-vidhiṁ vinā
aikāntikī harer bhaktir
utpātāyaiva kalpate
[*El Bhakti-rasāmṛta-sindhu* 1.2.101]

Es decir, sin referirse al *śruti, smṛti, Purāṇas,* y *Pañcarātras,* el servicio devocional sin adulteración nunca se alcanza. En consecuencia, todo aquel que muestra un éxtasis devocional que no esté descrito en los *śāstras* [Escrituras védicas], simplemente crea perturbaciones. Por otra parte, si solamente nos aferramos a los *śrutis,* nos convertimos en *veda-vāda-rataḥ**, los cuales no son muy apreciados en *El Bhagavad-gītā.*

Por lo tanto, *El Bhagavad-gītā,* si bien es *smṛti,* es la esencia de toda Escritura védica, *sarvopaniṣado gāvaḥ*†. Es tal como una vaca que está dando la leche, o la esencia de todos los *Vedas* y *Upaniṣads,* y todos los *ācāryas,* incluso Śaṅkarācarya, aceptan *El Bhagavad-gītā* como tal. Por lo tanto, no se puede negar la autoridad de *El Bhagavad-gītā* por ser sólo *smṛti;* ese punto de vista está *śruti-smṛti-virodhaḥ:* "En conflicto con el *smṛti* y el *śruti*", como usted ha dicho correctamente.

En cuanto a la cita de Ānandagiri de que *kīrtanam* significa *vedānta-śravaṇaṁ praṇava-japaś ca* ["oír *El Vedānta* y murmurar *oṁ*"], el conocedor de *El Vedānta* es Kṛṣṇa, y Él es el recopilador de *El Vedānta.* Él es *veda-vit* y *vedānta-kṛt.* Así que, ¿hay acaso alguna mejor oportunidad para *vedānta-śravaṇam* que la de oírlo de Kṛṣṇa?

En relación con el siguiente verso, en el que se menciona que *jñāna-yajñena . . . yajanto mām,* el objeto de adoración es Kṛṣṇa, como se indica por la palabra *mām* ["Mí"]. El proceso se describe en *El Īśopaniṣad, mantra* 11:

vidyāṁ cāvidyāṁ ca yas
tad vedobhayaṁ saha
avidyayā mṛtyuṁ tīrtvā
vidyayāmṛtam aśnute

"Sólo alguien que puede aprender juntos el proceso de la ignorancia y el proceso del conocimiento trascendental, puede trascender la influencia del nacimiento y de la muerte repetidos, y disfrutar de todas las bendiciones de la inmortalidad".

El cultivo de *vidyā,* o conocimiento trascendental, es indispensable para el ser humano, de lo contrario, el cultivo de *avidyā,* o ignorancia, lo ha de atar a la existencia condicional en el plano material. Existencia materialista significa la búsqueda o cultivo de la complacencia de los sentidos, y ese

---

*[Bg. 2.42] "Dedicados a meramente articular las palabras de las Escrituras, pero sin entenderlas ni practicarlas".

†Véase el verso número cuatro de la meditación de Śaṅkara (página 86 de este libro).

tipo de conocimiento de complacencia sensual (*avidyā*) significa avance de los repetidos nacimientos y muertes. Aquellos que se encuentran absortos en semejante conocimiento, no pueden aprender ninguna lección de las leyes de la naturaleza, y hacen de nuevo las mismas cosas repetidamente, enamorados de la belleza de las cosas ilusorias. *Vidyā,* o conocimiento verdadero, por otra parte, significa conocer a fondo el proceso de las actividades de la ignorancia, mientras que al mismo tiempo se cultiva la ciencia trascendental, y con ello se sigue sin desviación el sendero de la liberación.

La liberación consiste en el disfrute de las bendiciones plenas de la inmortalidad. Esta inmortalidad se disfruta en el reino eterno de Dios (*sambhūty-amṛtam aśnute*), la región de la Suprema Personalidad de Dios, y es el resultado que se obtiene de la adoración del Señor Supremo, la causa de todas las causas, *sambhavāt.* Así pues, verdadero conocimiento, *vidyā,* significa adorar a la Suprema Personalidad de Dios, Kṛṣṇa; eso es *jñāna-yajñena,* la adoración del conocimiento.

Este *jñāna-yajñena . . . yajanto mām* es la perfección del conocimiento, como se afirma en *El Bhagavad-gītā* [7.19]:

bahūnāṁ janmanām ante
jñānavān māṁ prapadyate
vāsudevaḥ sarvam iti
sa mahātmā sudurlabhaḥ

"Después de muchos nacimientos y muertes, aquel que verdaderamente posee conocimiento se entrega a Mí [Kṛṣṇa], sabiendo que Yo soy la causa de todas las causas y de todo lo que existe. Un alma así de grande es poco común".

Si uno no ha llegado aún a esa conclusión del conocimiento y sencillamente se entrega a una árida especulación sin Kṛṣṇa, entonces su ardua labor especulativa es algo así como el batir cáscaras de granos vacías. El arroz con cáscara y las cáscaras de arroz vacías son muy parecidos. Aquel que sabe cómo extraer de la cáscara el grano de arroz, es sabio; pero aquel que bate la cáscara vacía creyendo que obtendrá algún resultado, está simplemente desperdiciando su labor inútilmente. En forma similar, si uno estudia los *Vedas* sin encontrar la meta de los *Vedas,* Kṛṣṇa, simplemente desperdicia su valioso tiempo.

Así que el cultivo de conocimiento para adorar a Kṛṣṇa culmina después de muchísimos nacimientos y muertes, cuando uno verdaderamente se vuelve sabio. Al uno volverse sabio de esa manera, se entrega a Kṛṣṇa, reconociéndolo finalmente como la causa de todas las causas y de todo lo que existe. Esa clase de gran alma es muy poco común. Así que aquellos que se han entregado a Kṛṣṇa en cuerpo y alma, son *mahātmās sudurlabha* poco comunes. No son *mahātmās* ordinarios.

Por la gracia del Señor Caitanya, esa condición de vida más elevada y perfecta de todas, está siendo distribuida muy libremente. El efecto es también muy alentador; de no ser así, ¿cómo es posible que muchachos y muchachas que no se han formado en la cultura védica, estén ocupando rápidamente los puestos de *mahātmās* poco comunes, simplemente por vibrar este sonido trascendental, Hare Kṛṣṇa? Y únicamente basados en este canto, la mayoría de ellos (aquellos que son muy sinceros) se encuentran estables en el servicio devocional, y no están cayendo en los cuatro principios de la vida material pecaminosa, es decir (1) el comer carne, (2) las relaciones sexuales ilícitas, (3) el consumo de drogas y sustancias embriagantes, incluso el café, el té y el tabaco, y (4) los juegos de azar. Y de eso trata el último *sūtra* de *El Vedānta-sūtra,* es decir, *anāvṛttiḥ śabdāt* ["Uno se libera mediante la vibración sonora"].

Se juzga algo por sus resultados (*phalena paricīyate*). A nuestros discípulos se les ordena actuar así, y no se están cayendo. El hecho de que ellos permanezcan en el plano de la vida espiritual pura, sin estar ansiando cultivar los principios de *avidyā,* o complacencia de los sentidos, anteriormente mencionados, es la prueba de su correcto entendimiento de los *Vedas.* Ellos no regresan al plano material, debido a que se encuentran saboreando el fruto nectáreo del amor por Dios.

Sarva-phala-tyāga ["la renuncia a todos los frutos del trabajo de uno"] lo explica el propio Señor en *El Bhagavad-gītā* con las palabras *sarva-dharmān parityajya mām ekaṁ śaraṇaṁ vraja:* "Abandona todo y simplemente entrégate a Mí [Kṛṣṇa]". El *mantra* Hare Kṛṣṇa significa: "¡Oh, Energía Suprema de Kṛṣṇa! y ¡oh, Señor Kṛṣṇa!, por favor, ocúpenme en Su servicio eterno". Así que nosotros hemos abandonado todo y estamos únicamente dedicados al servicio del Señor. Lo que Kṛṣṇa nos ordena hacer constituye nuestra única actividad. Hemos abandonado todas las acciones resultantes del *karma, jñāna,* y *yoga;* y ésa es la etapa del servicio devocional puro, *bhaktir uttamā.*

Le saluda,

atentamente,
A. C. Bhaktivedanta Swami

25 de febrero de 1970

Swami A. C. Bhaktivedanta
Fundador-*Ācārya*
Sociedad Internacional para la Conciencia de Krishna

Estimado Swamiji:

Muchas gracias por su muy interesante carta del 15 de febrero de 1970, y su anexo.

Me temo que siempre que usted cita un pasaje pretendiendo demostrar que sólo se requiere el canto del nombre de Kṛṣṇa, yo puedo citar otro en el que se exige algo diferente, añadiendo: *yadi śloko 'pi pramāṇam, ayam api ślokaḥ pramaṇaṁ bhavitum arhati,* "Si los meros versos son autoritativos, este verso también debe ser considerado autoritativo". Y puede que no haya fin a esto en el futuro cercano, como Patañjali también dice: *mahān hi śabdasya prayoga-viṣayaḥ,* "Pues vasto es el campo del uso de las palabras".

Le saluda,

muy atentamente,
J.F. Staal

3764 Watseka Avenue
Los Ángeles, California 90034

24 de abril de 1970

Estimado Dr. Staal:

Permítame agradecerle mucho su amable carta del 25 de febrero de 1970. Lamento no haber podido responder su carta antes, debido a que estaba un poco ocupado con la adquisición de una nueva iglesia que compramos en la dirección arriba indicada. Hemos conseguido un lugar muy hermoso para tener un templo independiente, una sala de conferencias, mi residencia y las habitaciones en que residirán los devotos, todo junto en un hermoso lugar, con todas las comodidades modernas.

Quiero pedirle que visite este lugar cuando le sea conveniente, y si es tan amable y me lo hace saber un día antes, mis discípulos sentirán un gran agrado en recibirlo apropiadamente.

En relación con nuestra correspondencia, verdaderamente que este enfrentamiento de citas no puede resolver el problema. En una corte, ambos abogados entendidos citan los libros de leyes, pero ésa no es la solución del caso. La determinación del caso la constituye el juicio del juez que preside. Así que la argumentación no nos llevará a una conclusión.

Las citas de las Escrituras son a veces contradictorias, y cada filósofo tiene una opinión diferente, pues nadie puede volverse un filósofo famoso sin presentar una tesis diferente. Es por ello difícil llegar a la conclusión correcta. La conclusión es, como se mencionó anteriormente, aceptar el juicio de la autoridad. Nosotros seguimos la autoridad del Señor Caitanya Mahāprabhu, quien no es diferente de Kṛṣṇa, y Su versión conforme a la Escritura védica es que en esta época, este canto es la única solución a todos los problemas de la vida. Y ello está siendo verdaderamente demostrado con la experiencia práctica.

Recientemente hubo una gran procesión de nuestros estudiantes en Berkeley en el día del advenimiento del Señor Caitanya, y el público ha señalado lo siguiente: "Esta muchedumbre no es como otras, que se reúnen para romper ventanas y crear caos". Eso también lo confirma la policía con las siguientes palabras: "Los miembros del movimiento de conciencia de Kṛṣṇa cooperaron plenamente con la policía, y sus esfuerzos por mantener la paz y el orden durante todo el desfile tuvieron tanto éxito, que sólo se requirió un mínimo de participación policial".

En forma similar, en Detroit hubo una gran marcha de la paz, y nuestros miembros fueron reconocidos como "ángeles" entre la muchedumbre. Así que este movimiento de conciencia de Kṛṣṇa está siendo verdaderamente necesitado en los momentos actuales, como la panacea para todas las clases de problemas de la sociedad humana.

Otras citas no tendrán un efecto apreciable en este momento. En una farmacia puede que haya muchas medicinas, y puede que todas sean genuinas, pero se necesita que un médico con experiencia prescriba el medicamento para un paciente en particular. No podemos decir en este caso: "Esto es medicina, y aquello también". No. La medicina que resulta eficaz para una persona en particular, es la medicina para ella—*phalena parícīyate.*

Le saluda,

muy atentamente,
A. C. Bhaktivedanta Swami

Nota final de Śrīla Prabhupāda

En una corte de justicia, dos abogados presentan sus respectivos argumentos pertinentes, tomados de los libros de leyes autorizados, para decidir acerca de un punto; pero queda en manos del juez decidir el caso en favor de uno de los litigantes. Cuando los abogados oponentes presentan sus argumentos, ambos son lícitos y genuinos, pero el juicio se decide por el argumento que mejor se aplica al caso particular.

El Señor Caitanya emite Su juicio, basado en la autoridad de los *śāstras,* de que el canto de los santos nombres del Señor es el único medio para elevarlo a uno al plano trascendental, y de hecho podemos ver que es eficaz. Todos y cada uno de nuestros discípulos que se han entregado con seriedad a este proceso pueden ser examinados individualmente, y a cualquier juez imparcial le resultará fácil ver, que ellos han avanzado más en su comprensión trascendental que cualesquiera otros filósofos, religiosos, *yogīs, karmīs,* etc.

Tenemos que aceptar todo lo que resulte favorable dadas las circunstancias. El rechazo de otros métodos en una circunstancia particular, no significa que éstos no sean genuinos. Pero por los momentos, tomando en cuenta la época, el tiempo y el objetivo, algunos métodos son a veces rechazados a pesar de ser genuinos. Tenemos que probar todo por su resultado práctico. Mediante ese tipo de prueba, en esta época el canto constante del *mahā-mantra* Hare Kṛṣṇa demuestra ser muy eficaz, sin duda alguna.

A. C. Bhaktivedanta Swami

Conciencia de Kṛṣṇa: ¿culto hindú o cultura divina?

Al tratar de ubicar el movimiento de conciencia de Kṛṣṇa dentro de un contexto historicocultural conveniente, mucha gente identifica el movimiento con el hinduismo. Pero eso es un error. Śrīla Prabhupāda niega por completo la relación con el panteísmo, el politeísmo y la conciencia de castas que imperan en el hinduismo moderno. Si bien la filosofía de conciencia de Kṛṣṇa y el hinduismo moderno comparten una raíz histórica común —la antigua cultura védica de India— el hinduismo, juntamente con las otras "grandes religiones", se ha vuelto una institución sectaria, mientras que la filosofía de conciencia de Kṛṣṇa es universal, y trasciende las relativas designaciones sectarias.

Existe la errónea concepción de que el movimiento de conciencia de Kṛṣṇa representa a la religión hindú. En realidad, sin embargo, el proceso de conciencia de Kṛṣṇa no es de manera alguna una fe o religión que busca vencer a otras religiones o tipos de fe. Más bien, es un movimiento cultural indispensable para toda la sociedad humana, y no discrimina a ninguna fe sectaria en particular. Este movimiento cultural tiene por objeto especialmente educar a la gente en lo referente a cómo puede amar a Dios.

Algunas veces, los hindúes tanto de dentro como de fuera de India creen que estamos predicando la religión hindú, pero de hecho no es así. Uno no habrá de encontrar la palabra "hindú" en *El Bhagavad-gītā*. En realidad, no existe esa palabra "hindú" en toda la literatura védica. Dicha palabra ha sido introducida por los musulmanes de las provincias vecinas de India, tales como Afganistán, Beluchistán y Persia. Hay un río llamado Sindhu que bordea las provincias noroccidentales de India, y como los musulmanes de esos lugares no podían pronunciar bien la palabra "Sindhu", llamaban al río "Hindú", y a los habitantes de esa extensión de tierra los llamaban "hindúes". En India, de acuerdo con el idioma védico, los europeos reciben el nombre de *mlecchas* o *yavanas*. En forma similar, "hindú" es un nombre dado por los musulmanes.

La verdadera cultura de India se describe en *El Bhagavad-gītā*, en el que se afirma que según las diferentes cualidades o modalidades de la naturaleza hay diferentes tipos de hombres, que generalmente están clasificados en cuatro órdenes sociales y cuatro órdenes espirituales. Este sistema de división social y espiritual es conocido como *varṇāśrama-dharma.* Los cuatro *varṇas,* u órdenes sociales, son: *brāhmaṇa, kṣatriya, vaiśya* y *śūdra.* Los cuatro *āśramas,* u órdenes espirituales, son: *brahmacarya, gṛhastha, vānaprastha* y *sannyāsa.* El sistema *varṇāśrama* se encuentra descrito en las Escrituras védicas conocidas como los *Purāṇas.* La meta de esta institución de la cultura védica consiste en educar a cada hombre para que avance en la adquisición de conocimiento de Kṛṣṇa, o Dios. En eso consiste todo el programa védico.

Cuando el Señor Caitanya habló con el gran devoto Rāmānanda Rāya, le preguntó: "¿Cuál es el principio básico de la vida humana?". Rāmānanda Rāya respondió que la civilización humana comienza cuando se adopta el *varṇāśrama-dharma.* Antes de llegar al nivel de aplicar el *varṇāśrama-dharma* no puede hablarse de civilización humana. Por lo tanto, el movimiento de conciencia de Kṛṣṇa está tratando de establecer este buen sistema de civilización humana, conocido como conciencia de Kṛṣṇa, o *daiva-varṇāśrama:* cultura divina.

En India, el sistema *varṇāśrama* ha sido ahora tomado de una manera pervertida, y, así pues, el hombre que nace en la familia de un *brāhmaṇa* (la orden social más elevada) exige ser aceptado como *brāhmaṇa.* Pero el *śāstra* (la Escritura) no acepta esa exigencia. Puede que el antepasado de uno haya sido *brāhmaṇa* de acuerdo con el *gotra,* o la orden hereditaria de la familia, pero el verdadero *varṇāśrama-dharma* se basa en las *cualidades* reales que uno ha adquirido, sin tener en cuenta nacimiento ni herencia. Por lo tanto, no estamos predicando el sistema actual de los hindúes, mucho menos el de aquellos hindúes que se encuentran bajo la influencia de Śaṅkarācārya, ya que éste enseñó que la Verdad Absoluta es impersonal, y en esa forma negó indirectamente la existencia de Dios.

Śaṅkarācārya tenía una misión especial; él apareció para restablecer la influencia védica luego de la influencia del budismo. Como el budismo fue patrocinado por el emperador Aśoka, hace dos mil seiscientos años la religión budista se extendía prácticamente por toda India. Según la literatura védica, Buda era una encarnación de Kṛṣṇa que tenía un poder especial y que apareció con un propósito especial. Su sistema de pensamiento, o fe, fue aceptado por todas partes, pero Buda rechazó la autoridad de los *Vedas.* Mientras el budismo se difundía, la cultura védica se detuvo tanto en India como en otros lugares. Por lo tanto, puesto que el único objetivo de Śaṅkarācārya era alejar el sistema filosófico de Buda, introdujo un sistema llamado māyāvāda.

Estrictamente hablando, la filosofía māyāvāda es ateísmo, por ser un proceso en el que uno *imagina* que Dios existe. Ese sistema māyāvāda de filosofía ha existido desde tiempo inmemorial. El actual sistema religioso o cultural hindú está basado en la filosofía māyāvāda de Śaṅkarācārya, que adopta parte de la filosofía budista. Según la filosofía māyāvāda, de hecho no hay Dios, o, si Dios existe, es impersonal y omnipenetrante, y puede imaginársele de cualquier forma. Esta conclusión no está de acuerdo con la literatura védica. Esta literatura nombra a muchos semidioses, adorados con diversos propósitos, pero en cada caso el Señor Supremo, la Personalidad de Dios, Viṣṇu, es aceptado como el controlador supremo. Ésa es la verdadera cultura védica.

La filosofía de conciencia de Kṛṣṇa no niega la existencia de Dios y de los semidioses, pero la filosofía māyāvāda niega ambas cosas; sostiene que ni Dios ni los semidioses existen. Para los māyāvādīs, en fin de cuentas todo es nulo. Ellos dicen que uno puede imaginar a cualquier autoridad —bien sea Viṣṇu, Durgā, el Señor Śiva o el dios del Sol— ya que todos éstos son los semidioses que por lo general se adoran en la sociedad. Pero la filosofía māyāvāda de hecho no acepta la existencia de ninguno de ellos. Los māyāvādīs dicen que debido a que la mente no puede concentrarse en el Brahman impersonal, uno puede imaginar cualquiera de esas formas. Ése es un sistema nuevo llamado *pañcopāsanā*. Fue introducido por Śaṅkarācārya, pero *El Bhagavad-gītā* no enseña ninguna de tales doctrinas, y, por lo tanto, no son autoritativas.

El Bhagavad-gītā acepta la existencia de los semidioses. En los *Vedas* se describe a los semidioses, y uno no puede negar la existencia de ellos, pero tampoco deben ser entendidos o adorados al estilo de Śaṅkarācārya. La adoración de semidioses está rechazada en *El Bhagavad-gītā*. El *Gītā* [7.20] afirma claramente:

kāmais tais tair hṛta-jñānāḥ
prapadyante 'nya-devatāḥ
taṁ taṁ niyamam āsthāya
prakṛtyā niyatāḥ svayā

"Aquellos cuyas mentes se encuentran deformadas por los deseos materiales, se entregan a los semidioses, y siguen las reglas y las regulaciones particulares de adoración según sus propias naturalezas". Además, en *El Bhagavad-gītā* [2.44], el Señor Kṛṣṇa declara:

bhogaiśvarya-prasaktānāṁ
tayāpahṛta-cetasām
vyavasāyātmikā buddhiḥ
samādhau na vidhīyate

"En las mentes de aquellos que están muy apegados al disfrute de los sentidos y a la opulencia material, y que se engañan con esas cosas, la determinación resuelta para el servicio devocional no aparece". A aquellos que acuden a los diversos semidioses se les ha descrito como *hṛta-jñānāḥ,* lo cual significa "aquellos que han perdido su juicio". Eso también se explica aún más en *El Bhagavad-gītā* [7.23]:

antavat tu phalaṁ teṣāṁ
tad bhavaty alpa-medhasām
devān deva-yajo yānti
mad-bhaktā yānti mām api

"Los hombres de escasa inteligencia adoran a los semidioses, y sus frutos son limitados y temporales. Aquellos que adoran a los semidioses van a los planetas de los semidioses, pero Mis devotos alcanzan Mi morada suprema". Las recompensas dadas por los semidioses son temporales, debido a que toda facilidad material debe actuar en conexión con el cuerpo temporal. Cualesquiera facilidades materiales que uno reciba, bien sea mediante modernos métodos científicos o mediante las bendiciones recibidas de los semidioses, habrán de terminarse cuando el cuerpo se termine. Pero el avance espiritual no se terminará nunca.

La gente no debe pensar que estamos predicando una religión sectaria. No. Estamos simplemente predicando acerca de cómo amar a Dios. Existen muchas teorías referentes a la existencia de Dios. El ateo, por ejemplo, nunca creerá en Dios. Ateos como el profesor Jacques Monod, ganador del premio Nóbel, declaran que todo es casualidad (una teoría que ya había sido presentada hace mucho tiempo por filósofos ateos de India tales como Cārvāka). Además, otras filosofías, tal como la filosofía *karma-mīmāṁsā,* aceptan que si uno prosigue en la ejecución de su trabajo bien y honestamente, el resultado aparecerá automáticamente, sin necesidad de que uno se dirija a Dios. Para demostrarlo, los defensores de esas teorías citan el argumento de que si uno está enfermo con una infección y toma una medicina para contrarrestarla, la enfermedad se neutralizará. Pero nuestro argumento en relación con esto es que a pesar de que uno le dé a un hombre la mejor medicina, aun así puede que muera. Los resultados no siempre pueden predecirse. Por lo tanto, existe una autoridad superior, *daiva-netreṇa,* un director supremo. De no ser así, ¿por qué el hijo de un hombre piadoso y rico se vuelve un "hippie" callejero?, o ¿por qué el médico de un hombre que trabaja muy arduamente y que se vuelve rico, le ordena a éste: "Ya no puede comer nada más, excepto agua de cebada"?

La teoría *karma-mīmāṁsā* sostiene que el mundo funciona sin la suprema dirección de Dios. Filosofías tales como ésas dicen que todo ocurre por lujuria (*kāma-haitukam*). Por lujuria un hombre es atraído por una mujer, por casualidad tienen relaciones sexuales y la mujer queda encinta. De hecho no hay ningún plan para que la mujer quede encinta, pero por una secuencia natural, cuando un hombre y una mujer se unen, se produce un resultado. La teoría atea, que se describe como asúrica, o demoníaca, en el Capítulo Dieciséis de *El Bhagavad-gītā,* dice que de hecho todo ocurre de esa manera, por casualidad y como resultado de una atracción natural. Esa teoría demoníaca sustenta la idea de que si uno quiere evitar tener hijos, puede usar un método anticonceptivo.

No obstante, existe en verdad un gran plan para todo: el plan védico. La literatura védica da instrucciones en lo que respecta a cómo los hombres y las mujeres deben unirse, cómo deben engendrar hijos, y cuál es el propósito de la vida sexual. Kṛṣṇa dice en *El Bhagavad-gītā* que la vida sexual sancionada por el mandamiento védico, o la vida sexual bajo la dirección de las reglas y regulaciones védicas, es genuina y Él la aprueba. Pero la vida sexual casual no es aceptable. Si por casualidad uno siente atracción sexual y de ahí surgen hijos, éstos se denominan *varṇa-saṅkara,* población no deseada. Así actúan los animales inferiores; ello no es aceptable para los seres humanos. Para los seres humanos hay un plan. No podemos aceptar la teoría de que no existe ningún plan para la vida humana, o de que todo nace de la casualidad y la necesidad material.

La teoría de Śaṅkara de que no hay Dios, y de que uno puede continuar con su trabajo e imaginar a Dios de cualquier manera, tan sólo para mantener la paz y la tranquilidad de la sociedad, también está más o menos basada en esta idea de casualidad y necesidad. Nuestro sendero, sin embargo, que es completamente diferente, está basado en la autoridad. Es este divino *varṇāśrama-dharma* el que Kṛṣṇa recomienda, no el sistema de castas tal como se entiende hoy en día. Este sistema de castas moderno está condenado ahora también en India, y debe ser condenado, ya que la clasificación de los diferentes tipos de hombres por su nacimiento, no es el sistema de castas divino o védico.

Existen muchas clases de hombres en la sociedad—unos son ingenieros, otros son médicos, otros son químicos, comerciantes, negociantes, etc. No obstante, estas diversas variedades de clases no deben determinarse por nacimiento, sino por cualidades. No existe ningún sistema de casta por nacimiento sancionado por la literatura védica, ni tampoco nosotros lo aceptamos. No tenemos nada que ver con el sistema de castas, que actualmente también está siendo rechazado en India por la gente. Por el contrario, les damos a todos la oportunidad de volverse *brāhmaṇa* y así alcanzar la etapa más elevada de la vida.

Debido a que en los actuales momentos hay una escasez de *brāhmaṇas,* guías espirituales, y *kṣatriyas,* administradores, y debido a que el mundo entero está siendo regido por *śūdras,* u hombres de la clase laboral, existen muchas desviaciones en la sociedad. Para mitigar todas esas desviaciones es que hemos emprendido este movimiento de conciencia de Kṛṣṇa. Si la clase *brāhmaṇa* es verdaderamente restablecida, las demás órdenes de bien social seguirán automáticamente, tal como cuando el cerebro se encuentra en perfecto orden, las demás partes del cuerpo, tales como los brazos, el estómago y las piernas, actúan todas muy bien.

La meta final de este movimiento es educar a la gente en lo referente a cómo amar a Dios. Caitanya Mahāprabhu aprueba la conclusión de que la perfección más elevada de la vida humana es la de aprender a amar a Dios. El movimiento de conciencia de Kṛṣṇa no tiene nada que ver con la religión hindú ni con ningún sistema de religión. Ningún caballero cristiano estará interesado en cambiar su fe por la hindú. En forma similar, ningún caballero hindú culto estará dispuesto a cambiar su fe por la cristiana. Cambios tales como ésos son para hombres que no tienen ninguna posición social en particular. Pero todo el mundo se interesará en entender la filosofía y la ciencia de Dios, y en tomarla seriamente. Uno debe entender claramente que el movimiento de conciencia de Kṛṣṇa no está predicando la supuesta religión hindú. Estamos dando una cultura espiritual que puede resolver todos los problemas de la vida, y, por lo tanto, está siendo aceptada en el mundo entero.

IV. *Entendiendo a Kṛṣṇa y a Cristo*

Kṛṣṇa o Cristo—el nombre es el mismo

Año de 1974. Cerca del centro ISKCON de Francfort del Main, Alemania Occidental, Śrīla Prabhupāda y varios de sus discípulos salen a una caminata matutina con el padre Emmanuel Jungclaussen, un monje benedictino del monasterio de Niederalteich. El padre Emmanuel, notando que Śrīla Prabhupāda lleva unas cuentas de meditación similares al rosario, explica que él también canta una oración continuamente: "Señor Jesucristo, sé misericordioso con nosotros". La siguiente conversación resultó de ello:

Śrīla Prabhupāda: ¿Cuál es el significado de la palabra *Cristo*?
Padre Emmanuel: *Cristo* proviene del griego *Cristos,* que significa "el ungido".
Śrīla Prabhupāda: *Cristos* es la versión griega de la palabra *Kṛṣṇa.*
Padre Emmanuel: Eso es muy interesante.
Śrīla Prabhupāda: Cuando un hindú invoca a Kṛṣṇa, frecuentemente dice "Kṛṣṭa". *Kṛṣṭa* es una palabra sánscrita que significa "atracción". Así que cuando nos dirigimos a Dios como "Cristo", "Kṛṣṭa", o "Kṛṣṇa", estamos señalando a la misma plenamente atractiva Suprema Personalidad de Dios. Cuando Jesús dijo: "Padre nuestro, que estás en los cielos, santificado sea Tu nombre", ese nombre de Dios era "Kṛṣṭa" o "Kṛṣṇa". ¿Está usted de acuerdo?
Padre Emmanuel: Yo creo que Jesús, como el hijo de Dios, nos ha revelado el verdadero nombre de Dios: Cristo. Podemos llamar a Dios "Padre", pero si queremos dirigirnos a Él por Su verdadero nombre, tenemos que decir "Cristo".

Śrīla Prabhupāda: Sí. "Cristo" es otra manera de decir *Kṛṣṭa,* y "Kṛṣṭa" es otra manera de pronunciar *Kṛṣṇa,* el nombre de Dios. Jesús dijo que uno debe glorificar el nombre de Dios, pero ayer yo oí a un teólogo decir que Dios no tiene ningún nombre—que sólo podemos llamarlo "Padre". Un hijo puede que llame a su padre "Padre", pero el padre también tiene un nombre específico. En forma similar, "Dios" es el nombre general de la Suprema Personalidad de Dios, cuyo nombre específico es Kṛṣṇa. Por lo tanto, bien sea que usted llame a Dios "Cristo", "Kṛṣṭa", o "Kṛṣṇa", en fin de cuentas se está dirigiendo a la misma Suprema Personalidad de Dios.

Padre Emmanuel: Sí, si hablamos del verdadero nombre de Dios, entonces debemos decir "Cristos". En nuestra religión tenemos la Trinidad: el Padre, el Hijo y el Espíritu Santo. Nosotros creemos que podemos conocer el nombre de Dios sólo mediante la revelación del Hijo de Dios. Jesucristo reveló el nombre del Padre, y, por lo tanto, nosotros tomamos el nombre Cristo como el nombre revelado de Dios.

Śrīla Prabhupāda: En realidad, no importa, —*Kṛṣṇa* o *Cristo*— el nombre es el mismo. Lo principal es seguir los mandatos de las Escrituras védicas que recomiendan cantar el nombre de Dios en esta era. La manera más fácil consiste en cantar el *mahā-mantra:* Hare Kṛṣṇa, Hare Kṛṣṇa, Kṛṣṇa Kṛṣṇa, Hare Hare/ Hare Rāma, Hare Rāma, Rāma Rāma, Hare Hare. *Rāma* y *Kṛṣṇa* son nombres de Dios, y *Hare* es la energía de Dios. Así que cuando cantamos el *mahā-mantra* nos dirigimos a Dios, así como a Su energía. Esta energía es de dos clases: la espiritual y la material. En la actualidad nos encontramos en las garras de la energía material. Por lo tanto, le oramos a Kṛṣṇa pidiéndole que tenga la bondad de liberarnos de servir a la energía material y acepte que sirvamos a la energía espiritual. En eso consiste toda nuestra filosofía. *Hare Kṛṣṇa* significa: "¡Oh, energía de Dios!, ¡oh, Dios [Kṛṣṇa]!, por favor, ocúpenme en Su servicio". Nuestra naturaleza es la de prestar servicio. De una forma u otra nos hemos puesto al servicio de las cosas materiales, pero cuando este servicio se transforma en servicio a la energía espiritual, entonces nuestra vida es perfecta. Practicar *bhakti-yoga* [servicio amoroso que se le presta a Dios] significa quedar libre de designaciones tales como "hindú", "musulmán", "cristiano", esto o aquello, y simplemente servir a Dios. Hemos creado las religiones cristiana, hindú y mahometana, pero cuando llegamos a una religión sin designaciones, en la que no pensamos que somos hindúes ni cristianos ni mahometanos, podemos hablar entonces de religión pura, o *bhakti.*

Padre Emmanuel: ¿*Mukti*?
Śrīla Prabhupāda: No, *bhakti*. Cuando hablamos de *bhakti*, *mukti* [el librarse de los sufrimientos materiales] está incluido. Sin *bhakti* no hay *mukti*, pero si actuamos en el plano de *bhakti*, entonces *mukti* está incluido. Eso lo aprendemos de *El Bhagavad-gītā* [14.26]:

māṁ ca yo 'vyabhicāreṇa
bhakti-yogena sevate
sa guṇān samatītyaitān
brahma-bhūyāya kalpate

"Aquel que se dedica por completo al servicio devocional, que no cae bajo ninguna circunstancia, trasciende de inmediato las modalidades de la naturaleza material y alcanza así el nivel de Brahman".
Padre Emmanuel: ¿Brahman es Kṛṣṇa?
Śrīla Prabhupāda: Kṛṣṇa es Parabrahman. El Brahman se comprende en tres aspectos: como Brahman impersonal, como Paramātmā localizado y como Brahman personal. Kṛṣṇa es personal, y Él es el Brahman Supremo, pues Dios es, en fin de cuentas, una persona. En *El Śrīmad-Bhāgavatam* [1.2.11], se confirma eso:

vadanti tat tattva-vidas
tattvaṁ yaj-jñānam advayam
brahmeti paramātmeti
bhagavān iti śabdyate

"Los trascendentalistas eruditos que conocen la Verdad Absoluta llaman a esta sustancia no dual: Brahman, Paramātmā o Bhagavān". El aspecto de la Personalidad Suprema es la máxima comprensión que existe de Dios. Él tiene todas las seis opulencias en pleno: Es el más fuerte, el más rico, el más hermoso, el más famoso, el más sabio y el más renunciado.
Padre Emmanuel: Sí, estoy de acuerdo.
Śrīla Prabhupāda: Debido a que Dios es absoluto, Su nombre, Su forma y Sus cualidades son también absolutos, y no son diferentes de Él. Por lo tanto, cantar el santo nombre de Dios significa asociarse directamente con Él. Cuando uno se asocia con Dios, adquiere cualidades divinas, y al estar completamente purificado, se vuelve un asociado del Señor Supremo.

Padre Emmanuel: Pero nuestra comprensión del nombre de Dios es limitada.
Śrīla Prabhupāda: Sí, somos limitados, pero Dios es ilimitado. Y debido a que Él es ilimitado, o absoluto, Él tiene ilimitados nombres, y cada uno de ellos *es* Dios. Podemos entender Sus nombres en la medida en que se encuentre desarrollado nuestro entendimiento espiritual.
Padre Emmanuel: ¿Puedo hacerle una pregunta? Nosotros los cristianos también predicamos el amor por Dios, y tratamos de experimentar el amor por Dios y prestarle servicio a Él con todo nuestro corazón y con toda nuestra alma. Ahora bien, ¿cuál es la diferencia entre su movimiento y el nuestro? ¿Por qué envía usted a sus discípulos a los países occidentales a predicar el amor por Dios, cuando el Evangelio de Jesucristo está exponiendo el mismo mensaje?
Śrīla Prabhupāda: El problema es que los cristianos no siguen los mandamientos de Dios. ¿Está usted de acuerdo?
Padre Emmanuel: Sí, en gran parte tiene usted razón.
Śrīla Prabhupāda: Entonces, ¿cuál es el significado del amor de los cristianos por Dios? Si uno no sigue las órdenes de Dios, entonces ¿dónde está su amor? Por lo tanto, hemos venido a enseñar lo que significa amar a Dios: si uno lo ama, no puede desobedecer Sus órdenes. Y si uno es desobediente, su amor no es verdadero.

En el mundo entero, la gente no ama a Dios sino a sus perros. El movimiento de conciencia de Kṛṣṇa es por ello necesario para enseñarle a la gente a revivir su olvidado amor por Dios. No sólo los cristianos, sino también los hindúes, los musulmanes y todos los demás, son culpables. Ellos se han estampado los títulos de "cristiano", "hindú", o "mahometano", pero no obedecen a Dios. Ése es el problema.
Visitante: ¿Podría usted decirme de qué manera los cristianos son desobedientes?
Śrīla Prabhupāda: Sí. El primer punto es que ellos violan el mandamiento "No matarás" al mantener mataderos. ¿Está usted de acuerdo en que se está violando este mandamiento?
Padre Emmanuel: Personalmente estoy de acuerdo.
Śrīla Prabhupāda: Bueno. Así que si los cristianos quieren amar a Dios, deben dejar de matar animales.
Padre Emmanuel: Pero, ¿no es el punto más importante. . . ?
Śrīla Prabhupāda: Pero si uno pasa por alto un punto, habrá un error en sus cálculos. Después de eso no importa lo que sume o reste, ya hay un

error en el cálculo, y todo lo que sigue también estará equivocado. No podemos únicamente aceptar aquella parte que nos gusta de la Escritura y rechazar lo que no nos gusta, y aun así esperar obtener el resultado. Por ejemplo, una gallina pone huevos con su parte trasera y come con su pico. El granjero puede que piense: "La parte delantera de la gallina es muy cara debido a que tengo que alimentarla. Mejor la corto". Pero si falta la cabeza, ya no habrá más huevos, debido a que el cuerpo estará muerto. En forma similar, si rechazamos la parte difícil de las Escrituras, y obedecemos la parte que nos gusta, semejante interpretación no nos ayudará. Tenemos que aceptar todos los mandatos de la Escritura tal como están dados, no sólo aquellos que nos convienen. Si uno no sigue la primera orden: "No matarás", entonces, ¿cómo puede hablarse de amor por Dios?

Visitante: Los cristianos interpretan que este mandamiento se les aplica a los seres humanos, no a los animales.

Śrīla Prabhupāda: Eso significaría que Cristo no fue lo suficientemente inteligente como para usar la palabra adecuada: *asesinar*. Existe *matanza,* y existe *asesinato. Asesinar* se refiere a los seres humanos. ¿Crec usted que Jesús no fue lo suficientemente inteligente como para utilizar la palabra adecuada *—asesinar—* en vez de la palabra *matar*? *Matar* se refiere a cualquier clase de matanza, y especialmente la matanza de animales. Si Jesús se hubiera referido simplemente a la matanza de seres humanos, habría utilizado la palabra *asesinar.*

Padre Emmanuel: Pero en El Viejo Testamento el mandamiento "No matarás" sí se refiere a asesinar. Y cuando Jesús dijo: "No matarás", extendió ese mandamiento para que significara que un ser humano no sólo debe refrenarse de matar a otro ser humano, sino que también debe tratarlo con amor. Él nunca habló acerca de la relación del hombre con otras entidades vivientes, sino sólo acerca de su relación con otros seres humanos. Cuando él dijo: "No matarás", él también quiso decir en el sentido mental y emocional—que uno no debe insultar a nadie ni herirlo, ni tratarlo mal, etc.

Śrīla Prabhupāda: No nos interesa este o aquel testamento, sino sólo las palabras usadas en los mandamientos. Si usted quiere interpretar esas palabras, eso es otra cosa. Nosotros entendemos el significado directo. "No matarás" significa: "Los cristianos no deben matar". Usted puede presentar interpretaciones con objeto de continuar la manera de actuar de hoy en día, pero nosotros entendemos muy claramente que no hay necesidad de interpretación. La interpretación se necesita si las cosas no están claras. Pero aquí el significado está claro. "No matarás" es una instrucción clara. ¿Por qué habríamos de interpretarla?

Padre Emmanuel: ¿Acaso no es matanza también el comer plantas?

Śrīla Prabhupāda: La filosofía vaiṣṇava nos enseña que ni siquiera debemos matar plantas innecesariamente. En *El Bhagavad-gītā* [9.26], Kṛṣṇa dice:

patraṁ puṣpaṁ phalaṁ toyaṁ
yo me bhaktyā prayacchati
tad ahaṁ bhakty-upahṛtam
aśnāmi prayatātmanaḥ

"Si alguien Me ofrece con amor y devoción una hoja, una flor, una fruta o un poco de agua, Yo lo aceptaré". Nosotros le ofrecemos a Kṛṣṇa sólo la clase de comida que Él exige, y luego comemos los remanentes. Si el ofrecer comida vegetariana a Kṛṣṇa fuera pecaminoso, entonces sería pecado de Kṛṣṇa, no nuestro. Pero Dios es *apāpa-viddha*—las reacciones pecaminosas no se le aplican a Él. Él es como el Sol, el cual es tan poderoso que puede purificar incluso la orina—cosa imposible que nosotros hagamos. Kṛṣṇa es también como un rey, quien puede ordenar que un asesino sea ahorcado, mas él mismo se encuentra exento de castigo por ser muy poderoso. Comer alimentos que primero se le ofrecieron al Señor es además algo así como el caso de un soldado que mata durante la guerra. En una guerra, cuando el comandante le ordena a un hombre que ataque, el soldado obediente que mata al enemigo recibirá una medalla. Pero si el mismo soldado mata a alguien por su propia cuenta, será castigado. De igual manera, cuando comemos sólo *prasāda* [los remanentes de la comida ofrecida a Kṛṣṇa], no cometemos ningún pecado. Eso se confirma en *El Bhagavad-gītā* [3.13]:

yajña-śiṣṭāśinaḥ santo
mucyante sarva-kilbiṣaiḥ
bhuñjate te tv aghaṁ pāpā
ye pacanty ātma-kāraṇāt

"Los devotos del Señor se liberan de todas las clases de pecados debido a que comen comida que primero se ofreció como sacrificio. Otras personas, que preparan comida para el disfrute personal de los sentidos, en verdad comen sólo pecado".

Padre Emmanuel: ¿No puede Kṛṣṇa dar permiso de comer animales?

Śrīla Prabhupāda: Sí—en el reino animal. Pero el ser humano civilizado, el ser humano religioso, no está destinado a matar y comer animales. Si ustedes dejan de matar animales y cantan el santo nombre de Cristo, todo será perfecto. No he venido a enseñarles, sino sólo a pedirles que, por favor, canten el nombre de Dios. La Biblia también exige esto de ustedes. Así que, por favor, cooperemos y cantemos, y si ustedes tienen algún prejuicio en contra del canto del nombre Kṛṣṇa, entonces canten "Cristos" o "Kṛṣṭa"—no hay diferencia. Śrī Caitanya dijo: *nāmnām akāri bahudhā nija-sarva-śaktiḥ.* "Dios tiene millones y millones de nombres, y debido a que no hay diferencia entre el nombre de Dios y Él Mismo, cada uno de estos nombres tiene la misma potencia que Dios". Por lo tanto, incluso si uno acepta designaciones tales como "hindú", "cristiano" o "mahometano", si simplemente canta el nombre de Dios que se encuentra en sus propias Escrituras, alcanzará el plano espiritual. La vida humana tiene por objeto la autorrealización—aprender a amar a Dios. Ésa es la verdadera belleza del hombre. Bien sea que uno lleve a cabo ese deber como hindú, cristiano o mahometano, no importa—pero ¡háganlo!

Padre Emmanuel: Estoy de acuerdo.

Śrīla Prabhupāda: [señalando un rosario de ciento ocho cuentas de meditación]: Nosotros tenemos siempre estas cuentas, tal como usted tiene su rosario. Usted está cantando, pero ¿por qué no cantan también los demás cristianos? ¿Por qué habrían de pasar por alto esta oportunidad que tienen como seres humanos? Los perros y los gatos no pueden cantar, pero nosotros sí porque tenemos una lengua humana. Si cantamos los santos nombres de Dios, no podemos perder nada; por el contrario, ganamos enormemente. Mis discípulos practican el canto de Hare Kṛṣṇa constantemente. También podrían ir al cine, o hacer tantas otras cosas, pero han abandonado todo. Ellos no comen ni pescado ni carne ni huevos, no se drogan, no beben, no fuman, no participan de juegos de azar, no especulan, y no tienen relaciones sexuales ilícitas. Pero sí cantan el santo nombre de Dios. Si usted gusta cooperar con nosotros, entonces vaya a las iglesias y cante: "Cristo", "Kṛṣṭa" o "Kṛṣṇa". ¿Cuál podría ser la objeción?

Padre Emmanuel: No hay ninguna. Por mi parte, me encantaría unirme a ustedes.

Śrīla Prabhupāda: No, le estamos hablando a usted como representante de la iglesia cristiana. En vez de mantener las iglesias cerradas, ¿por qué no nos las dan a nosotros? Cantaríamos ahí el santo nombre de Dios las veinticuatro horas del día. En muchos lugares hemos comprado iglesias que estaban prácticamente cerradas, debido a que nadie las visitaba. En Londres, vi cientos de iglesias que estaban cerradas o que se estaban utilizando con propósitos mundanos. Nosotros compramos una iglesia así en Los Ángeles. Nos fue vendida porque nadie la estaba visitando, pero si usted visita esa misma iglesia hoy en día, verá miles de personas. Cualquier persona inteligente puede entender lo que Dios es en cinco minutos; no requiere cinco horas.
Padre Emmanuel: Yo entiendo.
Śrīla Prabhupāda: Pero la gente no. La enfermedad de ellos es que no quieren entender.
Visitante: Yo creo que entender a Dios no es una cuestión de inteligencia, sino una cuestión de humildad.
Śrīla Prabhupāda: Humildad significa inteligencia. El humilde y el manso poseen el reino de Dios. Eso se afirma en La Biblia, ¿no es así? Pero la filosofía de los sinvergüenzas es que todo el mundo es Dios, y hoy en día esa idea se ha vuelto popular. Así que, nadie es humilde y manso. Si todo el mundo se cree Dios, ¿por qué habría de ser humilde y manso? Por lo tanto, yo les enseño a mis discípulos cómo volverse humildes y mansos. Ellos siempre ofrecen sus respetuosas reverencias en el templo y al maestro espiritual, y de esa manera avanzan. Las cualidades de humildad y mansedumbre conducen muy rápidamente a la comprensión espiritual. En las Escrituras védicas se dice: "A aquellos que tienen fe firme en Dios y en el maestro espiritual, quien es Su representante, el significado de las Escrituras védicas les es revelado".
Padre Emmanuel: Pero, ¿no debería ofrecérseles esta humildad a todos los demás también?
Śrīla Prabhupāda: Sí, pero hay dos clases de respeto: el especial y el ordinario. Śrī Kṛṣṇa Caitanya enseñó que no debemos esperar honor para nosotros mismos, pero debemos siempre respetar a todos los demás, aunque sean irrespetuosos con nosotros. Mas un respeto especial debe dárseles a Dios y a Su devoto puro.
Padre Emmanuel: Sí, estoy de acuerdo.
Śrīla Prabhupāda: Yo creo que los sacerdotes cristianos deben cooperar con el movimiento de conciencia de Kṛṣṇa. Ellos deben cantar el nombre

de Cristo o Cristos, y no deben permitir más que continúe la matanza de animales. Este programa sigue las enseñanzas de La Biblia; yo no inventé esa filosofía. Por favor, actúen de acuerdo con ello y verán cómo la situación del mundo cambiará.

Padre Emmanuel: Le estoy muy agradecido.

Śrīla Prabhupāda: Hare Kṛṣṇa.

Cristo, los cristianos, y Kṛṣṇa

El líder espiritual del movimiento Hare Kṛṣṇa reconoce aquí al Señor Jesucristo como "el hijo de Dios, el representante de Dios... nuestro guru... nuestro maestro espiritual". Sin embargo, tiene unas palabras duras para aquellos que actualmente declaran ser seguidores de Cristo....

El Śrīmad-Bhāgavatam declara que cualquier predicador genuino de conciencia de Dios debe tener las cualidades de *titikṣā* (tolerancia) y *karuṇā* (compasión). En la personalidad del Señor Jesucristo encontramos ambas cualidades. Él fue tan tolerante que, incluso mientras estaba siendo crucificado, no condenó a nadie. Y fue tan compasivo, que le oró a Dios pidiéndole que perdonara a las mismas personas que estaban tratando de matarlo. (Desde luego, ellos no podían verdaderamente matarlo. Pero estaban pensando que él podía ser muerto, así que estaban cometiendo una gran ofensa.) Mientras Cristo estaba siendo crucificado, él oró: "Padre, perdónalos. No saben lo que hacen".

Un predicador de conciencia de Dios es amigo de todos los seres vivientes. El Señor Jesucristo dio ejemplo de esto al enseñar: "No matarás". Pero a los cristianos les gusta malinterpretar esa instrucción. Ellos creen que los animales no tienen alma, y, por lo tanto, creen que pueden matar libremente billones de animales inocentes en los mataderos. Así pues, aunque hay muchas personas que pretenden ser cristianas, sería muy difícil encontrar a una que siga estrictamente las instrucciones del Señor Jesucristo.

Un vaiṣṇava se siente infeliz al ver el sufrimiento de otras personas. Por lo tanto, el Señor Jesucristo accedió a ser crucificado—para liberar a los demás de su sufrimiento. Pero sus seguidores son tan infieles, que han decidido: "Sigamos cometiendo pecados, y que Cristo sufra por nosotros". Ellos aman a Cristo tanto, que piensan: "Mi querido Cristo, somos muy débiles. No podemos dejar nuestras actividades pecaminosas. Así que por favor, sufre por nosotros".

Jesucristo enseñó: "No matarás". Pero sus seguidores han decidido ahora: "Matemos de todas maneras", y abren grandes, modernos, y científicos mataderos. "Si hay algún pecado, Cristo sufrirá por nosotros". Ésa es una conclusión de lo más abominable.

Cristo puede sufrir por los pecados anteriores de sus devotos. Pero, en primer lugar, ellos tienen que estar cuerdos: "¿Por qué voy a hacer que Jesucristo sufra por mis pecados? Detendré mis actividades pecaminosas".

Supóngase que un hombre —el hijo favorito de su padre— comete un asesinato. Y supóngase que él piensa: "Si se presenta algún castigo, mi padre puede sufrir por mí". ¿Lo permitirá la ley? Cuando el asesino es arrestado y dice: "No, no. Libérenme a mí y arresten a mi padre; yo soy su hijo mimado", ¿accederán los oficiales de la policía al pedido de ese necio? *Él* cometió el asesinato, pero, ¡piensa que *su padre* debe sufrir el castigo! ¿Es ésa una proposición cuerda? "No. *Usted* ha cometido el asesinato; *usted* debe ser ahorcado". En forma similar, cuando uno comete actividades pecaminosas, uno debe sufrir—no Jesucristo. Ésa es la ley de Dios.

¡Jesucristo fue una personalidad tan grande!—el hijo de Dios, el representante de Dios. Él no era culpable de nada. Aun así, fue crucificado. Él quería distribuir conciencia de Dios, pero a cambio lo crucificaron—fueron así de desagradecidos. Ellos no pudieron apreciar su predicación. Pero nosotros lo apreciamos a él, y le damos pleno honor como el representante de Dios.

Por supuesto que el mensaje que Cristo predicó estaba ajustado a su tiempo, lugar y país particulares, y era justamente el adecuado para un grupo particular de personas. Pero desde luego, él es el representante de Dios. Por lo tanto, nosotros adoramos al Señor Jesucristo, y le ofrecemos nuestras reverencias a él.

Una vez, en Melbourne, un grupo de ministros cristianos vino a visitarme. Ellos me preguntaron: "¿Qué idea tiene usted de Jesucristo?". Yo les dije: "Él es nuestro *guru*. Él está predicando conciencia de Dios, así que es nuestro maestro espiritual". Los ministros apreciaron mucho esto.

En verdad, todo aquel que está predicando las glorias de Dios debe ser aceptado como *guru*. Jesucristo es una de esas grandes personalidades. No debemos pensar en él como si fuera un ser humano ordinario. Las Escrituras dicen que todo aquel que considera al maestro espiritual un hombre ordinario, tiene una mentalidad infernal. Si Jesucristo fuera un hombre ordinario, entonces no habría podido distribuir conciencia de Dios.

No matarás

Julio de 1973. Cerca de París, en un retiro monástico, Śrīla Prabhupāda conversó con el cardenal Jean Daniélou: "... La Biblia no dice únicamente: 'No mate al ser humano'. Dice en general: 'No matarás', ... ¿por qué interpreta usted esto a su propia conveniencia?".

Śrīla Prabhupāda: Jesucristo dijo: "No matarás". Así que ¿por qué los cristianos se ocupan de matar animales?

Cardenal Daniélou: Desde luego que en el cristianismo está prohibido matar, pero nosotros creemos que existe una diferencia entre la vida de un ser humano y la vida de las bestias. La vida de un ser humano es sagrada debido a que el hombre está hecho a imagen de Dios; por lo tanto, está prohibido matar a un ser humano.

Śrīla Prabhupāda: Pero La Biblia no dice únicamente: "No mate al ser humano". Dice en general: "No matarás".

Cardenal Daniélou: Nosotros creemos que sólo la vida humana es sagrada.

Śrīla Prabhupāda: Ésa es una interpretación suya. El mandamiento dice: "No matarás".

Cardenal Daniélou: Es necesario que el hombre mate a los animales para tener qué comer.

Śrīla Prabhupāda: No. El hombre puede comer granos, verduras, frutas y leche.

Cardenal Daniélou: ¿Ninguna carne?

Śrīla Prabhupāda: No. Los seres humanos están destinados a comer alimentos vegetarianos. El tigre no viene a comerse las frutas suyas. La carne animal es el alimento que él tiene prescrito. Pero la comida del hombre consiste en verduras, frutas, granos y productos lácteos. Así que, ¿cómo puede decir que matar animales no es pecado?

Cardenal Daniélou: Nosotros creemos que es cuestión de la motivación. Si la matanza de un animal se hace para darle comida al hambriento, entonces está justificada.

Śrīla Prabhupāda: Pero piense en la vaca: bebemos su leche; por lo tanto, es nuestra madre, ¿está usted de acuerdo?

Cardenal Daniélou: Sí, por supuesto.

Śrīla Prabhupāda: Así que si la vaca es su madre, ¿cómo puede usted respaldar que la maten? Usted toma leche de ella, y cuando ella está vieja y no puede darle leche, le corta el cuello. ¿Es ésa una proposición muy humana? En la India se les aconseja a aquellos que comen carne que maten algunos animales inferiores, como las cabras, los cerdos, o incluso el búfalo. Pero la matanza de la vaca es el pecado más grande de todos. Al predicar conciencia de Kṛṣṇa, le pedimos a la gente que no coma ninguna clase de carne, y mis discípulos siguen estrictamente este principio. Pero si, bajo ciertas circunstancias, otras personas se ven obligadas a comer carne, entonces deben comer la carne de algún animal inferior. No mate vacas. Es el pecado más grande de todos. Y mientras un hombre sea pecador, no puede entender a Dios. La principal misión del ser humano consiste en entender a Dios y amarlo a Él. Pero si uno permanece como pecador, nunca será capaz de entender a Dios—¡qué decir de amarlo!

Cardenal Daniélou: Yo creo que quizás ése no es un punto esencial. Lo importante es amar a Dios. Los mandamientos prácticos puede que varíen de una religión a otra.

Śrīla Prabhupāda: Así pues, en La Biblia, el mandamiento práctico de Dios es que usted no debe matar; por lo tanto, la matanza de vacas es un pecado para usted.

Cardenal Daniélou: Dios les dice a los hindúes que el matar no es bueno, y les dice a los judíos que...

Śrīla Prabhupāda: No, no. Jesucristo enseñó: "No matarás". ¿Por qué interpreta usted esto a su propia conveniencia?

Cardenal Daniélou: Pero Jesús permitió el sacrificio del cordero pascual.

Śrīla Prabhupāda: Pero él nunca mantuvo un matadero.

Cardenal Daniélou: [Se ríe.] No, pero sí comió carne.

Śrīla Prabhupāda: Cuando no hay más comida, alguien puede comer carne para no morirse de hambre. Eso es otra cosa. Pero es de lo más pecaminoso mantener mataderos regularmente sólo para satisfacer su lengua. En verdad, ni siquiera tendrán una sociedad humana hasta que se detenga esta cruel práctica de mantener mataderos. Y si bien la matanza animal puede que a veces sea necesaria para la supervivencia, al menos el animal madre, la vaca, no debe ser matado. Eso es simplemente decencia humana. En el movimiento de conciencia de Kṛṣṇa, es una práctica nuestra el no permitir la matanza de ningún animal. Kṛṣṇa dice: *patram puṣpaṁ phalaṁ toyaṁ yo me bhaktyā prayacchati:* "Verduras, frutas, leche y granos deben ser ofrecidos a Mí con devoción". [*El Bhagavad-gītā* 9.26] Nosotros comemos sólo los remanentes de la comida de Kṛṣṇa (*prasāda*). Los árboles nos ofrecen muchas variedades de frutas, pero los árboles no son matados. Por supuesto, una entidad viviente es comida de otra entidad viviente, pero eso no significa que usted puede matar a su madre para comérsela. Las vacas son inocentes; ellas nos dan leche. Usted toma su leche—y luego las mata en el matadero. Eso es pecaminoso.

Discípulo: Śrīla Prabhupāda, el cristianismo sanciona el comer carne basado en la idea de que las especies inferiores de vida no tienen un alma como la del ser humano.

Śrīla Prabhupāda: Eso es una necedad. Primero que todo, tenemos que entender la prueba de la presencia del alma dentro del cuerpo. Luego podremos ver si el ser humano tiene un alma y la vaca no. ¿Cuáles son las características diferentes entre la vaca y el hombre? Si encontramos una diferencia en las características, entonces podremos decir que en el animal no hay alma. Pero si vemos que el animal y el ser humano tienen las mismas características, entonces ¿cómo puede usted decir que el animal no tiene alma? Los síntomas generales son: que el animal come, el ser humano come; el animal duerme, el ser humano duerme; el animal se aparea, el ser humano se aparea; el animal se defiende, y el ser humano se defiende. ¿Cuál es la diferencia?

Cardenal Daniélou: Nosotros admitimos que en el animal puede que exista el mismo tipo de existencia biológica que en el hombre, pero no hay alma. Nosotros creemos que el alma es un alma humana.

Śrīla Prabhupāda: Nuestro *Bhagavad-gītā* dice *sarva-yoniṣu:* "En todas las especies de vida existe el alma". El cuerpo es como un traje. Usted tiene ropa negra; yo estoy vestido con ropa azafrán. Pero dentro de la vestimenta usted es un ser humano, y yo también soy un ser humano. De igual manera, los cuerpos de las diferentes especies son como diferentes tipos de vestimenta. Existen 8.400.000 especies, o vestimentas, pero dentro de cada una de ellas hay un alma espiritual, una parte o porción de Dios. Supóngase que un hombre tiene dos hijos, uno más capacitado que el otro. El primero puede que sea un juez de la corte suprema, y el otro puede que sea un obrero común, pero el padre los acepta a ambos como sus hijos. Él no hace diferencias diciendo que el hijo que es juez es muy importante, y que el hijo obrero no es importante. Y si el hijo juez dice: "Mi querido padre, tu otro hijo es inútil; déjame cortarlo en pedazos y comérmelo", ¿accederá el padre a eso?

Cardenal Daniélou: Desde luego que no, pero la idea de que toda vida es parte de la vida de Dios nos resulta difícil de admitir. Hay una gran diferencia entre la vida humana y la vida animal.

Śrīla Prabhupāda: Esa diferencia se debe al desarrollo de conciencia. En el cuerpo humano hay una conciencia desarrollada. Hasta un árbol tiene alma, pero la conciencia del árbol no está muy desarrollada. Si usted corta un árbol, éste no se resiste. En verdad, sí se resiste, pero sólo en un grado muy pequeño. Hay un científico de nombre Jagadish Chandra Bose que ha hecho una máquina que muestra cómo los árboles y las plantas son capaces de sentir dolor cuando son cortados. Y podemos ver directamente que cuando alguien va a matar a un animal, éste se resiste, grita, hace un sonido horrible. Así que es cuestión del desarrollo de conciencia. Mas el alma se encuentra presente dentro de todos los seres vivientes.
Cardenal Daniélou: Pero metafísicamente, la vida de un hombre es sagrada. Los seres humanos piensan en un plano más elevado que los animales.
Śrīla Prabhupāda: ¿Cuál es ese plano más elevado? El animal come para mantener su cuerpo, y usted también come con objeto de mantener su cuerpo. La vaca come pasto en el campo, y el ser humano come carne de un inmenso matadero lleno de máquinas modernas. Pero el solo hecho de que usted tiene grandes máquinas y una escena horripilante, mientras que el animal simplemente come pasto, no significa que usted es tan adelantado que sólo dentro de su cuerpo hay un alma, y que no hay alma dentro del cuerpo del animal. Eso es ilógico. Podemos ver que las características básicas son las mismas en el animal y en el ser humano.
Cardenal Daniélou: Pero sólo en los seres humanos encontramos una busca metafísica en pos del significado de la vida.
Śrīla Prabhupāda: Sí. Así que metafísicamente indague por qué usted cree que no hay alma en el animal—eso es metafísica. Si usted está pensando metafísicamente, eso está muy bien. Pero si usted está pensando como un animal, entonces ¿de qué sirve su estudio metafísico? *Metafísico* significa "por encima de lo físico" o, en otras palabras, "espiritual". En *El Bhagavad-gītā,* Kṛṣṇa dice *sarva-yoniṣu kaunteya:* "En cada ser viviente hay un alma espiritual". Eso es entendimiento metafísico. Ahora bien, o usted acepta las enseñanzas de Kṛṣṇa como metafísicas, o usted tendrá que tomar por metafísica la opinión de un necio de tercera categoría. ¿Cuál acepta usted?
Cardenal Daniélou: Pero, ¿por qué Dios crea a unos animales que comen a otros animales? Pareciera ser que hay un error en la creación.
Śrīla Prabhupāda: No es un error. Dios es muy bondadoso. Si usted quiere comer animales, entonces Él le dará plena facilidad para ello. Dios

le dará el cuerpo de un tigre en su siguiente vida, de manera que usted pueda comer carne muy libremente. "¿Por qué estás manteniendo mataderos? Te daré colmillos y garras. Ahora ¡come!". Así que a los que comen carne les espera semejante castigo. Las personas que comen animales se vuelven tigres, lobos, gatos y perros en su siguiente vida—para tener mayor facilidad.

V. Practicando yoga en la era de riña

La encarnación del amor por Dios

Hace sólo quinientos años, el Señor Caitanya Mahāprabhu, un gran santo y místico, profetizó que el mantra Hare Kṛṣṇa se escucharía en todos los pueblos y aldeas del mundo. En una época en la que el hombre occidental estaba dirigiendo su espíritu explorador hacia el estudio del universo físico y la circunnavegación del globo, en India, Śrī Caitanya estaba inaugurando y dirigiendo una revolución encauzada hacia el yo interno del individuo. Su movimiento inundó el subcontinente, conquistó millones de seguidores, e influenció profundamente el futuro del pensamiento filosófico y religioso tanto de India como de Occidente. En la siguiente charla, presentada en noviembre de 1969 en el Conway Hall de Londres, Śrīla Prabhupāda describe la divina aparición de Śrī Caitanya.

Śrī Caitanya Mahāprabhu, el *avatāra* dorado, apareció en India hace casi quinientos años. En India, se acostumbra que cuando un niño nace se llama a un astrólogo. Cuando el Señor Kṛṣṇa, la Suprema Personalidad de Dios, apareció hace cinco mil años, Su padre llamó a Gargamuni, quien dijo: "Este niño se encarnó anteriormente con tres diferentes colores de tez, tales como rojo y dorado, y ahora ha aparecido con un color negruzco". En las Escrituras se dice que el color de Kṛṣṇa es negruzco, tal como el color de una nube. Se considera que el Señor Caitanya es Kṛṣṇa que aparece con tez dorada.

Hay muchas pruebas en la literatura védica de que Caitanya Mahāprabhu es una encarnación de Kṛṣṇa, y esto está confirmado por estudiosos y devotos. En *El Śrīmad-Bhāgavatam* se confirma que la encarnación de Kṛṣṇa, o Dios, para la era actual, Kali-yuga, estará siempre dedicada a describir a Kṛṣṇa. Él es Kṛṣṇa, pero en el papel de devoto de Kṛṣṇa se describe a Sí Mismo. Y en esta era, la tez de Su cuerpo no será negruzca. Eso significa que podría ser blanca, roja o amarilla, debido a que estos cuatro colores —blanco, rojo, amarillo y negro— son los colores que adoptan las encarnaciones para las diferentes eras. Por lo tanto, como los colores rojo, blanco y negruzco ya habían sido adoptados por encarnaciones anteriores, Caitanya Mahāprabhu adopta el color restante, el dorado. Su tez no es negruzca, pero Él es Kṛṣṇa.

Otro rasgo de este *avatāra* es que Él siempre está acompañado por Sus asociados. En el retrato de Caitanya Mahāprabhu, uno observará que Él siempre está seguido por muchos devotos que cantan. Cuando Dios se encarna, tiene dos misiones, como se declara en *El Bhagavad-gītā.* Ahí Kṛṣṇa dice: "Cuando quiera que Yo aparezco, Mi misión es la de liberar a los piadosos devotos y aniquilar a los demonios". Cuando Kṛṣṇa apareció, tuvo que matar a muchos demonios. Si vemos un retrato de Viṣṇu, habremos de notar que tiene una caracola, una flor de loto, una maza y un disco. Estos dos últimos artículos tienen por objeto ser usados en la matanza de demonios. En este mundo hay dos clases de hombres: los demonios y los devotos. A los devotos se les llama semidioses; ellos son prácticamente como Dios, debido a que tienen cualidades divinas. Aquellos que son devotos se denominan personas divinas, y aquellos que no son devotos, que son ateos, se denominan demonios. Así que Kṛṣṇa, o Dios, viene con dos misiones: darles protección a los devotos, y destruir a los demonios. En esta era, la misión de Caitanya Mahāprabhu es también ésa: liberar a los devotos y aniquilar a los no devotos, a los demonios. Pero en esta era, Él tiene un arma diferente. Esa arma no es una maza ni un disco ni un arma letal—Su arma es el movimiento de *saṅkīrtana.* Al implantar el movimiento de *saṅkīrtana,* Él mató la mentalidad demoníaca de la gente. Ésa es la importancia específica del Señor Caitanya. En esta era, la gente ya se está matando entre sí. Han descubierto armas atómicas para matarse unos a otros, así que no hay necesidad de que Dios los mate. Mas Él apareció para matar su mentalidad demoníaca. Ello es posible mediante este movimiento de conciencia de Kṛṣṇa.

Por lo tanto, en *El Śrīmad-Bhāgavatam* se dice que ésa es la encarnación de Dios de esta era. Y ¿quién lo adora? El proceso es muy sencillo. Tan sólo mantenga consigo un retrato del Señor Caitanya con Sus asociados. El Señor Caitanya se encuentra en el centro, acompañado por Sus asociados principales: Nityānanda, Advaita, Gadādhara y Śrīvāsa. Uno simplemente tiene que mantener consigo ese retrato. Puede tenerse en cualquier parte. No es necesario acudir a nosotros para ver ese retrato. Cualquiera puede tenerlo en su hogar, cantar este *mantra* Hare Kṛṣṇa, y así adorar al Señor Caitanya. Ése es el sencillo método. Pero, ¿quién va a captar ese sencillo método? Aquellos que tienen una buena inteligencia. Sin mucha molestia, si uno simplemente mantiene en casa un retrato de Śrī Caitanya Mahāprabhu y canta Hare Kṛṣṇa, entonces llegará a comprender a Dios. Cualquiera puede adoptar este sencillo método. En él no hay gasto alguno, no hay ningún impuesto, ni tampoco hay necesidad de construir un gran templo o una gran iglesia. Cualquiera, en cualquier parte, puede sentarse en la carretera o debajo de un árbol y cantar el *mantra* Hare Kṛṣṇa, y adorar a Dios. Por lo tanto, es una gran oportunidad. Por ejemplo, en la vida mercantil o política, a veces uno encuentra una gran oportunidad. Aquellos que son políticos inteligentes aprovechan una buena oportunidad y la vuelven un éxito la primera vez que se presenta. En forma similar, en esta era, aquellos que tienen bastante inteligencia se entregan a este movimiento de *saṅkīrtana,* y avanzan muy rápidamente. Al Señor Caitanya se le llama: "el *avatāra* dorado". *Avatāra* significa "que desciende, que baja". Así como uno puede bajar desde el quinto piso o desde el centésimo piso de un edificio, un *avatāra* baja desde los planetas espirituales del cielo espiritual. El cielo que vemos a simple vista o con un telescopio es sólo el cielo material. Pero más allá de ese cielo hay otro, que no es posible ver con nuestros ojos ni instrumentos. Esa información se encuentra en *El Bhagavad-gītā;* no es producto de la imaginación. Kṛṣṇa dice que más allá del cielo material hay otro cielo, el cielo espiritual.

Tenemos que tomar las palabras de Kṛṣṇa tales como son. Por ejemplo, a los niños les enseñamos que más allá de Inglaterra hay unos lugares llamados Alemania e India, y el niño tiene que aprender acerca de esos lugares oyendo la versión del maestro, pues ellos se encuentran más allá de su esfera. En forma similar, más allá de este cielo material hay otro cielo. Para encontrarlo, uno no puede hacer más experimentos que los que un niño puede hacer para encontrar Alemania o India. Eso no es posible. Si queremos adquirir conocimiento, tenemos entonces que aceptar la autoridad de alguien. De igual manera, si queremos saber qué hay más allá del mundo material, tenemos entonces que aceptar la autoridad védica; de lo contrario no hay posibilidad alguna de llegar a saberlo—se encuentra más allá del conocimiento material. Uno no puede ir a los planetas lejanos de este universo, y, ¿qué diremos de ir más allá de este universo? Los cálculos indican que para ir con la maquinaria moderna al planeta más lejano de este universo, se tendría que viajar durante cuarenta mil años luz. Así que ni siquiera podemos viajar dentro de este cielo material. Nuestra vida y nuestros medios son tan limitados, que no podemos tener conocimiento adecuado ni siquiera de este mundo material.

En *El Bhagavad-gītā,* cuando Arjuna le preguntó a Kṛṣṇa: "¿Tendrías la bondad de explicarme en qué medida están actuando Tus energías?", el Señor Supremo le dio muchísimos ejemplos, y al final le dijo por último: "Mi querido Arjuna, ¿qué voy a explicarte acerca de Mis energías? No es posible en absoluto que tú entiendas. Pero puedes al menos imaginarte la expansión de Mis energías: este mundo material, que consiste en millones de universos, es un despliegue de sólo una cuarta parte de Mi creación". No podemos calcular la posición ni siquiera de un universo, y hay millones de universos. Además, más allá de ellos se encuentra el cielo espiritual, y existen millones de planetas espirituales. Toda esta información se encuentra a nuestra disposición en la literatura védica. Si uno acepta la literatura védica, puede entonces obtener ese conocimiento. Si uno no la acepta, no hay otra manera de lograrlo. Eso queda a nuestra elección. Por lo tanto, de acuerdo con la civilización védica, cuando quiera que un *acārya* habla, de inmediato hace referencia a la literatura védica. Así, las demás personas aceptarán: "Sí, está correcto". En una corte judicial, el abogado hace referencia a los pasados juicios de la corte, y si su caso no presenta fallas, el juez acepta. De manera similar, si uno puede presentar pruebas tomadas de los *Vedas,* se entiende entonces que su posición es verdadera.

El *avatāra* de esta era, el Señor Caitanya, está descrito en la literatura védica. No podemos aceptar a nadie como *avatāra* a menos que posea las señales que se describen en las Escrituras. Nosotros no aceptamos caprichosamente al Señor Caitanya como un *avatāra* en base a votos. Hoy en día se ha vuelto una moda el que cualquier hombre pueda presentarse y decir que es Dios o una encarnación de Dios, y algunos necios y sinvergüenzas lo acepten: "¡Oh!, él es Dios". Nosotros no aceptamos a un *avatāra* de esa manera. Buscamos pruebas en los *Vedas.* Las características de un *avatāra* deben responder a las descripciones de los *Vedas.* En ese caso sí lo aceptamos; de lo contrario, no. Para cada *avatāra* hay una descripción en los *Vedas:* Él aparecerá en tal y cual lugar, con tal y cual forma, y actuará de tal y cual manera. Ésa es la naturaleza del testimonio védico.

En *El Śrīmad-Bhāgavatam* hay una lista de los *avatāras,* y se menciona el nombre del Señor Buda. Este *Śrīmad-Bhāgavatam* fue escrito hace cinco mil años, y menciona diferentes nombres para los tiempos futuros. Dice que en el futuro el Señor aparecería como el Señor Buda, que el nombre de su madre habría de ser Añjanā, y que aparecería en Gayā. Pues, Buda apareció hace dos mil seiscientos años, y *El Śrīmad-Bhāgavatam,* que había sido escrito hace cinco mil años, indicaba que en el futuro él aparecería. En forma similar, se hace mención al Señor Caitanya, y, de igual manera, en el *Bhāgavatam* también se menciona al último *avatāra* de este Kali-yuga. Se indica que la última encarnación de esta era es Kalki. Él aparecerá como el hijo de un *brāhmaṇa* de nombre Viṣṇu-yaśā, en un lugar llamado Śambhala. Hay un lugar en India que tiene ese nombre, así que quizás es allí donde el Señor aparecerá.

Pues bien, las características de un *avatāra* deben responder a las descripciones de los *Upaniṣads, El Śrīmad-Bhāgavatam, El Mahābhārata* y demás Escrituras védicas. Y basados en la autoridad de la literatura védica y el comentario de grandes y firmes *gosvāmīs,* como Jīva Gosvāmī, quien era el más destacado erudito y filósofo del mundo, podemos aceptar al Señor Caitanya como una encarnación de Kṛṣṇa.

¿Por qué apareció el Señor Caitanya? En *El Bhagavad-gītā,* el Señor Kṛṣṇa dice: "Abandona todas las demás ocupaciones y simplemente dedícate a Mi servicio. Yo habré de protegerte de todos los resultados de las acciones pecaminosas". En este mundo material, en la vida condicionada, estamos únicamente creando reacciones pecaminosas. Eso es todo. Y debido a las reacciones pecaminosas, hemos recibido este cuerpo. Si nuestras reacciones pecaminosas se detuvieran, no tendríamos que aceptar un cuerpo material; obtendríamos un cuerpo espiritual.

¿Qué es un cuerpo espiritual? Un cuerpo espiritual es aquel que se encuentra libre de la muerte, del nacimiento, de las enfermedades y de la vejez. Es un cuerpo eterno, pleno de conocimiento y bienaventuranza. Diferentes cuerpos son creados por diferentes deseos. Mientras tengamos deseos de gozar de diferentes clases de disfrute, hemos de aceptar diferentes clases de cuerpos materiales. Kṛṣṇa, Dios, es tan bondadoso, que nos concede todo lo que queremos. Si queremos el cuerpo de un tigre, con fuerza de tigre y dientes para capturar animales y chupar sangre fresca, Kṛṣṇa nos dará la oportunidad de tenerlo. Y si queremos el cuerpo de un santo, un devoto dedicado únicamente al servicio del Señor, entonces Él nos dará ese cuerpo. Eso se declara en *El Bhagavad-gītā.*

Si una persona que se dedica al *yoga,* el proceso de la autorrealización, de una u otra forma no logra completar el proceso, recibe otra oportunidad; se le permite nacer en una familia de un *brāhmaṇa* puro o de un hombre rico. Si uno es lo suficientemente afortunado como para nacer en una de esas familias, recibe todas las facilidades que se requieren para entender la importancia de la autorrealización. Desde el mismo comienzo de la vida, nuestros niños conscientes de Kṛṣṇa están recibiendo la oportunidad de aprender a cantar y bailar, así que al crecer no cambiarán, sino que en cambio progresarán automáticamente. Ellos son muy afortunados. Un niño avanzará si su padre y su madre son devotos, sin importar que haya nacido en América o en Europa. Él recibe esa oportunidad. Si un niño nace en una familia de devotos, eso significa que en su última vida ya había emprendido el proceso de *yoga,* pero de una u otra forma no pudo concluirlo. Por lo tanto, el niño recibe otra oportunidad de progresar bajo el cuidado de un buen padre y de una buena madre, de manera que pueda avanzar de nuevo. De esa forma, tan pronto como uno completa su desarrollo de conciencia de Dios, no tiene entonces que nacer más en este mundo material, sino que regresa al mundo espiritual.

Kṛṣṇa dice en *El Bhagavad-gītā:* "Mi querido Arjuna, si uno entiende Mi aparición, desaparición y actividades, simplemente por esa comprensión recibe la oportunidad de nacer en el mundo espiritual después de abandonar este cuerpo". Uno tiene que abandonar este cuerpo—hoy, mañana, o quizás pasado mañana. Uno tiene que hacerlo. Pero la persona que ha entendido a Kṛṣṇa no tendrá que recibir otro cuerpo material. Va directamente al mundo espiritual, y nace en uno de los planetas espirituales. Así que Kṛṣṇa dice que tan pronto como uno recibe este cuerpo —no importa si el cuerpo es de India, o de la Luna, o del Sol, o de Brahmaloka, o de cualquier parte de este mundo material— ha de saberse que se debe a sus actividades pecaminosas. Existen diversos grados de actividades pecaminosas, así que de acuerdo con el grado de pecado, uno recibe un cuerpo material. Por lo tanto, nuestro verdadero problema no es cómo comer, dormir, aparearnos y defendernos—nuestro verdadero problema es cómo recibir un cuerpo que no sea material, sino espiritual. Ésa es la solución final a todos los problemas. Así que Kṛṣṇa garantiza que si uno se entrega a Él, si uno se vuelve plenamente consciente de Kṛṣṇa, entonces Él lo protegerá a uno de todas las reacciones de la vida pecaminosa.

Esa seguridad la dio Kṛṣṇa en *El Bhagavad-gītā,* pero hubo muchos necios que no pudieron entender a Kṛṣṇa. En *El Bhagavad-gītā* se les describe como *mūḍhas. Mūḍha* significa "sinvergüenza", y Kṛṣṇa dice en el *Gītā:* "Ellos no saben qué soy Yo en verdad". Así que mucha gente entendió erróneamente a Kṛṣṇa. Si bien Kṛṣṇa nos dio este mensaje de *El*

Bhagavad-gītā para que pudiéramos entenderlo a Él, mucha gente perdió la oportunidad. Por lo tanto, Kṛṣṇa, movido por Su compasión, vino de nuevo, como un devoto, y nos mostró cómo entregarnos a Kṛṣṇa. El propio Kṛṣṇa vino a enseñarnos a entregarnos. La última instrucción que Él da en *El Bhagavad-gītā,* es la de entregarnos, pero la gente —los *mūḍhas,* los sinvergüenzas— dice: "¿Por qué he de entregarme?". Por lo tanto, si bien Caitanya Mahāprabhu es Kṛṣṇa Mismo, esta vez Él nos enseña en la práctica a ejecutar la misión de *El Bhagavad-gītā.* Eso es todo. Caitanya Mahāprabhu no está enseñando nada extraordinario, nada que se encuentre más allá del proceso de entregarse a la Suprema Personalidad de Dios, lo cual ya se había enseñado en *El Bhagavad-gītā.* No hay ninguna otra enseñanza, pero la misma enseñanza se presenta de diferentes maneras, de forma tal que diferentes clases de personas puedan aceptarla y aprovechar la oportunidad de acercarse a Dios.

Caitanya Mahāprabhu nos da la oportunidad de alcanzar a Dios directamente. Cuando Rūpa Gosvāmī, el discípulo principal del Señor Caitanya, vio por vez primera a Caitanya Mahāprabhu, era un ministro del gobierno de Bengala, pero quería unirse al movimiento de Caitanya Mahāprabhu. Así que abandonó su posición como ministro, y después de unirse, cuando se entregó, le ofreció una hermosa oración al Señor Caitanya. Esa oración dice:

namo mahā-vadānyāya
kṛṣṇa-prema-pradāya te
kṛṣṇāya kṛṣṇa-caitanya-
nāmne gaura-tviṣe namaḥ

"Mi querido Señor, Tú eres la más munífica de todas las encarnaciones". ¿Por qué? *Kṛṣṇa-prema-pradāya te:* "Tú estás dando directamente amor por Dios. Tú no tienes ningún otro interés. Tu proceso es tan eficaz, que uno puede aprender de inmediato a amar a Dios. Por lo tanto, Tú eres la más munífica de todas las encarnaciones. Y no es posible que ninguna otra personalidad que no sea el propio Kṛṣṇa distribuya esta bendición; por lo tanto, yo digo que Tú eres Kṛṣṇa". *Kṛṣṇāya kṛṣṇa-caitanya-nāmne:* "Tú eres Kṛṣṇa, pero Tú has adoptado el nombre de Kṛṣṇa Caitanya. Yo me entrego a Ti".

Así que ése es el proceso. Caitanya Mahāprabhu es el propio Kṛṣṇa, y Él está enseñando a desarrollar amor por Dios mediante un método muy sencillo. Él dice que simplemente cantemos Hare Kṛṣṇa.

harer nāma harer nāma
harer nāmaiva kevalam
kalau nāsty eva nāsty eva
nāsty eva gatir anyathā

"En esta era, simplemente prosigan cantando el *mantra* Hare Kṛṣṇa. No hay otra alternativa". La gente está agobiada y desconcertada por la gran cantidad de métodos de autorrealización que hay. No puede emprender los verdaderos procesos rituales de la meditación o del *yoga;* no es posible. Por lo tanto, el Señor Caitanya dice que si uno emprende este proceso de canto, entonces de inmediato podrá alcanzar el plano de la iluminación.

El proceso de canto ofrecido por el Señor Caitanya para alcanzar el amor por Dios se denomina *saṅkīrtana. Saṅkīrtana* es una palabra sánscrita. *Sam* significa *samyak*—"completo". Y *kīrtana* significa "glorificando" o "describiendo". Así que una completa descripción significa la completa glorificación del Supremo, o del Supremo Todo Completo. Uno no puede describir cualquier cosa o glorificar cualquier cosa y que eso sea *kīrtana.* Desde el punto de vista gramatical puede que ello sea *kīrtana,* pero de acuerdo con el sistema védico, *kīrtana* significa describir a la autoridad suprema, la Verdad Absoluta, la Suprema Personalidad de Dios. Eso se denomina *kīrtana.*

Este servicio devocional comienza con el método de *śravaṇa. Śravaṇa* significa "oyendo", y *kīrtana* significa "describiendo". Una persona debe describir y otra debe oír. O la misma persona puede tanto describir como oír. No necesita la ayuda de nadie más. Cuando cantamos Hare Kṛṣṇa, cantamos y oímos. Eso está completo. Éste es un método completo. Pero, ¿de qué se trata ese cantar y oír? Uno tiene que cantar y oír acerca de Viṣṇu, Kṛṣṇa. De ninguna otra cosa. *Śravaṇaṁ kīrtanaṁ viṣṇoḥ:* con el método de oír, uno puede entender a Viṣṇu, la omnipenetrante Verdad Absoluta, la Suprema Personalidad de Dios.

Tenemos que oír; si uno simplemente oye, ése es el comienzo. Uno no necesita ninguna educación o desarrollo de conocimiento material. Ocurre igual que con el niño: tan pronto oye, de inmediato puede responder y bailar. Así que por nuestra naturaleza, Dios nos ha dado estos buenos instrumentos —los oídos— de manera que podamos oír. Pero debemos oír a la fuente correcta. Eso se declara en *El Śrīmad-Bhāgavatam.* Uno debe oír a aquellos que están consagrados a la Suprema Personalidad de Dios. Ellos reciben el nombre de *satām.* Si uno oye a la fuente correcta, a un alma autorrealizada, ello actuará. Y estas palabras de Dios, o Kṛṣṇa, se saborean con mucha fruición. Si uno es lo suficientemente inteligente, habrá de escuchar lo que habla el alma iluminada. Entonces, muy prontamente habrá de ser liberado de los enredos materiales.

Esta vida humana tiene por objeto avanzar en el sendero de la liberación. Eso se denomina *apavarga,* librarse del enredo. Todos estamos enredados. El hecho de haber aceptado este cuerpo material significa que ya estamos enredados. Pero no debemos progresar en el proceso del enredo. Ese proceso se denomina *karma.* En tanto la mente se encuentre absorta en *karma,* habremos de aceptar un cuerpo material. En el momento de la muerte, nuestra mente puede que esté pensando: "¡Oh, no pude completar este trabajo! ¡Oh, me estoy muriendo! Tengo que hacer esto. . . , tengo que hacer lo otro". Eso significa que Kṛṣṇa nos dará otra oportunidad para que lo hagamos, y por ello tendremos que aceptar otro cuerpo. Él nos dará la oportunidad: "Muy bien. No pudiste hacerlo. *Ahora* hazlo. Toma este cuerpo". Por lo tanto, *El Śrīmad-Bhāgavatam* dice: "Estos sinvergüenzas se han ilusionado alocadamente; debido a la ilusión están haciendo algo que no debieron haber hecho". ¿Qué están haciendo? Mahārāja Dhṛtarāṣṭra es un ejemplo muy bueno de ello. Mahārāja Dhṛtarāṣṭra estaba astutamente planeando matar a los Pāṇḍavas con objeto de favorecer a sus propios hijos, así que Kṛṣṇa envió a Su tío Akrūra para que le aconsejara que no lo hiciera. Dhṛtarāṣṭra entendió las instrucciones de Akrūra, pero dijo: "Mi querido Akrūra, lo que está diciendo es muy cierto, pero no se fija en mi corazón, así que no puedo cambiar mi política. Tengo que seguirla, y lo que tenga que ocurrir, que ocurra".

Así que los hombres enloquecen cuando quieren satisfacer sus sentidos, y en esa locura hacen cualquier cosa. Por ejemplo, en la vida material ha habido muchos casos en que alguien se ha vuelto loco en la busca de algo y ha cometido un acto criminal, tal como un asesinato. La persona no pudo detenerse. De manera similar, estamos acostumbrados a la complacencia de los sentidos. Estamos locos, y, en consecuencia, nuestras mentes están plenamente absortas en *karma.* Eso es algo muy desafortunado, debido a que nuestro cuerpo, si bien es temporal, es el manantial de todos los infortunios y sufrimientos; siempre nos está creando problemas. Estos asuntos han de ser estudiados. No debemos ser locos. La vida humana no está destinada a eso. El defecto de la actual civilización es que la gente está loca tras la complacencia de los sentidos. Eso es todo. Ellos no conocen el verdadero valor de la vida, y, por lo tanto, están despreciando la forma más valiosa de vida, esta forma humana.

Cuando este cuerpo se termine, no hay ninguna garantía de qué clase de cuerpo habrá de recibir uno a continuación. Supóngase que en mi siguiente vida por casualidad recibo el cuerpo de un árbol. Por miles de años tendré que estar de pie. Pero la gente no es muy seria. Incluso dice: "¿Qué importa? Incluso si tengo que estar de pie, aun así no estaré consciente de ello". Las especies inferiores de vida están cubiertas por el olvido. Si un árbol estuviera consciente de la situación en que se encuentra, le sería imposible vivir. Supóngase que se nos dijera: "¡Usted, quédese de pie aquí por tres días!". Debido a que estamos conscientes de ello, nos volveríamos locos. Así que, por ley de la naturaleza, todas esas especies inferiores de vida son olvidadizas. Su conciencia no se encuentra desarrollada. Un árbol tiene vida, pero incluso si alguien lo corta, debido a que su conciencia no está desarrollada, no responde. Así que debemos ser muy cuidadosos en cuanto a utilizar esta forma humana de vida correctamente. El movimiento de conciencia de Kṛṣṇa tiene por objeto alcanzar la perfección de la vida. No es un engaño ni una explotación, pero desafortunadamente la gente está acostumbrada a ser engañada. Hay un verso de un poeta hindú, que dice: "Si uno habla cosas hermosas, la gente le reñirá a uno, diciendo: '¡Oh, qué tonterías estás hablando!'. Pero si uno la estafa y la engaña, se sentirá muy contenta". Así que si un engañador dice: "Tan sólo haz esto, dame mis honorarios, y en seis meses habrás de volverte Dios", entonces la gente accederá: "Sí, toma este pago, y habré de volverme Dios en seis meses". No. Esos procesos fraudulentos no resolverán nuestro problema. Si uno verdaderamente quiere resolver los problemas de la vida en esta era, tiene entonces que emprender este proceso de *kīrtana*. Ése es el proceso recomendado.

harer nāma harer nāma
harer nāmaiva kevalam
kalau nāsty eva nāsty eva
nāsty eva gatir anyathā

En esta era, Kali-yuga, uno no puede ejecutar ningún proceso de autorrealización o perfeccionamiento de la vida que no sea el *kīrtana*. El *kīrtana* es indispensable en esta era.

En todas las Escrituras védicas se confirma que uno debe meditar en la Suprema Verdad Absoluta, Viṣṇu, y en ninguna otra cosa. Pero hay diferentes procesos de meditación recomendados para las diferentes épocas. El proceso de la meditación yóguica mística era factible en Satya-yuga, cuando los hombres vivían por muchos miles de años. Ahora la gente no lo creerá, pero en una época anterior había personas que vivían cien mil años. Esa época se denominaba Satya-yuga, y la meditación del *yoga* místico era factible en aquellos tiempos. En esa era, el gran *yogī* Vālmīki Muni meditó durante sesenta mil años. Así que ése es un proceso a largo plazo, que no es posible ejecutar en esta época. Si uno desea llevar a cabo una farsa, eso es otra cosa. Pero si uno quiere verdaderamente practicar dicha meditación, el perfeccionarla requiere de un tiempo extremadamente largo. En la siguiente era, Treta-yuga, el proceso para alcanzar la iluminación consistía en ejecutar los diversos sacrificios rituales que se recomiendan en los *Vedas.* Y en la siguiente era, Dvāpara-yuga, el proceso consistía en llevar a cabo la adoración que se realiza en el templo. En la era actual, el mismo resultado puede alcanzarse mediante el proceso de *hari-kīrtana,* la glorificación de Hari, Kṛṣṇa, la Suprema Personalidad de Dios.

Ningún otro *kīrtana* se recomienda. Este *hari-kīrtana* fue comenzado por el Señor Caitanya en Bengala hace quinientos años. En Bengala hay una competencia entre los vaiṣṇavas y los *śaktas.* Los *śaktas* han introducido un cierto tipo de *kīrtana* llamado *kālī-kīrtana.* Pero en las Escrituras védicas no hay ninguna recomendación de ejecutar *kālī-kīrtana. Kīrtana* significa *hari-kīrtana.* Uno no puede decir: "¡Oh!, usted es vaiṣṇava. Usted puede ejecutar *hari-kīrtana.* Yo he de ejecutar *śiva-kīrtana,* o *devī-kīrtana,* o *gaṇeśa-kīrtana*". No. Las Escrituras védicas no autorizan ningún otro *kīrtana* que no sea *hari-kīrtana. Kīrtana* significa *hari-kīrtana,* la glorificación de Kṛṣṇa.

Así que este proceso de *hari-kīrtana* es muy sencillo: Hare Kṛṣṇa, Hare Kṛṣṇa, Kṛṣṇa Kṛṣṇa, Hare Hare/ Hare Rāma, Hare Rāma, Rāma Rāma, Hare Hare. En realidad, únicamente hay tres palabras: *Hare, Kṛṣṇa* y *Rāma.* Pero están muy bien compuestas para ser cantadas, de manera que todo el mundo pueda tomar el *mantra* y cantar Hare Kṛṣṇa, Hare Kṛṣṇa, Kṛṣṇa Kṛṣṇa, Hare Hare. Desde que comenzamos este movimiento en los países occidentales, los europeos, americanos, africanos, egipcios y japoneses, están todos cantando. No hay ninguna dificultad en ello. Ellos han accedido muy gustosamente a cantar, y están recibiendo los resultados. ¿Qué dificultad hay en ello? Estamos distribuyendo este canto sin costo alguno, y es muy sencillo. Simplemente por cantar uno puede obtener la autorrealización, la comprensión de Dios, y cuando hay comprensión de Dios, queda entonces incluida también la comprensión de la naturaleza. Por ejemplo, si uno aprende uno, dos, tres, cuatro, cinco, seis, siete, ocho, nueve, y cero, entonces ha estudiado las matemáticas por entero, debido a que matemáticas significa simplemente cambiar las posiciones de estas diez cifras. Eso es todo. En forma similar, si uno simplemente estudia a Kṛṣṇa, entonces todo su conocimiento es perfecto. Y Kṛṣṇa puede ser entendido con facilidad, simplemente mediante el canto de este *mantra,* Hare Kṛṣṇa. Así que, ¿por qué no aprovechar esta oportunidad?

Aprovechen esta oportunidad que se le está ofreciendo a la sociedad humana. Es muy antigua y científica. No crean que es una invención que habrá de durar sólo unos tres o cuatro años. No. En *El Bhagavad-gītā,* el propio Kṛṣṇa dice: "Esta filosofía es inagotable e indestructible. Nunca se pierde ni se destruye". Puede que se encuentre cubierta por los momentos, pero nunca se destruye. Por lo tanto, se denomina *avyayam. Vyaya* significa "agotamiento". Por ejemplo, puede que uno tenga cien dólares, y si se gastan uno tras otro, al día siguiente se llegará a cero. Eso es *vyaya,* agotable. Pero el proceso de conciencia de Kṛṣṇa no es así. Si uno cultiva este conocimiento de conciencia de Kṛṣṇa, el mismo aumentará. Eso está certificado por el Señor Caitanya Mahāprabhu. *Ānandāmbudhi-vardhanam. Ānanda* significa "placer", "bienaventuranza trascendental", y *ambudhi* significa "océano". En el mundo material observamos que el océano no aumenta. Pero si uno cultiva conciencia de Kṛṣṇa, entonces su bienaventuranza trascendental sencillamente aumentará. *Ānandāmbudhi-vardhanam.* Y he de recordarle siempre a todo el mundo que el proceso es muy sencillo. Cualquiera puede cantar, en cualquier parte, sin impuestos ni pérdida, mas la ganancia es muy grande.

Śrī Caitanya Mahāprabhu ha explicado este movimiento de *kīrtana* en Su *Śikṣāṣṭaka. Śikṣā* significa "instrucción", y *aṣṭaka* significa "ocho". Él nos ha dado ocho versos para ayudarnos a entender este movimiento de conciencia de Kṛṣṇa, y yo voy a explicar la primera de esas instrucciones. El Señor dice: *ceto-darpaṇa-mārjanam,* uno debe limpiar el corazón. He explicado esto varias veces, pero no se vuelve monótono. Es tal como el canto de Hare Kṛṣṇa; no se vuelve aburrido. Nuestros discípulos pueden cantar el *mantra* Hare Kṛṣṇa las veinticuatro horas del día, y nunca se cansan. Ellos habrán de continuar bailando y cantando. Y cualquiera puede probarlo; como Hare Kṛṣṇa no es material, uno nunca se cansará de cantarlo. En el mundo material, si uno canta cualquier cosa, cualquier nombre favorito, por tres, cuatro, o diez veces, se cansará de ello. Eso es un hecho. Pero debido a que Hare Kṛṣṇa no es material, si uno canta ese *mantra,* nunca se cansará. Cuanto más uno lo cante, más su corazón se limpiará del sucio material, y más se resolverán los problemas de su vida dentro del mundo material.

¿Cuál es el problema de nuestras vidas? Eso no lo sabemos. La educación moderna nunca da iluminación acerca del verdadero problema de la vida. Éste se indica en *El Bhagavad-gītā.* Aquellos que están educados y que están avanzando en la adquisición de conocimiento, deberían saber cuál es el problema de la vida. Este problema se enuncia en *El Bhagavad-gītā:* uno siempre debe reconocer los inconvenientes del nacimiento, la muerte, la vejez y las enfermedades. Desafortunadamente, nadie les presta atención a esos problemas. Cuando un hombre está enfermo, piensa: "Muy bien, iré al médico. Él me dará alguna medicina y me curaré". Pero él no analiza el problema muy seriamente. "Yo no quise esta enfermedad. ¿Por qué existen las enfermedades? ¿No será posible librarse de las enfermedades?". Él nunca piensa de esa manera. Eso se debe a que su inteligencia es de muy bajo grado, tal como la de un animal. El animal sufre, pero no tiene juicio. Si un animal es llevado a un matadero y ve que el animal que se encuentra delante de él está siendo sacrificado, aun así se quedará ahí contento, comiendo el pasto. Así es la vida animal. Él no sabe que la próxima vez le tocará su turno y será sacrificado. Yo lo he visto. En un templo de Kali yo vi que una cabra estaba a punto de ser sacrificada, y otra cabra estaba muy alegremente comiendo el pasto.

De igual manera, Yamarāja le preguntó a Mahārāja Yudhiṣṭhira: "¿Puede explicarme cuál es la cosa más sorprendente de este mundo? Entonces Mahārāja Yudhiṣṭhira respondió: "Sí. La cosa más sorprendente es que a cada momento uno puede ver que sus amigos, sus padres y sus familiares han muerto, mas uno piensa: 'Habré de vivir por siempre' ". Uno nunca piensa que morirá, de la misma manera en que un animal nunca piensa que en el momento siguiente puede que sea sacrificado. Él está satisfecho con el pasto, y eso es todo. Él está satisfecho con la complacencia de los sentidos. Él no sabe que también va a morir.

Mi padre murió, mi madre murió, él murió, ella murió. Así que yo también tendré que morir. Entonces, ¿qué hay después de la muerte? No sé. Ése es el problema. La gente no toma este problema seriamente, pero *El Bhagavad-gītā* indica que eso constituye verdadera educación. La verdadera educación consiste en preguntar por qué llega la muerte a pesar de que no queremos morir. Eso es verdadera investigación. No queremos volvernos viejos. ¿Por qué nos llega la vejez? Tenemos muchos problemas, pero esto constituye la esencia de todos ellos.

Para resolver ese problema, el Señor Caitanya Mahāprabhu prescribe el canto de Hare Kṛṣṇa. Tan pronto como nuestro corazón se limpia mediante el canto de este *mantra* Hare Kṛṣṇa, el fuego ardiente de nuestra problemática existencia material se extingue. ¿Cómo se extingue? Cuando limpiemos nuestro corazón nos daremos cuenta de que no pertenecemos a este mundo material. Debido a que la gente se está identificando con este mundo material, está pensando: "Yo soy hindú, yo soy inglés, yo soy esto, yo soy aquello". Pero si uno canta el *mantra* Hare Kṛṣṇa, se dará cuenta de que no es este cuerpo material. "Yo no pertenezco a este cuerpo material ni a este mundo material. Yo soy alma espiritual, parte o porción del Supremo. Estoy relacionado eternamente con Él, y no tengo nada que ver con el mundo material". Eso se denomina liberación, conocimiento. Si yo no tengo nada que ver con este mundo material, entonces estoy liberado. Y ese conocimiento se denomina *brahma-bhūta.*

Una persona que posea esta comprensión no tiene ningún deber que ejecutar. Debido a que ahora identificamos nuestra existencia con este mundo material, tenemos muchísimos deberes. *El Śrīmad-Bhāgavatam* dice que en tanto no haya autorrealización, tenemos muchísimos deberes y deudas. Estamos endeudados con los semidioses. Los semidioses no son nada ficticios. Son reales. Hay semidioses que controlan el Sol, la Luna y el aire. Así como hay directores de los departamentos gubernamentales, asimismo, para el departamento de calefacción se tiene al dios del Sol, para el departamento de aire se tiene a Varuṇa, y, en forma similar, hay otros semidioses a cargo de otros departamentos. En los *Vedas* se les describe como deidades regentes, así que no podemos hacer caso omiso de ellos. Además, hay grandes sabios y filósofos que nos han dado conocimiento, y estamos endeudados con ellos. Así que tan pronto como nacemos nos encontramos endeudados con muchísimas entidades vivientes, pero es imposible liquidar todas esas deudas. Por lo tanto, la literatura védica recomienda que uno se refugie en los pies de loto de Kṛṣṇa. Y Kṛṣṇa dice: "Si alguien se refugia en Mí, no tiene que refugiarse entonces en nadie más".

Por consiguiente, aquellos que son devotos conscientes de Kṛṣṇa se han refugiado en Kṛṣṇa, y el comienzo es oír y cantar. *Śravaṇaṁ kīrtanaṁ viṣṇoḥ.* Así que el humilde y ferviente pedido que les hacemos a todos, es que por favor acepten este canto. Este movimiento de conciencia de Kṛṣṇa fue introducido por el Señor Caitanya hace quinientos años en Bengala, y ahora hay millones de seguidores de Caitanya Mahāprabhu en todas partes de India, y especialmente en Bengala. Este movimiento está comenzando ahora en los países occidentales, así que tomen con mucha seriedad el tratar de entenderlo. Nosotros no criticamos ninguna otra religión. No lo tomen así. Nosotros no tenemos por qué criticar ningún otro proceso de religión. El proceso de conciencia de Kṛṣṇa está dando a la gente la religión más sublime—el amor por Dios. Eso es todo. Estamos enseñando a amar a Dios. Todo el mundo ya ama, pero ese amor está mal colocado. Amamos a este muchacho o a esta muchacha, o a este país, o a aquella sociedad, o incluso a los perros y los gatos, pero no estamos satisfechos. Así que debemos poner nuestro amor en Dios. Si uno pone su amor en Dios, será feliz.

No piensen que este movimiento de conciencia de Kṛṣṇa es un nuevo tipo de religión. ¿Qué religión no reconoce a Dios? Uno puede que llame a Dios "Alá" o "Kṛṣṇa", o cualquier otra cosa, pero, ¿qué religión no reconoce a Dios? Estamos enseñando que uno debe simplemente tratar de amar a Dios. Nos encontramos atraídos por muchísimas cosas, pero si nuestro amor lo depositamos en Dios, seremos entonces felices. No tenemos que aprender a amar ninguna otra cosa; todo lo demás queda automáticamente incluido. Sencillamente traten de amar a Dios. No traten de amar sólo árboles, o plantas, o insectos. Eso nunca satisfará. Aprendan a amar a Dios. Ésa es la misión de Caitanya Mahāprabhu; ésa es nuestra misión.

Conciencia de Kṛṣṇa— el yoga para la era moderna

Hoy en día observamos que existen muchísimos cursos de yoga y muchos libros populares que lo revenden, presentándolo como un medio para mantenerse sano, perder peso, desarrollar poderes mentales sobre los demás, hacer dinero, o aumentar la capacidad sexual. Pero verdadero yoga es algo completamente diferente. Aquí, Śrīla Prabhupāda nos revela algunos secretos antiguos acerca de ello.

ceto-darpaṇa-mārjanaṁ bhava-mahādāvāgni-nirvāpaṇaṁ
śreyaḥ-kairava-candrikā-vitaraṇaṁ vidyā-vadhū-jīvanam
ānandāmbudhi-vardhanaṁ pratipadaṁ pūrṇāmṛtāsvādanaṁ
sarvātma-snapanaṁ paraṁ vijayate śrī-kṛṣṇa-saṅkīrtanam

Todas las glorias al movimiento de *saṅkīrtana. Paraṁ vijayate śrī-kṛṣṇa-saṅkīrtanam.* El Señor Caitanya Mahāprabhu introdujo este movimiento de *saṅkīrtana* en Navadvīpa, India, hace quinientos años, cuando era tan sólo un muchacho de dieciséis años. Él no inventó un sistema religioso, tal como hoy en día se están inventando tantos sistemas religiosos. En realidad, la religión no puede ser inventada. *Dharmaṁ tu sākṣād bhagavat-praṇītam.* Religión significa los códigos de Dios, las leyes de Dios, eso es todo. Desde luego que no podemos vivir sin obedecer las leyes estatales, y, en forma similar, no podemos vivir sin obedecer las leyes de Dios. Y en *El Bhagavad-gītā* [4.7], el Señor dice que cuando quiera que existen desviaciones en el cumplimiento de las actividades religiosas (*yadā yadā hi dharmasya glānir bhavati bhārata*), y existe un predominio de las actividades irreligiosas (*abhyutthānam adharmasya*), en ese momento, Yo (Kṛṣṇa) aparezco (*tadātmānaṁ sṛjāmy aham*). Y en el mundo material vemos que se sigue el mismo principio, ya que cuando quiera que ocurre una desobediencia de las leyes estatales, ocurre la llegada de algún funcionario estatal en particular o de algún policía para "poner las cosas en su sitio".

El Señor Caitanya Mahāprabhu es adorado por los Gosvāmīs. Había seis Gosvāmīs: Rūpa Gosvāmī, Sanātana Gosvāmī, Raghunātha Bhaṭṭa

Gosvāmī, Jīva Gosvāmī, Gopāla Bhaṭṭa Gosvāmī, y Śrī Raghunātha dāsa Gosvāmī. La palabra *go* tiene tres significados. *Go* significa "tierra", "vaca", y "sentidos". Y *svāmī* significa "amo". Así pues, *gosvāmī* significa que ellos eran amos de los sentidos. Cuando uno se vuelve amo de los sentidos, o *gosvāmī,* puede progresar en la vida espiritual. Ése es el verdadero significado de *svāmī. Svāmī* significa que uno no es sirviente de los sentidos, sino amo de ellos.

Uno de estos seis Gosvāmīs, Rūpa Gosvāmī, era el principal de ellos, y él recopiló un hermoso verso en honor del Señor Caitanya Mahāprabhu. Él dice:

anarpita-carīṁ cirāt karuṇayāvatīrṇaḥ kalau
samarpayitum unnatojjvala-rasāṁ sva-bhakti-śriyam
hariḥ puraṭa-sundara-dyuti-kadamba-sandīpitaḥ
sadā hṛdaya-kandare sphuratu vaḥ śacī-nandanaḥ
[*El Caitanya-caritāmṛta, Ādi* 1.4]

Kalau significa esta época, esta era de Kali, la Era de Hierro, que está muy contaminada—una era de riña y desacuerdos. Rūpa Gosvāmī dice que en esta era de Kali, cuando todo es desacuerdo y riña: "Tú has descendido para ofrecer el más elevado amor por Dios". *Samarpayitum unnatojjvala-rasām:* y un *rasa,* o humor trascendental, que no sólo es el más alto, sino además muy brillante. *Puraṭa-sundara-dyuti:* Tu tez es tal como el oro, como el brillo del oro. "Tú eres tan bondadoso, que yo le doy a todo el mundo la bendición [los Gosvāmīs pueden bendecir, debido a que son amos de los sentidos] de que esta forma del Señor, el Señor Caitanya Mahāprabhu, permanezca siempre bailando en el corazón de todos".

Cuando Rūpa Gosvāmī conoció al Señor Caitanya Mahāprabhu en Prayāga, el Señor Caitanya estaba cantando y bailando en la calle: "Hare Kṛṣṇa, Hare Kṛṣṇa". En esos momentos, Rūpa Gosvāmī ofreció una oración. *Namo mahā-vadānyāya kṛṣṇa-prema-pradāya te:* "¡Oh! Tú eres la más munífica de todas las encarnaciones, debido a que estás distribuyendo amor por Dios". *Kṛṣṇa-prema-pradāya te/ kṛṣṇāya kṛṣṇa-caitanya-nāmne gaura-tviṣe namaḥ:* "Tú eres Kṛṣṇa Mismo, debido a que si no fueras Kṛṣṇa, no podrías distribuir *kṛṣṇa-prema,* o amor por Dios, pues el amor por Kṛṣṇa no se adquiere muy fácilmente. Pero Tú le estás distribuyendo este amor libremente a todo el mundo".

De esa manera, el movimiento de *saṅkīrtana* fue inaugurado en Bengala, India, en Navadvīpa. En este sentido, los bengalíes son muy afortunados por el hecho de que en su país el Señor Caitanya inauguró este movimiento, habiendo predicho:

pṛthivīte ache yata nagarādi grāma
sarvatra pracāra haibe mora nāma

"En todas las aldeas y pueblos del mundo entero, en todas partes, habrá de predicarse este movimiento de *saṅkīrtana*". He ahí Su predicción.

Así que, por la gracia del Señor Caitanya, este movimiento ya se ha introducido en los países occidentales, comenzando con Nueva York. Nuestro movimiento de *saṅkīrtana* fue introducido por vez primera en Nueva York en 1966. En esa oportunidad llegué yo, y comencé a cantar este *mantra* Hare Kṛṣṇa en Tompkins Square. Yo cantaba ahí durante tres horas con un pequeño *mṛdaṅga* (tambor), y estos muchachos norteamericanos se congregaban y gradualmente se unieron, y en esa forma está creciendo. Primero se comenzó en la parte delantera de una tienda de Nueva York, en el número 26 de la Segunda Avenida, luego abrimos nuestros centros en San Francisco, Montreal, Boston, Los Ángeles, Búfalo y Columbus. Ahora [1970] tenemos veinticuatro centros, entre ellos uno en Londres y otro en Hamburgo. En Londres, todos son muchachas y muchachos norteamericanos, y están predicando. No son *sannyāsīs,* ni son vedāntistas, ni pertenecen a la religión hindú, ni nacieron en India, mas han aceptado este movimiento muy seriamente. Incluso en el *Times* de Londres apareció un artículo, titulado: "El canto Kṛṣṇa maravilla a Londres". Así que tenemos mucha gente en el movimiento hoy en día. Todos mis discípulos, al menos en este país, son norteamericanos y europeos. Ellos están cantando, bailando y distribuyendo una revista, *De vuelta al Supremo.* Ya hemos publicado muchos libros: *El Śrīmad-Bhāgavatam, El Bhagavad-gītā tal como es, Las enseñanzas del Señor Caitanya,* y *El Īśopaniṣad.* Este movimiento no es simplemente un movimiento sentimental. No piensen que estos muchachos están bailando movidos por algún sentimentalismo religioso o algún fanatismo religioso. No. Tenemos las bases teosóficas y filosóficas más elevadas de todas.

Como una ilustración de ello, hablemos de Caitanya Mahāprabhu. Mientras estuvo predicando, fue a Benarés, la sede de los *sannyāsīs* māyāvādīs. Los seguidores de Śaṅkarācārya se ven principalmente en

Benarés. Cuando Caitanya Mahāprabhu estuvo ahí, cantaba y bailaba. Parte de la gente apreció mucho eso, y por ello, rápidamente se volvió famoso. Un *sannyāsī* notable, Prakāśānanda Sarasvatī, el líder de muchos miles de *sannyāsīs* māyāvādīs, recibió la información de que: "¡Oh!, ha venido un joven *sannyāsī* de Bengala. Canta y baila muy hermosamente". Prakāśānanda Sarasvatī era un gran vedāntista, y a él no le gustó la idea. Él dijo: "¡Oh!, Él es un pseudo*sannyāsī*. Está cantando y bailando, y ésa no es la actividad de un *sannyāsī*. Un *sannyāsī* debe siempre dedicarse al estudio de la filosofía y del *Vedānta*".

Pues bien, uno de los devotos, a quien no le gustaron los comentarios de Prakāśānanda Sarasvatī, regresó y le informó al Señor Caitanya que estaba siendo criticado. Así que el devoto organizó un encuentro de todos los *sannyāsīs,* y tuvo lugar una discusión filosófica acerca del *Vedānta* entre Prakāśānanda Sarasvatī y el Señor Caitanya Mahāprabhu. Este relato y las discusiones filosóficas se presentan en nuestro libro *Las enseñanzas del Señor Caitanya*. Es notable el hecho de que el propio Prakāśānanda y todos sus discípulos se volvieron vaiṣṇavas.

En forma similar, Caitanya Mahāprabhu tuvo una gran discusión con Sārvabhauma Bhaṭṭācārya, el lógico más grande de esos tiempos, quien era también māyāvādī, impersonalista, y quien también fue convertido. Así que el movimiento de Caitanya Mahāprabhu no es mero sentimentalismo. Existen unas bases muy ricas si uno quiere entender este movimiento de *saṅkīrtana* a través de la filosofía y la lógica. Hay bastante oportunidad de ello, ya que este movimiento está basado en la ciencia y en la autoridad de los *Vedas*. Pero todo está simplificado. Eso es lo hermoso de este movimiento. Aunque uno sea un gran erudito o filósofo, o un niño, puede participar sin ninguna dificultad. Otros sistemas de autorrealización, el proceso de *jñāna* o el proceso de *yoga,* son también reconocidos, pero no es posible practicarlos en esta era. Ése es el veredicto de los *Vedas:*

kṛte yad dhyāyato viṣṇuṁ
tretāyāṁ yajato makhaiḥ
dvāpare paricaryāyāṁ
kalau tad dhari-kīrtanāt
[*El Śrīmad-Bhāgavatam* 12.3.52]

En el Satya-yuga, la Era de Oro, se podía ejecutar el proceso de meditación. Por ejemplo, Vālmīki Muni meditó por sesenta mil años para lograr la perfección. Pero, ¿y nuestra vejez? Además de eso, para ejecutar el proceso de meditación, como se describe en *El Bhagavad-gītā,* uno tiene que escoger un lugar aislado, ejecutarlo a solas, sentarse en una postura rígida, llevar una vida de completo celibato, etc. Hay muchas reglas y regulaciones. Así pues, la meditación del *aṣṭāṅga-yoga* no es posible. Si uno se satisface con imitar, eso es algo diferente, pero si uno quiere la perfección, entonces tiene que ejecutar todas las ocho etapas del *aṣṭāṅga-yoga.* Si esto no resulta posible, es pues una pérdida de tiempo.

¿Cuál es la meta última del proceso de *yoga* o de la meditación? El blanco y el objeto de todos los procesos de *yoga* es ponerse en contacto con el Supremo, la Superalma, el Señor Supremo. De igual manera, la investigación filosófica, el proceso de *jñāna,* también apunta hacia la comprensión del Brahman Supremo. Éstos son procesos reconocidos, sin duda alguna, pero de acuerdo con la descripción autoritativa, no son prácticos en esta era de Kali, la Era de Hierro. Por lo tanto, uno tiene que emprender este proceso de *hari-kīrtana.* Cualquiera puede practicarlo sin ningún requisito previo. No se tiene que estudiar filosofía ni vedānta. Éste fue el significado del encuentro entre el Señor Caitanya y Prakāśānanda Sarasvatī.

Cuando la filosofía vedānta había sido discutida a fondo entre el Señor Caitanya y Prakāśānanda Sarasvatī, éste le preguntó a Caitanya Mahāprabhu, en primer lugar: "Entiendo que Usted era un erudito muy competente en Su juventud. [El Señor Caitanya era en verdad un gran erudito. Su nombre era Nimāi Paṇḍita, y a la edad de dieciséis años venció a un gran erudito de Cachemira, Keśava Kāśmīrī.] Y entiendo que es un gran erudito en sánscrito, y que especialmente es Usted muy entendido en lógica. Además, nació en una familia *brāhmaṇa,* y ahora es Usted un *sannyāsī.* ¿Por qué está Usted cantando y bailando, y no leyendo *El Vedānta*?". Ésta fue la primera pregunta que hiciera Prakāśānanda Sarasvatī, y el Señor Caitanya respondió: "Sí, la razón es que cuando fui iniciado por Mi maestro espiritual, él me dijo que Yo era un gran tonto. 'No discutas *El Vedānta*', Me dijo él. 'Simplemente desperdiciarás Tu tiempo. Tan sólo entrégate a este canto de Hare Kṛṣṇa, y Tu vida será un éxito' ". Ésa fue su respuesta. Desde luego que Caitanya Mahāprabhu no era un tonto, y ciertamente que *El Vedānta* no es para tontos. Uno requiere de bastante educación y de haber alcanzado un cierto nivel antes de poder entender *El Vedānta.* En todas y cada una de las palabras hay una profusa cantidad de significados, y existen muchos comentarios de Śaṅkarācārya y Rāmānujācārya, en inmensos volúmenes escritos en sánscrito. Pero,

¿cómo podemos entender *El Vedānta*? Ello no es posible. *Puede* que les resulte posible entenderlo a una o dos personas, pero a la gente en general no le es posible. Ni tampoco es posible practicar *yoga*. Por eso, si uno emprende el método de Caitanya Mahāprabhu, el método de cantar Hare Kṛṣṇa, la primera cuota de beneficios será *ceto-darpaṇa-mārjanam:* todas las cosas sucias del corazón se limpiarán simplemente por cantar. Canten. No cuesta nada, y no se pierde nada. Si uno simplemente canta por una semana, verá cuánto progresa en el desarrollo de conocimiento espiritual.

Estamos consiguiendo muchos discípulos simplemente en virtud del canto, y ellos están entendiendo toda la filosofía y se están purificando. El movimiento de esta sociedad comenzó hace sólo cuatro años, en 1966, y ya tenemos muchos centros. Los muchachos y muchachas americanos lo están tomando muy en serio, y están felices. Pregúntele a cualquiera de ellos. *Ceto-darpaṇa-mārjanam.* Ellos están limpiando las cosas sucias del corazón simplemente con cantar Hare Kṛṣṇa, Hare Kṛṣṇa, Kṛṣṇa Kṛṣṇa, Hare Hare/ Hare Rāma, Hare Rāma, Rāma Rāma, Hare Hare.

El siguiente punto es *bhava-mahādāvāgni-nirvāpaṇam:* tan pronto como el corazón se encuentra limpio de todas las cosas sucias, todos los problemas de la existencia material quedan resueltos de inmediato. Se ha dicho que este mundo se asemeja a *dāvāgni,* que significa "un ardiente incendio forestal". En esta existencia material nadie quiere desdicha, pero ésta aparece a la fuerza. Ésa es la ley de la naturaleza material. Nadie quiere un incendio, pero en cualquier parte de la ciudad que visitemos, el cuerpo de bomberos está siempre activo. Siempre hay incendios. En forma similar, hay muchas cosas que nadie quiere. Nadie quiere muerte, y hay muerte; nadie quiere enfermedades, y hay enfermedades; nadie quiere vejez, y hay vejez. Esas cosas existen en contra de nuestra voluntad, en contra de nuestro deseo.

Así pues, debemos considerar el estado en que se encuentra esta existencia material. Esta forma humana de vida tiene por objeto que se logre la comprensión, y que no se desperdicie la valiosa vida como los animales, comiendo, durmiendo, apareándose y defendiéndose. Eso no es avance de la civilización. El *Bhāgavatam* dice que este cuerpo no está destinado a trabajar duro únicamente en pos de la complacencia de los sentidos.

nāyaṁ deho deha-bhājāṁ nṛloke
kaṣṭān kāmān arhate viḍ-bhujāṁ ye
[*Bhāg.* 5.5.1]

Trabajar muy arduamente y satisfacerse mediante la complacencia de los sentidos es asunto de cerdos, no de seres humanos. El ser humano debe aprender *tapasya.* Especialmente en India, muchísimos grandes sabios, muchísimos grandes reyes, y muchísimos *brahmacārīs* y *sannyāsīs* han pasado sus vidas en gran *tapasya,* con objeto de no sumergirse más en el sueño. El Señor Buda era un príncipe que abandonó todo y se dedicó al *tapasya.* Así debe ser la vida. Cuando el rey Bharata —en cuyo honor India se llamó Bhārata-varṣa— tenía veinticuatro años, abandonó su reino, a su joven esposa y a sus pequeños hijos, y se fue a ejecutar *tapasya.* Cuando el Señor Caitanya Mahāprabhu tenía sólo veinticuatro años, abandonó a Su joven esposa, a Su madre, . . . todo. Hay muchísimos ejemplos. India es la tierra del *tapasya,* pero lo estamos olvidando. Ahora la estamos volviendo la tierra de la tecnología. Es sorprendente que India ya no esté propagando más este *tapasya,* pues India es la tierra del *dharma: dharma-kṣetre kurukṣetre.*

Pero no sólo ha ocurrido en India; en esta Era de Hierro, todo está degradado en todas partes, degradado en este sentido: *prāyeṇālpāyuṣaḥ sabhya kalāv asmin yuge janāḥ* [*Bhāg.* 1.1.10]. En esta era de Kali, la duración de la vida se encuentra disminuida, y los hombres no se sienten movidos a entender la autorrealización; y si se sienten movidos a hacerlo, son invariablemente descarriados por los muchísimos líderes falsos que existen. La era está muy corrompida. Por lo tanto, el proceso de Caitanya Mahāprabhu, el de cantar Hare Kṛṣṇa, es el mejor método y el más sencillo.

harer nāma harer nāma
harer nāmaiva kevalam
kalau nāsty eva nāsty eva
nāsty eva gatir anyathā

"En esta era de Kali, no hay más religión que la glorificación del Señor mediante la pronunciación de Su santo nombre, y ése es el mandamiento de todas las Escrituras reveladas. No hay otra manera, no hay otra manera, no hay otra manera". Este verso aparece en *El Bṛhan-nāradīya Purāṇa. Harer nāma harer nāma harer nāmaiva kevalam.* Simplemente canten Hare Kṛṣṇa. No hay otra alternativa. *Kalau nāsty eva nāsty eva nāsty eva gatir anyathā.* En esta era, Kali, no hay otra alternativa para lograr la autorrealización. Así que tenemos que aceptarlo.

Hay otro verso similar en *El Śrīmad-Bhāgavatam.* En el Duodécimo Canto, Capítulo Tres, Śukadeva Gosvāmī le informó a Parīkṣit Mahārāja de los defectos de esta era, y ahora todos los síntomas de la era de Kali están visibles. En la porción final, sin embargo, Śukadeva Gosvāmī dijo: *kaler doṣa-nidhe rājann asti hy eko mahān guṇaḥ,* "Mi querido Rey, esta era, Kali, está llena de cosas malas, pero hay una buena oportunidad". ¿Cuál es? *Kīrtanād eva kṛṣṇasya mukta-saṅgaḥ paraṁ vrajet:* "Simplemente por cantar este *mantra* Hare Kṛṣṇa, uno puede liberarse e ir de vuelta a Dios".

Esto es práctico y autorizado, y uno además puede probarse a sí mismo para ver cómo está avanzando simplemente por cantar. Este movimiento de conciencia de Kṛṣṇa no es algo nuevo, algo que hemos introducido o inventado. Está autorizado por los principios védicos, autorizado por *ācāryas* como Caitanya Mahāprabhu y otros. Y el método es muy sencillo; no hay pérdida alguna. No estamos cobrando nada, no estamos pidiendo cuotas y dándole a la gente cierto *mantra* secreto, y prometiéndole que en seis meses se volverá Dios. No. Está abierto a todo el mundo —niños, mujeres, muchachas, muchachos, ancianos— todo el mundo puede cantar y ver los resultados.

Para facilitar la consecución de este fin no sólo estamos estableciendo Nueva Vṛndāvana, nuestro proyecto agrícola de Virginia Occidental, sino que estamos además estableciendo otras comunidades espirituales, tales como Nueva Navadvīpa y Nueva Jagannātha Purī. Ya hemos comenzado Nueva Jagannātha Purī en San Francisco, y el festival de Ratha-yātrā se está realizando. Este año habrá también una gran ceremonia de Ratha-yātrā en Londres. Habrá tres carrozas, para Jagannātha, Subhadrā y Balarāma, y serán llevadas al río Támesis. Y Norteamérica ha importado Nueva Inglaterra y Nueva York, así que, ¿por qué no Nueva Vṛndāvana? Debemos establecer especialmente esta Nueva Vṛndāvana, debido a que el Señor Caitanya recomendó: *ārādhyo bhagavān vrajeśa-tanayas tad-dhāma vṛndāvanam,* "Kṛṣṇa, el hijo de Nanda Mahārāja, tal como apareció en el Vṛndāvana-dhāma de Vrajabhūmi, es la suprema Deidad adorable, y Su lugar, Vṛndāvana, es también digno de adoración". Los muchachos y muchachas occidentales están emprendiendo el proceso de conciencia de Kṛṣṇa, y deben tener un sitio como Vṛndāvana. Svāmī Kīrtanānanda, quien fue conmigo a Vṛndāvana hace dos años, sabe cómo es Vṛndāvana, así que le he instruido que construya al menos siete templos. En Vṛndāvana hay cinco mil templos de Rādhā-Kṛṣṇa, pero los templos más importantes son siete, establecidos por los Gosvāmīs. Nuestro programa consiste en vivir en Nueva Vṛndāvana, depender de la agricultura y las vacas como solución económica, y ejecutar pacíficamente el proceso de conciencia de Kṛṣṇa, cantar Hare Kṛṣṇa—ése es el programa de Vṛndāvana. *Yuktāhāra-vihārasya . . . yogo bhavati dukḥa-hā* [*El Bhagavad-gītā* 6.17]. Esta forma humana de vida no está destinada al aumento de las necesidades artificiales. Debemos estar satisfechos con sólo mantener el cuerpo y el alma juntos, y el resto del tiempo debemos acrecentar nuestra conciencia de Kṛṣṇa, de manera que después de dejar este cuerpo no tengamos que aceptar otro cuerpo material, sino que podamos ir de vuelta al hogar, de vuelta a Dios. Ése debe ser el lema de la vida humana.

Vida material significa comer, dormir, aparearse y defenderse, y vida espiritual significa algo más que eso. Ésa es también la diferencia entre la vida animal y la vida humana. En la vida animal, la fórmula común es comer, dormir, aparearse y defenderse. El perro come, el hombre también come. El hombre duerme, y el perro también duerme. El hombre tiene vida sexual, y el perro también tiene vida sexual. El perro se defiende a su propia manera, y el hombre también se defiende a su propia manera, quizás con bombas atómicas. Estos cuatro principios son comunes a los seres humanos y a los animales, y el avance de esos cuatro principios no es civilización humana, sino civilización animal. Civilización humana significa *athāto brahma-jijñāsā*. En *El Vedānta-sūtra* el primer aforismo dice: *athāto brahma-jijñāsā*, "Ahora es el momento para preguntar acerca de Brahman". Eso es vida humana. Mientras uno no indague acerca de lo espiritual, *jijñāsuḥ śreya uttamam*, es un animal, pues vive conforme a esos cuatro principios; eso es todo. Uno debe sentir curiosidad por saber qué es y por qué está forzado a padecer de esos sufrimientos que consisten en el nacimiento, la muerte, la vejez y las enfermedades. ¿Existe algún remedio? Estas cosas deben preguntarse. Eso es vida humana; eso es vida espiritual.

Vida espiritual significa vida humana, y vida material significa vida animal. Eso es todo. Tenemos que hacer los ajustes que se recomiendan en *El Bhagavad-gītā*. *Yuktāhāra-vihārasya*. Por ejemplo, el hecho de que yo vaya a ser un hombre espiritual no significa que he de dejar de comer. Más bien, mi comida debe adaptarse. *El Bhagavad-gītā* describe qué clase de comida es de primera, influenciada por la bondad, y qué clase de comida está infuenciada por la pasión, y qué clase es de tercera, influenciada por la ignorancia. Tenemos que elevarnos al plano sáttvico (de bondad) de la civilización humana; a partir de ahí hemos de revivir nuestra conciencia trascendental, o conciencia de Kṛṣṇa. Todo se encuentra en los *śāstras*. Desgraciadamente no los consultamos.

evaṁ prasanna-manaso
bhagavad-bhakti-yogataḥ
bhagavat-tattva-vijñānaṁ
mukta-saṅgasya jāyate
[*Bhāg.* 1.2.20]

A menos que uno se encuentre liberado de las garras de estas tres modalidades de la naturaleza material, no puede entender a Dios. *Prasanna-manasaḥ.* Uno debe ser un alma plenamente consciente del Brahman. *Brahma-bhūtaḥ prasannātmā na śocati na kāṅkṣati* [Bg. 18.54]. Estos mandamientos existen, así que uno debe sacar provecho de estos *śāstras* y predicar. Ésa es la responsabilidad de los hombres inteligentes. Las masas saben que Dios es grande, pero no saben en verdad cuán grande es Dios. Eso hemos de encontrarlo en la literatura védica. Ése es nuestro deber en esta Era de Hierro. Eso es *hari-kīrtana, paraṁ vijayate śrī-kṛṣṇa-saṅkīrtanam:* la glorificación del Supremo.

La meditación y el yo interno

¿Puede la meditación resolver nuestros problemas cotidianos? ¿Existe vida después de la muerte? ¿Pueden las drogas ayudarnos a conseguir la autorrealización? Durante una visita a Sudáfrica, Śrīla Prabhupāda le responde éstas y otras preguntas al entrevistador Bill Faill del diario Natal Mercury de Durban.

Śrīla Prabhupāda: *Kṛṣṇa* es un nombre de Dios que significa "supremamente atractivo". A menos que se sea supremamente atractivo, no se puede ser Dios. Así que conciencia de Kṛṣṇa significa conciencia de Dios. Todos nosotros somos pequeñas partículas de Dios, de la misma naturaleza que Él. Nuestra posición como entidades vivientes es como la de una pequeña partícula de oro en relación con una gran cantidad de oro.

Sr. Faill: ¿Somos nosotros algo así como chispas de un fuego?

Śrīla Prabhupāda: Sí. Tanto el fuego como la chispa son fuego, pero el uno es grande, y la otra es muy pequeña. A diferencia de la relación entre la chispa y el fuego, sin embargo, nuestra relación con Dios es eterna, si bien en los actuales momentos hemos olvidado esta relación debido al contacto con la energía material. Estamos enfrentándonos a muchísimos problemas únicamente debido a ese olvido. Si logramos revivir nuestra conciencia de Dios original, nos volveremos entonces felices. Ésa es la esencia del proceso de conciencia de Kṛṣṇa. Es el mejor proceso para revivir nuestra conciencia de Dios original. Existen diferentes procesos de autorrealización, pero en la presente era de Kali, la gente es muy caída, y requiere del sencillo proceso de conciencia de Kṛṣṇa. Ahora están pensando que el supuesto avance material es la solución a sus problemas, pero eso no es un hecho. La verdadera solución consiste en volverse consciente de Kṛṣṇa, y así salir enteramente de la condición material. Debido a que Dios es eterno, nosotros también somos eternos, pero cuando nos encontramos en la condición material, pensamos: "Yo soy este cuerpo", y, por ello, hemos de cambiar repetidamente de un cuerpo a otro. Eso se debe a la ignorancia. En realidad, no somos nuestros cuerpos, sino chispas espirituales, partes o porciones de Dios.

Sr. Faill: ¿Así que el cuerpo es como un vehículo para el alma?

Śrīla Prabhupāda: Sí. Es justamente como un automóvil. Así como uno va de un lugar a otro en un auto, así, debido a las maquinaciones mentales que realizamos en la condición material de la vida, estamos yendo de una posición a otra, tratando de ser felices. Pero nada nos hará felices, a menos que lleguemos a nuestra verdadera posición, es decir, que todos somos partes o porciones de Dios, y que nuestro verdadero deber es el de asociarnos con Dios y, cooperando con Él, ayudar a todas las entidades vivientes. La vida humana civilizada se alcanza sólo después de una prolongada evolución a través de 8.400.000 especies de vida. Así que si no sacamos provecho de esta vida humana civilizada para entender quién es Dios, quiénes somos nosotros, y cuál es nuestra relación con Él, sino que en vez de ello simplemente desperdiciamos nuestra vida como perros y gatos, yendo de aquí para allá buscando la complacencia de los sentidos, entonces habremos perdido una gran oportunidad. El movimiento de conciencia de Kṛṣṇa tiene por objeto enseñarle a la gente a sacar pleno provecho de la forma humana de vida, mediante el intento de entender a Dios y nuestra relación con Él.

Sr. Faill: Si no logramos sacar el mayor provecho de esta vida, ¿recibimos una segunda oportunidad en otra vida?

Śrīla Prabhupāda: Sí. De acuerdo con los deseos de uno en el momento de la muerte, se recibe otro cuerpo. Sin embargo, no se garantiza que ese cuerpo sea un cuerpo humano. Como ya he explicado, hay 8.400.000 diferentes formas de vida. Uno puede entrar en cualquiera de ellas de acuerdo con su condición mental en el momento de la muerte. Aquello en lo que pensamos en el momento de la muerte, depende de cómo actuamos durante nuestra vida. Mientras poseemos conciencia material, nuestras acciones se encuentran bajo el control de la naturaleza material, que es conducida a través de tres modalidades: bondad, pasión e ignorancia. Esas modalidades son como los tres colores básicos—amarillo, rojo y azul. Así como uno puede mezclar rojo, amarillo y azul para producir millones de colores, las modalidades de la naturaleza están siendo mezcladas para producir muchas variedades de vida. Para detener la repetición del nacimiento y la muerte en diferentes formas de vida, hemos de trascender la cobertura de la naturaleza material y llegar al plano de conciencia pura. Mas si no aprendemos la ciencia trascendental de conciencia de Kṛṣṇa, entonces en el momento de la muerte hemos de trasladarnos a otro cuerpo, bien sea mejor o peor que nuestro cuerpo actual. Si cultivamos la modalidad de la bondad, entonces somos promovidos al sistema planetario superior, en el que hay un mejor nivel de vida. Si cultivamos la modalidad de la pasión, entonces permaneceremos en la etapa actual, pero si por ignorancia cometemos actividades pecaminosas y violamos las leyes de la naturaleza, entonces seremos degradados a la vida animal o vegetal. Luego, de nuevo habremos de evolucionar hasta la forma humana, proceso que puede tardar millones de años. Por lo tanto, un ser humano debe ser responsable. Debe sacar provecho de la oportunidad poco común que proporciona la vida humana, entendiendo su relación con Dios y actuando de acuerdo con ello. Entonces podrá salirse del ciclo del nacimiento y la muerte en diferentes formas de vida, e ir de vuelta al hogar, de vuelta a Dios.

Sr. Faill: ¿Cree usted que la meditación trascendental está ayudando a la gente?

Śrīla Prabhupāda: La gente no sabe lo que es verdadera meditación. Su meditación es simplemente una farsa—otro proceso engañoso de los supuestos *svāmīs* y *yogīs.* Usted me pregunta si la meditación está ayudando a la gente, pero ¿sabe usted lo que es meditación?

Sr. Faill: Un aquietamiento de la mente—tratando de situarse en el centro sin balancearse hacia ninguna parte.

Śrīla Prabhupāda: Y, ¿en qué consiste ese centro?

Sr. Faill: No sé.

Śrīla Prabhupāda: Así que todo el mundo está hablando mucho de la meditación, pero nadie sabe lo que verdaderamente es meditación. Esos engañadores usan la palabra "meditación", pero ellos no saben en qué se debe meditar verdaderamente. Tan sólo hacen propaganda falsa.

Sr. Faill: ¿No es la meditación valiosa al menos para hacer que la gente piense correctamente?

Śrīla Prabhupāda: No. Verdadera meditación significa alcanzar un estado en el que la mente esté saturada de conciencia de Dios. Pero si uno no sabe lo que es Dios, ¿cómo puede meditar? Además, en esta era, las mentes de la gente están tan agitadas, que las personas no se pueden concentrar. Yo he visto esa supuesta meditación; simplemente duermen y roncan. Desgraciadamente, en el nombre de conciencia de Dios o "autorrealización", muchos engañadores están presentando métodos de meditación desautorizados, sin referirse a los libros autorizados del conocimiento védico. Ellos están únicamente practicando otro tipo de explotación.

Sr. Faill: ¿Y qué puede decirse de algunos de los otros maestros, como Ouspensky y Gurdjieff? En el pasado, trajeron al Occidente un mensaje similar al suyo.

Śrīla Prabhupāda: Tendríamos que estudiar los detalles de sus enseñanzas para saber si cumplen con la norma védica. El cultivo de conciencia de Dios es una ciencia, tal como la ciencia médica o cualquier otra ciencia. No puede ser diferente sólo porque la hablen hombres diferentes. Dos más dos son cuatro en todas partes, nunca cinco ni tres. Eso es ciencia.

Sr. Faill: ¿Cree usted que otras personas puede que hayan enseñado el método genuino de cultivo de conciencia de Dios?

Śrīla Prabhupāda: A menos que yo estudiara sus enseñanzas detalladamente, sería muy difícil opinar. Hay muchísimos engañadores.

Sr. Faill: Haciéndolo sólo por dinero.

Śrīla Prabhupāda: Eso es todo. No siguen ningún método autorizado. Por lo tanto, estamos presentando *El Bhagavad-gītā* tal como es, sin ninguna interpretación personal. Eso es algo autorizado.

Sr. Faill: Sí, si uno comienza a adornar las cosas, inevitablemente las cambia.

Śrīla Prabhupāda: El proceso de conciencia de Kṛṣṇa no es nuevo. Es muy, muy antiguo—y autorizado. No puede ser cambiado. Tan pronto como uno trata de cambiarlo, la potencia se pierde. Esa potencia es igual que la electricidad. Si uno quiere generar electricidad, debe seguir las regulaciones pautadas, ajustando correctamente todos los polos negativos y positivos. Uno no puede construir el generador caprichosamente, y aun así producir electricidad. En forma similar, hay un método pautado para entender la filosofía de conciencia de Kṛṣṇa de labios de autoridades apropiadas. Si seguimos sus instrucciones, entonces el proceso actuará. Desafortunadamente, una de las enfermedades peligrosas del hombre moderno consiste en que todo el mundo quiere hacer las cosas según sus propios caprichos. Nadie quiere seguir el sendero autorizado. Por lo tanto, todo el mundo está fracasando, tanto espiritual como materialmente.

Sr. Faill: ¿Está creciendo el movimiento de conciencia de Kṛṣṇa?

Śrīla Prabhupāda: ¡Oh, sí, mucho! Le sorprenderá saber que estamos vendiendo libros en el orden de las decenas de miles. Tenemos unos cincuenta libros, y muchos bibliotecarios y profesores universitarios los aprecian mucho, debido a que antes de ser publicados, no existía literatura así como ésa. Es una nueva contribución al mundo.

Sr. Faill: El proceso de conciencia de Kṛṣṇa parece implicar el raparse la cabeza y vestirse con ropa azafrán. ¿Cómo puede un hombre ordinario, involucrado en la vida familiar, cultivar conciencia de Kṛṣṇa?

Śrīla Prabhupāda: La ropa azafrán y la cabeza rapada no son indispensables, si bien crean una buena situación mental, de la misma manera en que un militar se vigoriza cuando se viste adecuadamente—se siente como un militar—. ¿Acaso significa eso que si no está uniformado no puede pelear? No. De la misma manera, el desarrollo de conciencia de Dios no puede ser detenido —puede ser revivido en cualesquiera circunstancias— pero ciertas condiciones lo favorecen. Por lo tanto, prescribimos vivir de cierta manera, vestir de cierta manera, comer de cierta manera, etc. Esas cosas favorecen el cultivo de conciencia de Kṛṣṇa, pero no son indispensables.

Sr. Faill: ¿Entonces uno puede ser un estudiante del proceso de conciencia de Kṛṣṇa mientras continúa con su vida diaria normal?

Śrīla Prabhupāda: Sí.

Sr. Faill: ¿Y las drogas? ¿Pueden ayudar en el proceso de comprender a Dios?

Śrīla Prabhupāda: Si las drogas pudieran ayudar a la comprensión de Dios, entonces serían más poderosas que Dios. ¿Cómo podemos aceptar eso? Las drogas son substancias químicas, es decir cosas materiales. ¿Cómo puede algo material ayudarlo a uno a comprender a Dios, que es completamente espiritual? Es imposible. Lo que uno experimenta con el consumo de drogas es sencillamente una clase de embriaguez o alucinación; eso no es comprensión de Dios.

Sr. Faill: ¿Cree usted que los grandes místicos a través de las eras de hecho han visto la chispa espiritual que usted mencionó anteriormente?

Śrīla Prabhupāda: ¿Qué quiere usted decir con "místico"?

Sr. Faill: Es sólo un nombre que se les da a las personas que han experimentado otro nivel de realidad.

Śrīla Prabhupāda: Nosotros no usamos la palabra "místico". Nuestra realidad consiste en comprender perfectamente a Dios, lo cual ocurre cuando llegamos al plano espiritual. Mientras tenemos un concepto corporal de la vida, nuestra comprensión no es más que complacencia de los sentidos, debido a que el cuerpo está hecho de sentidos. Cuando superamos el plano corporal y vemos la mente como el centro de la actividad sensual, consideramos la mente como la etapa final de la iluminación. Ello constituye el plano mental. Del plano mental podemos llegar al plano intelectual, y del plano intelectual podemos elevarnos al plano trascendental. Finalmente, podemos elevarnos por encima incluso del plano trascendental y llegar al maduro plano espiritual. Ésas son las etapas para comprender a Dios. Sin embargo, en esta era, debido a que la gente es tan caída, los *śāstras* [las Escrituras] dan la recomendación especial de que la gente vaya directamente al plano espiritual mediante el canto de los santos nombres de Dios: Hare Kṛṣṇa, Hare Kṛṣṇa, Kṛṣṇa Kṛṣṇa, Hare Hare/

Hare Rāma, Hare Rāma, Rāma Rāma, Hare Hare. Si cultivamos esta práctica perteneciente al plano espiritual, de inmediato podemos experimentar nuestra identidad espiritual, y entonces, el proceso para comprender a Dios alcanza el éxito muy rápidamente.

Sr. Faill: Hoy en día mucha gente está diciendo que debemos buscar la verdad internamente, más que buscarla externamente en el mundo de los sentidos.

Śrīla Prabhupāda: Buscar internamente significa saber que uno es alma espiritual. A menos que uno entienda que no es el cuerpo sino un alma, no hay cuestión de buscar internamente.

Primero tenemos que estudiar: "¿Soy yo este cuerpo, o soy algo que se encuentra dentro del cuerpo?". Desgraciadamente, esta materia no se enseña en ningún colegio, escuela superior ni universidad. Todo el mundo está pensando: "Yo soy este cuerpo". Por ejemplo, en este país, en todas partes la gente está pensando: "Yo soy sudafricano, ellos son hindúes, aquéllos son griegos", etc. En realidad, todas las personas en el mundo entero están inmersas en la concepción corporal de la vida. El desarrollo de conciencia de Kṛṣṇa comienza cuando uno se encuentra por encima de esa concepción corporal.

Sr. Faill: ¿Así que el reconocimiento de la chispa espiritual es lo primero?

Śrīla Prabhupāda: Sí. Reconocer la existencia del alma espiritual que se encuentra dentro del cuerpo es el primer paso. A menos que uno entienda ese simple hecho, no hay cuestión de avance espiritual.

Sr. Faill: ¿Es cuestión de sólo entenderlo intelectualmente?

Śrīla Prabhupāda: Al comienzo sí. Hay dos departamentos del conocimiento: el teórico y el práctico. Primero uno debe aprender la ciencia espiritual teóricamente; luego, por actuar en ese plano espiritual, uno llega al punto de la comprensión práctica.

Desafortunadamente, hoy en día prácticamente todo el mundo se encuentra en la oscuridad del concepto corporal de la vida. Por lo tanto, este movimiento es muy importante, ya que puede elevar a los hombres civilizados, sacándolos de esta oscuridad. Mientras ellos estén inmersos en un concepto corporal de la vida, no son mejores que animales. "Yo soy un perro", "Yo soy un gato", "Yo soy una vaca". Los animales piensan así. Tan pronto como alguien pasa, un perro ladra, pensando: "Yo soy un perro. Me han designado aquí como perro guardián". En forma similar, si uno adopta la mentalidad perruna y les pregunta imperiosamente a los extranjeros: "¿Por qué han venido a este país? ¿Por qué han venido a mi jurisdicción?", entonces, ¿qué diferencia hay entre el perro y uno?

Sr. Faill: Ninguna. Para cambiar un poco el tema, ¿es necesario seguir ciertos hábitos alimenticios para practicar la vida espiritual?

Śrīla Prabhupāda: Sí. Todo el proceso tiene por objeto purificarnos, y el comer es parte de esa purificación. Creo que ustedes tienen un refrán que dice: "Uno es lo que come", y eso es un hecho. Nuestra constitución corporal y nuestra situación mental están determinadas por lo que comemos y por la manera en que comemos. En consecuencia, los *śāstras* recomiendan que para volverse consciente de Kṛṣṇa uno debe comer los remanentes de la comida dejada por Kṛṣṇa. Si un enfermo de tuberculosis come algo y usted come los remanentes, usted quedará infectado con tuberculosis. De igual manera, si usted come *kṛṣṇa-prasāda,* quedará entonces infectado con conciencia de Kṛṣṇa. Así pues, nuestro proceso consiste en que no comemos nada directamente. Primero ofrecemos la comida a Kṛṣṇa, luego la comemos. Eso nos ayuda a avanzar en el desarrollo de conciencia de Kṛṣṇa.

Sr. Faill: ¿Todos ustedes son vegetarianos?

Śrīla Prabhupāda: Sí, debido a que Kṛṣṇa es vegetariano. Kṛṣṇa puede comer cualquier cosa pues Él es Dios, pero en *El Bhagavad-gītā* [9.26] Él dice: "Si alguien Me ofrece con amor y devoción una hoja, una flor, fruta o agua, Yo lo aceptaré". Él nunca dice: "Denme carne y vino".

Sr. Faill: ¿Y en cuanto al tabaco?

Śrīla Prabhupāda: El tabaco es también una droga. Ya estamos drogados por estar inmersos en una concepción corporal de la vida, y si aumentamos la enajenación, estamos perdidos.

Sr. Faill: ¿Quiere usted decir que cosas tales como la carne, el alcohol y el tabaco, únicamente refuerzan la conciencia corporal?

Śrīla Prabhupāda: Sí. Supóngase que usted tiene una enfermedad y que quiere curarse. Tiene que seguir las instrucciones de un médico. Y si él dice: "No coma esto; coma sólo aquello", usted tiene que seguir su prescripción. En forma similar, nosotros también tenemos una prescripción para curarnos del concepto corporal de la vida: cantar Hare Kṛṣṇa, oír hablar de las actividades de Kṛṣṇa y comer *kṛṣṇa-prasāda.* Ese tratamiento constituye el proceso de conciencia de Kṛṣṇa.

VI. Buscándoles remedio a los males sociales contemporáneos

El crimen: ¿por qué ocurre?, y ¿cómo remediarlo?

Cada año, el mundo gasta más y más dinero en la prevención y control del crimen. Sin embargo, a pesar de esos esfuerzos, la criminalidad está aumentando vertiginosamente, y es notable el hecho de que en las escuelas públicas de Norteamérica el crimen ha alcanzado niveles prácticamente incontrolables. En esta conversación efectuada en julio de 1975 con el teniente David Mozee, funcionario del Departamento de Información de la Policía de Chicago, Śrīla Prabhupāda propuso una solución para el aparentemente insuperable problema del crimen, solución sorprendentemente sencilla . . . pero práctica.

Teniente Mozee: He sabido que usted tiene algunas ideas que pudieran servirnos de ayuda en nuestros esfuerzos por prevenir el crimen. Me interesaría mucho oírlas.

Śrīla Prabhupāda: La diferencia entre un hombre piadoso y un criminal es que uno es de corazón puro y el otro tiene su corazón sucio. Esa suciedad es como una enfermedad con la forma de lujuria y codicia incontrolables que se encuentran en el corazón del criminal. La generalidad de la gente de hoy en día se encuentra en esa condición enfermiza, y por eso el crimen está muy extendido. Cuando la gente se purifique de esas cosas sucias, el crimen desaparecerá. El proceso más sencillo de purificación consiste en reunirse en grupo y cantar los santos nombres de Dios.

Eso se denomina *saṅkīrtana,* y es la base de nuestro movimiento de conciencia de Kṛṣṇa. Así que, si usted quiere detener el crimen, debe entonces reunir a tanta gente como le sea posible para llevar a cabo un *saṅkīrtana* masivo. Ese canto en grupo del santo nombre de Dios disipará todas las cosas sucias que hay en el corazón de todo el mundo. Entonces no habrá más crimen.

Teniente Mozee: ¿Qué opinión tiene usted de la situación del crimen aquí en los Estados Unidos en comparación con la de su propio país, India?

Śrīla Prabhupāda: ¿Cuál es su definición de crimen?

Teniente Mozee: Toda violación de los derechos de una persona cometida por otra.

Śrīla Prabhupāda: Sí. Nuestra definición es la misma. En los *Upaniṣads* se dice: *īśāvāsyam idaṁ sarvam:* "Todo le pertenece a Dios". Así que todo el mundo tiene el derecho de utilizar todo lo que Dios le ha asignado, y nadie debe usurpar lo que es propiedad de otro. De hacerlo, se vuelve un criminal. En realidad, el primer crimen es que ustedes los norteamericanos están creyendo que esta tierra de Norteamérica es suya. Si bien hace doscientos años no era de ustedes, han venido de otras partes del mundo y han proclamado que esta tierra es suya. En verdad, es tierra de Dios, y por lo tanto, le pertenece a todo el mundo, ya que todo el mundo es hijo de Dios. Pero la gran mayoría de la gente carece de toda concepción de Dios. Hablando en términos prácticos, todo el mundo es ateo. Por lo tanto, todos deben ser educados en cuanto a cómo amar a Dios. En Norteamérica su gobierno tiene un lema: "En Dios confiamos". ¿No es así?

Teniente Mozee: Sí.

Śrīla Prabhupāda: Pero, ¿dónde está la educación acerca de Dios? Confiar es muy bueno, pero la simple confianza no perdurará a menos que esté respaldada por conocimiento científico acerca de Dios. Puede que uno sepa que tiene padre, pero a menos que sepa quién es su padre, su conocimiento es imperfecto. Y de esa educación acerca de la ciencia de Dios, se carece.

Teniente Mozee: ¿Cree usted que se carece de ella sólo aquí en los Estados Unidos?

Śrīla Prabhupāda: No. En todas partes. La era en la que vivimos se denomina Kali-yuga, la era en la que se olvida a Dios. Es una era de desavenencia y riña, y los corazones de la gente están llenos de cosas sucias. Pero Dios es tan poderoso, que si cantamos Su santo nombre nos purificaremos, tal como mis discípulos se han purificado de sus malos hábitos. Nuestro movimiento está basado en este principio de cantar el santo nombre de Dios. Le damos a todo el mundo la oportunidad de hacerlo, sin hacer distinción alguna. Pueden venir a nuestro templo, cantar el *mantra* Hare Kṛṣṇa, comer un poco de *prasāda** como refrigerio, y gradualmente irse purificando. Así que, si las autoridades gubernamentales nos dan algunas facilidades, podremos llevar a cabo un *saṅkīrtana* masivo. En ese caso, sin duda alguna, toda la sociedad habrá de cambiar.

Teniente Mozee: Si lo he entendido correctamente, señor, usted está diciendo que debemos hacer énfasis en un regreso a los principios religiosos.

Śrīla Prabhupāda: Desde luego. Sin principios religiosos, ¿cuál es la diferencia entre un hombre y un perro? El hombre puede entender la religión, mas un perro no. Ésa es la diferencia. Así que, si la sociedad humana permanece en el nivel de los perros y los gatos, ¿cómo puede esperar que haya una sociedad pacífica? Si uno trae una docena de perros y los pone juntos dentro de un cuarto, ¿será posible mantenerlos apaciguados? De la misma manera, si la sociedad humana está llena de hombres cuya mentalidad está al nivel de los perros, ¿cómo puede esperar paz?

Teniente Mozee: Si algunas de mis preguntas parecen irrespetuosas, se debe tan sólo a que no entiendo por completo sus creencias religiosas. Mi intención no es irrespetar en lo absoluto.

Śrīla Prabhupāda: No, no es cuestión de mis creencias religiosas. Estoy sencillamente señalando la diferencia que hay entre la vida humana y la vida animal. Los animales no pueden aprender nunca nada acerca de Dios, pero los seres humanos sí pueden. Sin embargo, si a los seres humanos no se les brinda facilidades de aprender acerca de Dios, entonces se quedan en el nivel de los perros y los gatos. No se puede tener paz en una sociedad de perros y gatos. Por lo tanto, es deber de las autoridades gubernamentales procurar que a la gente se le enseñe a volverse consciente de Dios. De lo contrario, habrá problemas, debido a que sin conciencia de Dios no hay ninguna diferencia entre un perro y un hombre: el perro come, nosotros comemos; el perro duerme, nosotros dormimos; el perro tiene vida sexual, nosotros tenemos vida sexual; el perro trata de defenderse, y nosotros también tratamos de defendernos. Ésos son los factores comunes. La única diferencia es que un perro no puede ser instruido en cuanto a su relación con Dios, pero un hombre sí.

Teniente Mozee: ¿No sería la paz precursora de un regreso a la religión? ¿No deberíamos primero lograr la paz?

Śrīla Prabhupāda: No, no, ése es el problema. En los momentos actuales,

---

*Comida que se le ofrece primero al Señor Supremo.

nadie sabe verdaderamente cuál es el significado de religión. Religión significa obedecer las leyes de Dios, de la misma manera en que ser un buen ciudadano significa obedecer las leyes del gobierno. Debido a que nadie tiene ningún conocimiento acerca de Dios, nadie conoce las leyes de Dios ni el significado de religión. Ése es el estado actual de la gente de la sociedad contemporánea. Están olvidando la religión, tomándola por una clase de fe. La fe puede ser ciega. La fe no es la verdadera descripción de lo que es religión. Religión significa las leyes dadas por Dios, y todo aquel que sigue esas leyes es religioso, bien sea un cristiano, un hindú, o un musulmán.

Teniente Mozee: Con todo el respeto debido, ¿no es cierto que en India, donde las costumbres religiosas han sido seguidas por siglos de siglos, estamos viendo un alejamiento de la vida espiritual y no un retorno a ella?

Śrīla Prabhupāda: Sí, pero eso se debe sólo a un mal liderazgo. Aparte de eso, la gran mayoría de la gente hindú está plenamente consciente de Dios, y trata de seguir las leyes de Dios. Aquí en Occidente, hasta grandes profesores universitarios no creen en Dios ni en la vida después de la muerte. Pero en India, hasta el hombre más pobre cree en Dios y en una siguiente vida. Él sabe que si comete pecados habrá de sufrir, y que si actúa en forma piadosa habrá de disfrutar. Hasta el día de hoy, si ocurre un desacuerdo entre dos aldeanos, van al templo para resolverlo, ya que todo el mundo sabe que el opositor vacilaría en decir mentiras frente a las Deidades. De ahí que en la mayoría de los aspectos, India es aún religiosa en un ochenta por ciento. Ése es el privilegio especial de nacer en India, y también la responsabilidad especial de ello. Śrī Caitanya Mahāprabhu ha dicho:

bhārata-bhūmite haila manuṣya-janma yā'ra
janma sārthaka kari' kara para-upakāra
[*El Caitanya-caritāmṛta, Ādi* 9.41]

Todo aquel que ha nacido en India debe hacer que su vida sea perfecta, volviéndose consciente de Kṛṣṇa. Luego debe distribuir el conocimiento de conciencia de Kṛṣṇa por todas partes del mundo.

Teniente Mozee: Señor, hay una parábola cristiana que dice que es más fácil que un camello atraviese el agujero de una aguja, que un hombre rico llegue ante el trono de Dios. ¿Cree usted que la riqueza de los Estados Unidos y de otros países occidentales es un obstáculo para la fe espiritual?

Śrīla Prabhupāda: Sí. Mucha riqueza es un obstáculo. Kṛṣṇa declara en *El Bhagavad-gītā* [2.44]:

bhogaiśvarya-prasaktānāṁ
tayāpahṛta-cetasām
vyavasāyātmikā buddhiḥ
samādhau na vidhīyate

Si uno es muy opulento materialmente, se olvida de Dios. Por lo tanto, poseer demasiada riqueza material lo incapacita a uno para entender a Dios. Si bien no existe una ley absoluta de que sólo el pobre puede entender a Dios, por lo general si uno es extraordinariamente rico, su única ambición es la de adquirir dinero, y le es difícil entender las enseñanzas espirituales.

Teniente Mozee: En Norteamérica, aquellos que pertenecen a la fe cristiana también creen en esas cosas. Yo no veo grandes diferencias entre las creencias espirituales de un grupo religioso y otro.

Śrīla Prabhupāda: Sí, la esencia de todas las religiones es la misma. Lo que nosotros proponemos es que sea cual sea el sistema religioso que uno siga, debe tratar de entender a Dios y amarlo. Si alguien es cristiano, no le decimos: "Eso no es bueno; debe volverse como nosotros". Nuestra proposición dice que bien sea uno cristiano, musulmán o hindú, simplemente trate de entender a Dios y de amarlo.

Teniente Mozee: Regresando al propósito original por el que vine, ¿puedo preguntarle qué consejo podría dar para ayudarnos en la reducción del crimen? Reconozco que lo primero y principal sería un regreso a Dios, como usted dice—no hay duda de eso. Pero, ¿habría algo que pudiéramos hacer de inmediato para disminuir esta creciente mentalidad criminal?

Śrīla Prabhupāda: Sí. Como ya he esbozado al comienzo de nuestra conversación, deben darnos la facilidad de cantar el santo nombre de Dios y distribuir *prasāda*. Entonces ocurrirá un tremendo cambio en la población. Yo vine solo de India, y ahora tengo muchos seguidores. ¿Qué hice? Les pedí que se sentaran y cantaran el *mantra* Hare Kṛṣṇa, y luego les distribuí un poquito de *prasāda*. Si esto se hace a gran escala, toda la sociedad se volverá muy agradable. Eso es un hecho.

Teniente Mozee: ¿Querría usted comenzar el programa en un área pudiente o en un área pobre?

Śrīla Prabhupāda: Nosotros no hacemos esas diferencias. Cualquier lugar fácilmente accesible a toda clase de hombres, sería muy apropiado para ejecutar *saṅkīrtana.* No hay ninguna restricción que diga que sólo los pobres necesitan el beneficio de ello pero los ricos no. Todo el mundo necesita purificarse. ¿Cree usted que la criminalidad existe sólo en el sector más pobre de la sociedad?

Teniente Mozee: No. Pero lo que quise preguntar era que si habría una influencia más beneficiosa —un mayor fortalecimiento de la comunidad— si el programa se llevara a cabo en un área más pobre en vez de un área pudiente.

Śrīla Prabhupāda: Nuestro tratamiento es para la persona enferma espiritualmente. Cuando una persona es atacada por una enfermedad, no se hacen diferencias entre un hombre pobre y uno rico. A ambos se les admite en el mismo hospital. Así como el hospital debe estar en un lugar donde tanto el pobre como el rico puedan llegar fácilmente, el local del *saṅkīrtana* debe estar en un sitio de fácil acceso a todos. Como todo el mundo está infectado por lo material, todos deben tener la oportunidad de sacar provecho.

Lo difícil en todo esto es que el hombre rico cree que está perfectamente sano, si bien es el que está más enfermo de todos. Pero siendo usted un policía, bien sabe que hay criminalidad tanto entre los ricos como entre los pobres. Así que nuestro proceso de canto es para todos, debido a que limpia el corazón sin tener en cuenta la opulencia o pobreza del hombre en cuestión. La única manera de transformar permanentemente el hábito criminal, consiste en transformar el corazón del criminal. Como usted bien sabe, muchos ladrones son arrestados y encarcelados un gran número de veces. A pesar de saber que si roban irán a la cárcel, aun así se ven forzados a robar debido a que sus corazones están sucios. Por lo tanto no se puede detener el crimen simplemente con una aplicación más estricta de la ley, sin limpiar el corazón del criminal. El ladrón y el asesino ya conocen la ley, mas aún siguen cometiendo crímenes violentos debido a sus corazones sucios. Así que nuestro proceso consiste en limpiar el corazón. Entonces todos los problemas de este mundo material habrán de resolverse.

Teniente Mozee: Ésa es una tarea muy difícil, señor.

Śrīla Prabhupāda: No es difícil. Sencillamente inviten a todo el mundo, diciéndoles a todos: "Vengan, canten Hare Kṛṣṇa, bailen, y coman el suntuoso *prasāda*". ¿Qué es lo difícil? Estamos haciendo eso en nuestros centros, y la gente está viniendo a ellos. Pero debido a que tenemos muy poco dinero, sólo podemos ejecutar el *saṅkīrtana* a pequeña escala. Nosotros invitamos a todo el mundo, y gradualmente la gente está viniendo a nuestros centros y volviéndose devota. Sin embargo, si el gobierno nos diera mayores facilidades, podríamos expandirnos ilimitadamente. Y el problema es grande; si no fuera así, ¿por qué hay artículos en la prensa nacional preguntando qué hacer? Ningún Estado quiere esa criminalidad. Eso es un hecho. Pero los líderes no saben cómo detenerla. No obstante, si nos escuchan, podemos darles la respuesta. ¿Por qué hay crimen? Porque la gente es atea. Y, ¿qué hacer? Cantar Hare Kṛṣṇa y comer *prasāda*. Si ustedes quieren, pueden adoptar este proceso de *saṅkīrtana*. De lo contrario, nosotros continuaremos llevándolo a cabo en pequeña escala. Nuestra situación es la misma que la de un médico pobre, dueño de un pequeño consultorio privado, que podría abrir un gran hospital si se le diera la facilidad para ello. El gobierno es el ejecutor. Si el gobierno toma nuestro consejo y adopta el proceso de *saṅkīrtana*, entonces el problema del crimen quedará resuelto.

Teniente Mozee: Hay muchas organizaciones cristianas en los Estados Unidos que dan la sagrada comunión. ¿Por qué eso no resulta? ¿Por qué no está limpiando el corazón?

Śrīla Prabhupāda: Hablando francamente, me resulta difícil encontrar siquiera un cristiano verdadero. Los supuestos cristianos no obedecen la orden de La Biblia. Uno de los diez mandamientos de La Biblia es: "No matarás". Pero, ¿qué cristiano no mata cuando come la carne de la vaca? El proceso de cantar el santo nombre del Señor y distribuir *prasāda* será eficaz, si es ejecutado por personas que verdaderamente están practicando la religión. Mis discípulos están entrenados para seguir estrictamente principios religiosos, y, por lo tanto, su canto del santo nombre de Dios es diferente del de los demás. La posición de ellos no es únicamente una posición sólo de nombre. Ellos han experimentado el poder purificador del santo nombre a través de la práctica.

Teniente Mozee: Señor, ¿no será el verdadero problema que si bien un pequeño círculo de sacerdotes y devotos puede que siga los principios religiosos, aquellas personas que siguen a medias se desvían y causan problemas? Por ejemplo, supóngase que el movimiento Hare Kṛṣṇa creciera en proporciones gigantescas, como le ha ocurrido al cristianismo. ¿No tendrían entonces el problema de las personas que viven en el margen del movimiento, que pretenden ser seguidores pero que de hecho no lo son?

Śrīla Prabhupāda: Esa posibilidad siempre existe, pero lo único que estoy diciendo es que si uno no es un verdadero cristiano, su prédica no tendrá efecto. Y debido a que nosotros estamos estrictamente siguiendo principios religiosos, nuestra prédica sí será eficaz para la propagación del desarrollo de conciencia de Dios y el alivio del problema del crimen.

Teniente Mozee: Señor, permítame agradecerle el tiempo que me ha dedicado. Les entregaré a mis superiores esta grabación. Esperemos que sea eficaz, tal como usted lo es.

Śrīla Prabhupāda: Muchísimas gracias.

¿Podemos evitar que la sociedad se vuelva perruna?

En una entrevista con el Bhavan Journal de India, realizada en agosto de 1976, Śrīla Prabhupāda preguntó: "¿Cómo puede haber felicidad o paz en una sociedad animal? Ellos quieren que la gente permanezca como los animales, y están formando las Naciones Unidas. . . Es simplemente una carrera de perros. El perro corre en cuatro patas, y ustedes corren en cuatro ruedas —eso es todo—. ¡Y creen que la carrera en cuatro ruedas constituye el avance de la civilización!".

Entrevistador: La primera pregunta es ésta: "¿Está declinando la influencia de la religión? Y si es así, ¿es ese factor responsable del aumento de la corrupción y el extendido deterioro de los valores morales?".
Śrīla Prabhupāda: Sí, la religión está declinando. Eso se predice en *El Śrīmad-Bhāgavatam* [12.2.1]:

tataś cānudinaṁ dharmaḥ
stayaṁ śaucaṁ kṣamā dayā
kālena balinā rājan
naṅkṣyaty āyur balaṁ smṛtiḥ

"En el Kali-yuga [la era actual de riña e hipocresía] las siguientes cosas disminuirán: la religión, la veracidad, la limpieza, la misericordia, la duración de la vida, la fuerza física y la memoria".

Éstas son cualidades humanas que distinguen al ser humano del animal. Pero estas cosas van a declinar. No habrá misericordia, no habrá veracidad, la memoria será poca, y la duración de la vida será corta. En forma similar, la religión desaparecerá. Eso significa que gradualmente llegaremos al plano de los animales.
Entrevistador: ¿La religión desaparecerá? ¿Nos volveremos animales?
Śrīla Prabhupāda: Especialmente cuando no hay religión, la vida es simplemente animal. Cualquier hombre común puede distinguir que el perro no entiende lo que es religión. El perro es también un ser

viviente, pero no está interesado en entender *El Bhagavad-gītā* o *El Śrīmad-Bhāgavatam*. No le interesa. Ésa es la diferencia entre el hombre y el perro: al animal no le interesa.

Así que cuando los seres humanos pierden el interés en las cosas religiosas, se vuelven animales. Y, ¿cómo puede haber felicidad o paz en una sociedad animal? Ellos quieren que la gente siga siendo como animales, y están estableciendo las Naciones Unidas. ¿Cómo es posible? ¿Animales unidos? ¿Sociedad de animales unidos? Esas cosas están ocurriendo.

Entrevistador: ¿Ve usted algunos signos alentadores?

Śrīla Prabhupāda: Al menos han detectado que la religión está declinando. Eso es bueno. "Declinando" significa que van a volverse animales. En lógica, se dice que el hombre es un animal racional. Cuando falta la racionalidad, es únicamente un animal, no un ser humano. En la sociedad humana, o uno se vuelve cristiano, o musulmán, hindú, o budista; no importa lo que uno sea. Debe haber algún sistema de religión. La sociedad humana sin religión es sociedad animal. Ése es un hecho claro. ¿Por qué la gente está tan infeliz hoy en día? Porque no hay religión. Está haciendo caso omiso de la religión.

Un caballero me ha escrito que Tolstoi dijo una vez: "A menos que se ponga dinamita bajo la iglesia, no puede haber paz alguna". Incluso ahora el gobierno ruso está muy estrictamente en contra del cultivo de conciencia de Dios, debido a que piensa que la religión ha malogrado toda la atmósfera social.

Entrevistador: Pareciera que pudiera haber algo de verdad en eso.

Śrīla Prabhupāda: El sistema religioso puede que haya sido mal utilizado, pero eso no significa que la religión debe evitarse. La verdadera religión debe aceptarse. El hecho de que la religión no haya sido ejecutada correctamente por los supuestos sacerdotes, no significa que la religión debe ser rechazada. Si mi ojo me está trayendo problemas debido a una catarata, eso no significa que el ojo debe extraerse. Lo que debe quitarse es la catarata. Así es el proceso de conciencia de Kṛṣṇa.

Entrevistador: Yo creo que la historia muestra que muchas personas han empleado mal la religión. ¿No es eso cierto?

Śrīla Prabhupāda: Esas personas no tienen ningún concepto de Dios y están predicando religión. ¿Qué es religión? *Dharmaṁ tu sākṣād bhagavat-praṇītam:* "El sendero de la religión lo enuncia directamente el Señor Supremo". Esas personas no tienen ningún concepto de Dios —ellas no saben qué es Dios—, y están pretendiendo que siguen una religión. ¿Cuánto puede durar eso artificialmente? Se deteriorará.

Ésa se ha vuelto la condición actual. Ellos no tienen ninguna idea de Dios, así que, ¿cómo van a saber cuál es la orden de Dios? Religión significa la orden de Dios. Por ejemplo, la ley significa la orden del Estado. Si no hay Estado, ¿cómo puede haber alguna orden? Nosotros tenemos un claro concepto de Dios—Kṛṣṇa. Él está dando Su orden, y nosotros la aceptamos. Es una religión clara. Si no hay Dios, si no hay concepto de Dios, si no hay orden de Dios, ¿cómo puede haber religión? Si no hay gobierno, ¿cómo puede haber ley?

Entrevistador: Pues, no habría ninguna ley. Sería una sociedad proscrita.

Śrīla Prabhupāda: Proscrita—todo el mundo es un proscrito, pues elabora su propio sistema inventado de religión. Eso está ocurriendo.

Sólo pregunte —en cualquier sistema religioso—: "¿Cuál es el concepto que tienen ustedes de Dios? ¿Puede alguien decirlo claramentc?". Nadie puede decirlo. Pero nosotros de inmediato diremos:

veṇuṁ kvaṇantam aravinda-dalāyatākṣaṁ
barhāvataṁsam asitāmbuda-sundarāṅgam
kandarpa-koṭi-kamanīya-viśeṣa-śobhaṁ
govindam ādi-puruṣaṁ tam ahaṁ bhajāmi

"Yo adoro a Govinda, el Señor primordial, quien es experto en tocar Su flauta; cuyos resplandecientes ojos son como pétalos de loto; cuya cabeza está adornada con una pluma de pavo real; cuya hermosa figura está teñida con el matiz de las nubes azules; y cuyo encanto único cautiva a millones de Cupidos". [*El Brahma-saṁhitā* 5.30] De inmediato podemos dar una descripción de Dios.

Si no hay ninguna idea de Dios, entonces, ¿qué clase de religión es ésa?

Entrevistador: No sé.

Śrīla Prabhupāda: Es falsa. La gente no tiene ningún concepto de Dios, y, por lo tanto, no tiene ningún entendimiento de lo que es religión. Ésa es la declinación, y debido a que la religión está declinando, los seres humanos se están volviendo más y más como los animales.

"Animal" significa que uno carece de memoria. El perro viene cuando hay algo de comer; yo le digo: "¡Fuera!", y él se va. Pero vuelve de nuevo—no tiene ninguna memoria. Así que cuando nuestro recuerdo de Dios se reduce, eso significa que nuestras cualidades humanas se reducen.

En el Kali-yuga, esas cualidades humanas se reducirán. Eso significa que la gente se está volviendo como los perros y los gatos.

Entrevistador: He aquí la segunda pregunta: "La acusación tradicional que se hace en contra de la cultura védica la tilda de fatalista, es decir, se la acusa de que vuelve a la gente esclava de la creencia en la predestinación, y que, por lo tanto, inhibe el progreso. ¿Qué hay de verdad en esta acusación?".

Śrīla Prabhupāda: ¿Dónde está ese progreso? ¿Es progreso el salto de un perro? ¿Es eso progreso? El perro corre de aquí para allá en cuatro patas, y ustedes están corriendo de aquí para allá en las cuatro ruedas del automóvil. ¿Es eso progreso? Ése no es el sistema védico. Según el sistema védico, el ser humano tiene una cierta cantidad de energía, y como el ser humano tiene mejor conciencia que los animales, la energía de los seres humanos es más valiosa que la energía de los animales.

Entrevistador: Probablemente nadie objetaría que el ser humano tiene más libertad o, supongo yo, más responsabilidad que los animales.

Śrīla Prabhupāda: Así que la energía humana debe ser utilizada para el avance espiritual. Esa energía no debe ser utilizada para competir con el perro. La persona santa no se dedica a lo que se dedica el perro. Hoy en día la gente piensa que lo perruno es vida, pero la verdadera vida consiste en el progreso espiritual. Por lo tanto, la literatura védica dice:

tasyaiva hetoḥ prayateta kovido
na labhyate yad bhramatām upary adhaḥ
tal labhyate duḥkhavad anyataḥ sukhaṁ
kālena sarvatra gabhīra-raṁhasā

"Las personas que son verdaderamente inteligentes y que tienen inclinaciones filosóficas, deben esforzarse sólo en pos de ese significativo fin, que no puede obtenerse ni siquiera por errar desde el planeta más elevado [Brahmaloka] hasta el planeta más bajo [Pātāla]. En lo que se refiere a la felicidad que se obtiene del disfrute sensual, la misma puede obtenerse automáticamente con el transcurso del tiempo, de la misma manera en que con el transcurso del tiempo obtenemos sufrimientos aun a pesar de que no los deseemos". [*El Śrīmad-Bhāgavatam* 1.5.18]

Entrevistador: ¿Podría explicar eso un poco más?

Śrīla Prabhupāda: El ser humano debe emplear su energía para conseguir aquello que no obtuvo en muchísimas vidas. En muchas, muchas vidas, el

alma se ha encontrado en las formas de perros, o semidioses, o gatos, aves, bestias, y muchas otras más. Hay 8.400.000 diferentes tipos de cuerpos. Así que esta transmigración del alma está ocurriendo. En cada caso, lo que interesa es la complacencia de los sentidos.
Entrevistador: Y eso, ¿qué significa?
Śrīla Prabhupāda: Por ejemplo, el perro está ocupado en buscar complacencia de los sentidos: dónde hay comida, dónde hay refugio, dónde está la hembra, dónde hay defensa. El hombre también está haciendo lo mismo, de diferentes maneras. Eso está ocurriendo vida tras vida. Hasta un pequeño insecto está buscando lo mismo. Las aves, las bestias, los peces—en todas partes se está efectuando la misma lucha. Dónde hay comida, dónde hay vida sexual, dónde hay refugio y cómo defenderse. La literatura védica dice que esas cosas las hemos estado haciendo por muchísimas vidas, y que si no nos salimos de esa lucha por la existencia, tendremos que hacerlas de nuevo por muchas, muchas vidas más.
Entrevistador: Estoy comenzando a entender.
Śrīla Prabhupāda: Sí, así que esas cosas deben detenerse. Por lo tanto, Prahlāda Mahārāja afirma lo siguiente:

sukham aindriyakaṁ daityā
deha-yogena dehinām
sarvatra labhyate daivād
yathā duḥkham ayatnataḥ

"Mis queridos amigos nacidos de familias demoníacas, la felicidad que se percibe con relación a los objetos de los sentidos por el contacto con el cuerpo, puede obtenerse en cualquier forma de vida, según las pasadas actividades fruitivas de uno. Dicha felicidad se obtiene automáticamente, sin esfuerzo, de la misma manera en que obtenemos el sufrimiento". [*Bhāg.* 7.6.3]

El perro tiene un cuerpo, y yo tengo un cuerpo. Así que entre mi placer sexual y el del perro no hay diferencia. El placer que se obtiene de la vida sexual es el mismo. El perro no teme tener placer sexual en la calle, frente a todo el mundo, y nosotros lo escondemos. Eso es todo. La gente está pensando que el tener placer sexual en un hermoso apartamento es algo adelantado. Sin embargo, eso no es adelantado. Y están haciendo una carrera de perros para ese supuesto avance. La gente no sabe que según la clase de cuerpo que uno haya adquirido, ya hay una cantidad de placer almacenada.

Entrevistador: ¿Qué quiere usted decir con: "el placer ya está almacenado"?

Śrīla Prabhupāda: Eso se denomina destino. Un cerdo tiene un cierto tipo de cuerpo, y su alimento es el excremento. Uno no puede cambiarlo. Al cerdo no le va a gustar comer *halvah* [un dulce hecho de trigo tostado en mantequilla]. No es posible. Puesto que él tiene un tipo de cuerpo en particular, debe comer así. ¿Puede algún científico mejorar el nivel de vida del cerdo?

Entrevistador: Lo dudo.

Śrīla Prabhupāda: Por lo tanto, Prahlāda Mahārāja dice que ya está almacenado. El placer es básicamente el mismo, pero un poquito diferente según el cuerpo. El hombre incivilizado de la jungla tiene lo mismo.

Ahora la gente está pensando que civilización significa construir rascacielos. Pero la civilización védica dice que no, que eso no es avance. El verdadero avance de la vida humana consiste en la autorrealización, en cuánto uno ha entendido su *yo.* No en que se haya construido rascacielos.

Entrevistador: Pero, a la mayoría de las personas, ¿no les parecería sensato lo que usted está diciendo?

Śrīla Prabhupāda: A veces la gente entiende mal. En una corte superior, un juez está sentado muy serio, aparentemente sin hacer nada, y recibe un alto salario. Otra persona está pensando: "Estoy trabajando tan arduamente en la misma corte, estampando sellos—y no obtengo ni la décima parte del salario del juez". Ella piensa: "Estoy tan ocupado, trabajando tan arduamente, y no estoy recibiendo un salario tan bueno como el del hombre que sólo se sienta en el estrado". La situación es tal como ésa: la civilización védica tiene por objeto la autorrealización, no una carrera de perros.

Entrevistador: Aun así, ¿no se considera por lo general honroso el trabajar arduamente, luchar, y finalmente, "ser alguien" en la vida?

Śrīla Prabhupāda: Los *karmīs,* los trabajadores fruitivos, han sido descritos en *El Bhagavad-gītā* como *mūḍhas,* asnos. ¿Por qué se dice que se asemejan a los asnos? Debido a que el asno trabaja muy arduamente llevando cargas en su lomo, y a cambio, su amo le da sólo un poquito de pasto. Él se queda a la puerta de la casa del lavandero, y come pasto mientras el lavandero carga de nuevo su lomo. Él no tiene la capacidad de pensar: "Si salgo de la choza del lavandero, puedo conseguir pasto en cualquier parte. ¿Por qué estoy cargando tanto?".

Entrevistador: Eso me recuerda a cierta gente que conozco.

Śrīla Prabhupāda: El que actúa por interés es así. Está muy ocupado en la oficina, y si uno quiere verlo, él dirá: "Estoy muy ocupado". Así que, ¿cuál es el resultado de estar tan ocupado? Él come dos pedazos de pan tostado y una taza de té. Y ¿para eso está tan ocupado? Él no sabe por qué está tan ocupado. En los libros de contabilidad él observará que el saldo era un millón de dólares y ahora se ha vuelto dos millones. Él está satisfecho con eso, pero comerá sólo dos pedazos de pan tostado y una taza de té, y aun así, trabajará muy arduamente. Eso es lo que significa *karmī.* Asnos—trabajan como asnos, sin ningún objetivo en la vida.

Pero la civilización védica es diferente. La acusación no es correcta—en la civilización védica, la gente no es holgazana en absoluto. Está ocupada en pos de algo superior. Prahlāda Mahārāja enfatiza que ese "ocuparse" es tan importante, que debe comenzar desde la propia infancia de uno. *Kaumāra ācaret prājñaḥ:* uno no debe perder ni un segundo. Eso es civilización védica. Los asnos ven: "Estos hombres no están trabajando como yo" —como perros y asnos— y consideran que nos estamos escapando. Sí, escapando de su esfuerzo inútil. La civilización védica tiene por objeto la autorrealización.

Entrevistador: ¿Nos podría dar una idea más amplia de cómo es la civilización védica?

Śrīla Prabhupāda: La civilización védica comienza con el sistema *varṇāśrama.* En el sistema *varṇāśrama* existe la siguiente organización: *brāhmaṇas* [intelectuales, consejeros], *kṣatriyas* [administradores], *vaiśyas* [comerciantes, granjeros], *śūdras* [obreros], *brahmacārīs* [estudiantes célibes], *gṛhasthas* [casados], *vānaprasthas* [casados que se han retirado] y *sannyāsīs* [monjes renunciantes].

La meta última es que Kṛṣṇa, el Señor Supremo, debe ser adorado. Así que si uno adora a Kṛṣṇa, cumplirá con todas sus ocupaciones obligatorias, bien sea como *brāhmaṇa, kṣatriya, vaiśya, śūdra, brahmacārī,* etc., etc. Empréndalo de inmediato: entréguese al cultivo de conciencia de Kṛṣṇa. Es muy importante.

Entrevistador: Si la gente verdaderamente conociera un estilo de vida que fuera más natural, más complaciente, ¿qué problema habría? De hecho la emprendería, como dice usted.

Śrīla Prabhupāda: Pero *no* conoce, y, por lo tanto, no hay religión; únicamente una carrera de perros. El perro está corriendo en cuatro patas, y ustedes están corriendo en cuatro ruedas—eso es todo. Y ustedes piensan que la carrera de cuatro ruedas constituye el avance de la civilización.

Por lo tanto, se dice que la civilización moderna prácticamente no hace nada. Todo aquello que ha de obtenerse por destino, se obtendrá, dondequiera que uno se encuentre. Más bien, emprenda el proceso de conciencia de Kṛṣṇa. El ejemplo lo da Prahlāda Mahārāja al decir que uno no quiere nada desagradable, y sin embargo, lo desagradable aparece. En forma similar, a pesar de que uno no quiera la felicidad que tiene destinada, aun así aparecerá. No debe desperdiciar su energía en busca de la felicidad material. Uno no puede obtener más felicidad material que la que tiene destinada.

Entrevistador: ¿Cómo puede estar tan seguro de eso?

Śrīla Prabhupāda: ¿Cómo lo creo? Debido a que uno es puesto en una condición afligida si bien no la quiere. Por ejemplo, el presidente Kennedy murió a manos de su propio compatriota. ¿Quién lo deseaba? Y ¿por qué ocurrió? Él era un gran hombre, estaba protegido por muchísimas personas, y aun así, estaba destinado a ser matado. ¿Quién puede protegerlo a uno?

Así que, si la condición afligida me es impuesta por destino, entonces la posición opuesta —la felicidad— también aparecerá. ¿Para qué voy a perder mi tiempo en rectificar eso? Usaré mi energía en busca de conciencia de Kṛṣṇa. Eso es inteligente. Uno no puede detener su destino. Todo el mundo habrá de experimentar una cierta cantidad de felicidad y una cierta cantidad de congoja. Nadie disfruta de felicidad ininterrumpida. Eso no es posible.

Así como uno no puede detener su aflicción, asimismo no puede detener su felicidad. Aparecerá automáticamente. Así que no pierda su tiempo en esas cosas. Más bien, debe utilizar su tiempo para avanzar en el cultivo de conciencia de Kṛṣṇa.

Entrevistador: Una persona consciente de Kṛṣṇa, ¿no se esforzaría por progresar?

Śrīla Prabhupāda: La cuestión es que si uno trata en vano de progresar, entonces ¿de qué sirve? Si es un hecho que uno no puede cambiar su destino, entonces, ¿de qué sirve esforzarse por hacerlo? Estaremos satisfechos con la cantidad de felicidad y aflicción que tenemos destinada.

La civilización védica tiene por objeto llegar a comprender a Dios. Eso es lo importante. Aún se observará en India que durante festivales importantes muchos millones de personas van a bañarse al Ganges, debido a que están interesadas en cómo liberarse. No son holgazanas. Recorren miles de kilómetros, tres mil kilómetros de distancia, para bañarse en el Ganges.

No son holgazanas, pero tampoco están ocupadas en la carrera de perros. Más bien, están ocupadas justo desde su infancia en tratar de volverse iluminadas. *Kaumāra ācaret prājño dharmān bhāgavatān iha*. Están tan ocupadas, que quieren comenzar esa actividad desde su misma infancia. Así que es una concepción errónea pensar que son holgazanas.

Entrevistador: Entonces pudiera surgir la pregunta de que si el destino no puede ser detenido, ¿por qué no dejar que todos los niños recién nacidos queden a su suerte como los animales, y que les ocurra lo que les esté destinado?

Śrīla Prabhupāda: No, la ventaja es que uno puede entrenarlos espiritualmente. Por lo tanto, se dice: *tasyaiva hetoḥ prayateta kovidaḥ*, uno debe emplear su energía en la autorrealización. *Ahaituky apratihatā:* el servicio devocional, el cultivo de conciencia de Kṛṣṇa, no puede ser detenido. Así como el destino material no puede ser detenido, el avance de uno en la vida espiritual no puede ser detenido si uno se esfuerza por ello.

En verdad, Kṛṣṇa cambiará el destino, pero sólo para Su devoto. Él dice: *ahaṁ tvāṁ sarva-pāpebhyo mokṣayiṣyāmi*, "Yo habré de protegerte por completo de todas las reacciones de las actividades pecaminosas". [*El Bhagavad-gītā* 18.66]

Por ejemplo, si uno es condenado a la horca por la corte judicial, nadie puede impedirlo. Ni siquiera el propio juez que ha dado ese veredicto puede impedirlo. Pero si el acusado implora la misericordia del rey, quien se encuentra por encima de todas las leyes, éste sí puede impedirlo.

Por lo tanto, nuestro deber consiste en entregarnos a Kṛṣṇa. Si queremos artificialmente ser más felices mediante el desarrollo económico, eso no es posible. Muchísimos hombres están trabajando muy arduamente, pero, ¿significa eso que todos se volverán un Henry Ford o un Rockefeller? Todo el mundo está tratando lo mejor que puede. El destino del señor Ford era volverse un hombre rico, pero, ¿significa eso que todos los demás hombres que han trabajado tan arduamente como Ford se volverán igual de ricos que Ford? No. Esto es algo práctico. Uno no puede cambiar su destino simplemente con trabajar arduamente como un asno o un perro. Pero uno puede utilizar esa energía para mejorar su conciencia de Kṛṣṇa.

Entrevistador: Su Divina Gracia, ¿qué es exactamente conciencia de Kṛṣṇa? ¿Podría hablarnos más de eso?

Śrīla Prabhupāda: Amor por Dios—eso es conciencia de Kṛṣṇa. Si uno no ha aprendido a amar a Dios, entonces, ¿cuál es el significado de su religión? Cuando uno se encuentra verdaderamente en el plano del amor por Dios, uno entiende su relación con Dios—"Yo soy parte o porción de Dios". Luego, uno extiende también su amor hasta los animales. Si uno realmente ama a Dios, también tendrá entonces amor por el insecto. Uno entiende: "Este insecto tiene un cuerpo diferente, pero es también parte o porción de mi padre; por lo tanto, es mi hermano". En consecuencia, uno no querrá tener un matadero. Si uno tiene un matadero y desobedece así la orden de Cristo de "No matarás", y uno dice ser cristiano o hindú, eso no es religión. Será simplemente una pérdida de tiempo, debido a que uno no entiende a Dios; no tiene ningún amor por Dios, y se está rotulando con el nombre de alguna secta; pero no hay verdadera religión. Eso está ocurriendo en todas partes del mundo.

Entrevistador: ¿Cómo podemos remediar la situación?

Śrīla Prabhupāda: Kṛṣṇa es la Suprema Personalidad de Dios. Si uno no acepta que Kṛṣṇa es la entidad suprema, entonces debe tratar de entenderlo. Eso es educación: hay alguien que es supremo; Kṛṣṇa no es hindú; Él es Dios. El Sol sale primero en India, pero eso no significa que el Sol es hindú; en forma similar, si bien Kṛṣṇa apareció en India, ahora ha venido a los países occidentales a través de este movimiento de conciencia de Kṛṣṇa.

La suprema obra de bienestar social

En 1972, el estado de Andhra Pradesh del sur de India fue víctima de una severa sequía que afectó a millones de seres humanos. El secretario del Comité del Fondo de Beneficencia para Andhra Pradesh, T. L. Katidia, le escribió a Śrīla Prabhupāda con la esperanza de que la Sociedad Internacional para la Conciencia de Kṛṣṇa diera su ayuda. Śrīla Prabhupāda le respondió con una sorprendente y edificante carta.

Reverenciado Swamiji:

Los residentes de las ciudades gemelas nos sentimos felices de tener esta oportunidad de reunirnos con usted y sus estimados seguidores. Usted ha de saber que debido a las escasas lluvias durante los últimos dos años, y su completa falta este año, más de la mitad de nuestro estado [Andhra Pradesh, un estado del sur de India] se encuentra bajo las garras de una seria sequía. Con miras a complementar los esfuerzos gubernamentales para combatir este mal, se ha formado la Organización Voluntaria Central con ciudadanos de diversas condiciones. Los miembros de esta organización inspeccionaron las áreas afectadas por la sequía. La situación es patética. Hay aldeas en las que el agua potable no se encuentra disponible más que a muchos kilómetros de distancia. Los dueños de ganado, debido a la escasez de forraje, están vendiendo sus ganados por un precio mínimo. Gran parte del ganado errante está muriendo por la falta de forraje y de agua. El problema alimenticio es también muy serio. Debido a los altos precios de los granos alimenticios en el mercado libre, la compra de ellos a los precios de mercado se encuentra más allá del alcance de los aldeanos pobres, con el resultado de que al menos cinco o seis millones de personas están a duras penas comiendo una vez al día. Hay muchos que se encuentran al borde de la inanición. Toda la situación es de lo más patética y conmovedora.

Por lo tanto, le suplicamos a su reverenciada persona que considere cuál sería la mejor manera en que su Sociedad podría acudir al rescate de estos millones de almas que se encuentran sufriendo en una forma inimaginable. El Comité quisiera sugerir que los miembros de su Sociedad hagan un llamamiento a los *bhaktas* [devotos] que asisten a sus discursos, para que contribuyan con el Fondo de Beneficencia para Andhra Pradesh mediante su óbolo.

El Comité está dispuesto a enviar a algunos de sus representantes juntamente con miembros de su Sociedad adondequiera que usted desee distribuir *prasāda* a los millones de hambrientos del estado.

Ya que *mānava-sevā* es *mādhava-sevā* ["Servir al hombre es servir a Dios"], el Comité confía en que incluso un pequeño esfuerzo que haga su benevolente Sociedad servirá de gran ayuda en mitigar los sufrimientos de cientos y miles de personas.

Queda de usted, al servicio del Señor,
T. L. Katidia, Secretario
Comité del Fondo de Beneficencia
para Andhra Pradesh
Hyderabad, India

Mi estimado Sr. Katidia:

Por favor, acepte mis saludos. En relación con su carta y su entrevista personal, tengo a bien informarle que sin complacer a la Suprema Personalidad de Dios, nadie puede volverse feliz. Desgraciadamente, la gente no sabe quién es Dios ni cómo hacerlo feliz. Nuestro movimiento de conciencia de Kṛṣṇa tiene por objeto, en consecuencia, presentarle a la gente directamente la Suprema Personalidad de Dios. Como se afirma en *El Śrīmad-Bhāgavatam*, Séptimo Canto, Capítulo Seis: *tuṣṭe ca tatra kim alabhyam ananta ādye / kiṁ tair guṇa-vyatikarād iha ye sva-siddhāḥ.*

La idea que se presenta en este verso es que al complacer a la Suprema Personalidad de Dios complacemos a todo el mundo, y no hay posibilidad alguna de escasez. Debido a que la gente no conoce este secreto del éxito, está haciendo sus propios planes independientes para ser feliz. Sin embargo, no es posible conseguir felicidad de esa manera. En su membrete, encuentro los nombres de muchos hombres importantes de este país que están interesados en aliviar los sufrimientos de la gente, pero ellos deben saber con toda certeza que si no complacen a la Suprema Personalidad de Dios, todos sus intentos serán vanos. Un hombre enfermo no puede vivir simplemente fundándose en la ayuda de un médico experto y de medicinas. Si así fuera, entonces ningún hombre rico moriría jamás. Uno debe ser favorecido por Kṛṣṇa, la Suprema Personalidad de Dios.

Por consiguiente, si ustedes quieren realizar una obra benéfica únicamente recabando fondos, creo que eso no tendrá éxito. Tienen que complacer a la autoridad suprema, y ése es el camino al éxito. Por ejemplo, debido a la ejecución de *saṅkīrtana* que realizamos aquí, ha comenzado a llover después de una sequía de dos años. La última vez que ejecutamos un festival Hare Kṛṣṇa en Delhi, había un inminente peligro de que Paquistán declarara la guerra, y cuando un reportero se me acercó pidiendo mi opinión, le dije que tendría que haber pelea pues el otro bando estaba agresivo. Sin embargo, debido a nuestro movimiento de *saṅkīrtana,* India salió victoriosa. De igual manera, cuando realizamos un festival en Calcuta, el movimiento Naxalita [comunista] se detuvo. Ésos son hechos. Mediante el movimiento de *saṅkīrtana* no sólo podemos obtener todas las facilidades de vida, sino que además al final podemos ir de vuelta al hogar, de vuelta a Dios. Aquellas personas de naturaleza demoníaca no pueden entender esto, pero es un hecho.

Por lo tanto, les pido a ustedes como miembros destacados de la sociedad, que se unan a este movimiento. No hay pérdida por parte de nadie al cantar el *mantra* Hare Kṛṣṇa, y el beneficio es grande. Según *El Bhagavad-gītā* [3.21], aquello que los hombres destacados aceptan, lo aceptan también los hombres comunes:

yad yad ācarati śreṣṭhas
tat tad evetaro janaḥ
sa yat pramāṇaṁ kurute
lokas tad anuvartate

"Los hombres comunes siguen los pasos de un gran hombre, cualquiera que sea la acción que éste ejecute. Y cualesquiera que sean las normas que él establezca mediante sus actos ejemplares, son seguidas por todo el mundo".

El movimiento de *saṅkīrtana* de conciencia de Kṛṣṇa es muy importante. En consecuencia, a través de usted deseo hacerles un llamamiento a todos los hombres destacados de India para que acepten este movimiento muy seriamente, y nos den plena facilidad para difundir este movimiento a través del mundo entero. Entonces se presentará una condición muy feliz, no sólo en India, sino en el mundo entero.

Esperando que al recibo de la presente se encuentre bien de salud, le saluda atentamente,

Su eterno bienqueriente,
A. C. Bhaktivedanta Swami

La fórmula de la paz

A fines de 1966, en medio de las protestas en contra de la guerra, Śrīla Prabhupāda publicó un folleto mimeografiado (una de sus primeras publicaciones en Norteamérica) en su pequeño templo ubicado en el antiguo local de una tienda, en la Segunda Avenida de Nueva York. Los seguidores y simpatizantes de Śrīla Prabhupāda distribuyeron por miles ese folleto en las calles de Nueva York, y luego en San Francisco, Montreal, y otras ciudades. Su "Fórmula de la paz" fue un enfoque enteramente nuevo del asunto de la antiguerra, y a miles de norteamericanos les dio la solución perfecta.

El gran error de la civilización moderna es el de usurpar las pertenencias de otros como si fueran de uno, y con ello crear una perturbación innecesaria en las leyes de la naturaleza. Estas leyes son muy estrictas. Ninguna entidad viviente puede violarlas. Sólo alguien que está consciente de Kṛṣṇa puede fácilmente superar la rigidez de las leyes de la naturaleza, y, así pues, tener felicidad y tranquilidad en el mundo.

Así como el estado es protegido por el departamento de la ley y el orden, así el "estado" Universo, del cual esta Tierra es sólo un insignificante fragmento, es protegido por las leyes de la naturaleza. Esta naturaleza material es una de las diferentes potencias de Dios, quien es el propietario supremo de todo lo que existe. Esta Tierra es, por lo tanto, propiedad de Dios, pero nosotros, las entidades vivientes, especialmente los supuestos seres humanos civilizados, estamos reclamando las pertenencias de Dios como nuestras, bajo una falsa concepción tanto individual como colectiva. Si uno quiere paz, tiene que remover esa falsa concepción de su mente y del mundo. Esa falsa pretensión de propiedad que tiene la raza humana de la Tierra, es en parte, o enteramente, la causa de todos los disturbios de la paz de la Tierra.

Hombres necios y supuestamente civilizados están reclamando derechos de propiedad sobre las pertenencias de Dios, debido a que ahora se han vuelto ateos. Uno no puede tener felicidad y paz en una sociedad atea. En *El Bhagavad-gītā,* el Señor Kṛṣṇa dice que Él es el verdadero disfrutador de todas las actividades de las entidades vivientes, que Él es el

Señor Supremo de todos los universos, y que Él es el amigo bienqueriente de todos los seres. Cuando la gente del mundo reconozca ésta como la fórmula de la paz, en ese mismo momento la paz habrá de prevalecer.

Por lo tanto, si acaso uno quiere paz, debe transformar su conciencia en conciencia de Kṛṣṇa, tanto individual como colectivamente, mediante el simple proceso de cantar el santo nombre de Dios. Para alcanzar la paz en el mundo, ése es un proceso autorizado y reconocido. En consecuencia, recomendamos que todo el mundo se vuelva consciente de Kṛṣṇa mediante el canto de: Hare Kṛṣṇa, Hare Kṛṣṇa, Kṛṣṇa Kṛṣṇa, Hare Hare/ Hare Rāma, Hare Rāma, Rāma Rāma, Hare Hare.

Esto es práctico, sencillo y sublime. Hace cuatrocientos ochenta años esta fórmula fue introducida en India por el Señor Śrī Caitanya, y ahora está disponible en su país. Emprendan este sencillo proceso de cantar como se mencionó anteriormente, comprendan su verdadera posición mediante la lectura de *El Bhagavad-gītā tal como es*, y restablezcan su perdida relación con Kṛṣṇa, Dios. La paz y la prosperidad serán el inmediato resultado de alcance mundial.

El comunismo espiritual

En 1971, durante la histórica visita de Śrīla Prabhupāda a la Unión Soviética, le fue presentado el profesor Grigoriy Kotovsky, director del Departamento de Estudios Hindúes de la Academia de Ciencias de la U.R.S.S., y presidente del Departamento de Estudios Hindúes de la Universidad de Moscú. Mientras conversaban informalmente en la oficina del Dr. Kotovsky, el líder espiritual y el erudito comunista discutieron vigorosamente temas de interés mutuo, y Śrīla Prabhupāda propuso una reforma radical del comunismo moderno.

Śrīla Prabhupāda: Hace algunos días leí el periódico, *Moscow News.* Hubo un congreso comunista, y el presidente declaró: "Estamos dispuestos a aceptar la experiencia de otros para mejorar". Así que yo creo que el concepto védico del socialismo o comunismo va a mejorar mucho la idea del comunismo. Por ejemplo, en un Estado socialista se tiene la idea de que nadie debe pasar hambre; todo el mundo debe tener su comida. En forma similar, en el concepto védico de vida *gṛhastha* [de casado] se recomienda que el dueño de casa procure que ni siquiera pasen hambre la lagartija ni la serpiente que viven en su casa. Hasta esas criaturas bajas deben ser alimentadas, así que, desde luego, todos los seres humanos también. Se recomienda que el *gṛhastha* antes de almorzar salga a la calle y anuncie: "¡Si alguien tiene hambre aún, por favor, venga! ¡La comida está lista!". Si nadie responde, entonces el dueño de casa almuerza. La sociedad moderna considera que la gente es lo supremo, o la propietaria de un cierto Estado, pero el concepto védico es *īśāvāsyam idaṁ sarvam*—todo pertenece a *īśa,* el controlador supremo. *Tena tyaktena bhuñjīthāḥ*—uno puede disfrutar de lo que Él le ha asignado. *Mā gṛdhaḥ kasya svid dhanam:* mas no se debe usurpar lo que pertenece a otro. Eso dice *El Īśopaniṣad—Veda.* La misma idea se explica en los diferentes *Purāṇas.* En la literatura védica hay muchos buenos conceptos acerca del comunismo. Así que yo pensé que esas ideas deben ser distribuidas entre los mejores pensadores de aquí. Por ello, yo estaba ansioso de hablar.

Prof. Kotovsky: Es interesante el hecho de que aquí en nuestro país hay ahora un gran interés en la historia del pensamiento muy antiguo. A raíz

de eso, nuestro Instituto tradujo al ruso y publicó muchos monumentos literarios de la gran cultura hindú. A usted le interesará descubrir que hemos publicado algunos de los *Purāṇas* y algunas partes de *El Rāmāyaṇa*. Hay algunos volúmenes en ruso de *El Mahābhārata,* y también una segunda edición de *El Mahābhārata,* traducido por completo. Hemos además publicado toda la traducción de *El Manu-smṛti,* con comentarios sánscritos. El interés en estas publicaciones fue tan grande, que se vendieron todas en una semana. Ahora están completamente agotadas. Al cabo de un mes era imposible conseguirlas en el mercado. Hay un gran interés en el público lector de aquí de Moscú y de la U.R.S.S. por la antigua cultura védica, y a raíz de eso hemos publicado muchos de dichos libros.
Śrīla Prabhupāda: Entre esos *Purāṇas, El Śrīmad-Bhāgavatam* es conocido como el *Mahā-Purāṇa.*
Prof. Kotovsky: *Mahā-Purāṇa.*
Śrīla Prabhupāda: Sí. Hemos traducido el texto completo—primero presentamos el texto sánscrito original, su transliteración, el equivalente en inglés de cada palabra, la traducción, y luego un significado o explicación del verso. De esa manera, *El Śrīmad-Bhāgavatam* consta de dieciocho mil versos. Estamos traduciendo todo literalmente. Véalo. A todos y cada uno de los versos se les hace lo mismo en todo *El Bhāgavata Purāṇa.* La opinión de los *ācāryas,* los grandes y santos sabios, predicadores de la filosofía *Bhāgavata,* es *nigama-kalpataror galitaṁ phalam:* que éste es el fruto maduro del árbol védico de deseos [*El Śrīmad-Bhāgavatam* 1.1.3]. Todos los eruditos de India lo aceptan, y el Señor Caitanya predicó especialmente este *Bhāgavatam.* Así que tenemos todo *El Bhāgavatam* en su traducción inglesa. Si quiere verlo, puedo mostrárselo.
Prof. Kotovsky: Me parece que en las bibliotecas de Moscú y Leningrado tenemos prácticamente todos los principales textos de la antigua cultura hindú, comenzando con los *Vedas,* los textos sánscritos originales. Por ejemplo, en la sede que tiene en Leningrado nuestro Instituto hay seis u ocho ediciones de *El Manu-smṛti.* Ese Instituto fue fundado en Leningrado durante la Rusia imperial, así que en Leningrado tenemos ahora una sede de nuestro Instituto que estudia principalmente la historia de la cultura asiática. Aquí encontrará un informe de lo que se está traduciendo y de los estudios que se están realizando acerca de la historia de la religión hindú, y también el estado de la religión hindú, el hinduismo, en la India ''hinduista'' contemporánea.
Śrīla Prabhupāda: El hinduismo es un tema muy complejo.

Prof. Kotovsky: ¡Oh, sí! [Ríen.] En realidad, a mi entender, no es una religión desde el punto de vista europeo; es una forma de vida—religión, filosofía, una forma de vida, como quiera llamarse.

Śrīla Prabhupāda: Esa palabra "hindú" no es una palabra sánscrita. La dieron los mahometanos. Usted sabe que hay un río, el Indo, que en sánscrito se denomina Sindhu. Los mahometanos pronuncian la *s* como *h*. En vez de decir *sindhu*, decían *hindú*. Así que "hindú" es un término que no se encuentra en el diccionario sánscrito, pero que se ha generalizado. La verdadera institución cultural se denomina *varṇāśrama*. Hay cuatro *varṇas* (divisiones sociales) —*brāhmaṇa, kṣatriya, vaiśya* y *śūdra*—, y cuatro *āśramas* (divisiones espirituales)—*brahmacārya, gṛhastha, vānaprastha* y *sannyāsa*. De acuerdo con el concepto védico de la vida, a menos que las personas se sometan a ese sistema o institución de cuatro *varṇas* y cuatro *āśramas*, de hecho no se vuelven seres humanos civilizados. Uno tiene que aceptar ese proceso de cuatro divisiones de órdenes sociales y cuatro divisiones de órdenes espirituales; eso se denomina *varṇāśrama*. La cultura de India está basada en ese antiguo sistema védico.

Prof. Kotovsky: *Varṇāśrama*.

Śrīla Prabhupāda: *Varṇāśrama*. Y en *El Bhagavad-gītā*—¿ha leído usted *El Bhagavad-gītā*?

Prof. Kotovsky: Sí.

Śrīla Prabhupāda: Ahí, en *El Bhagavad-gītā* [4.13], se encuentra la declaración *cātur-varṇyaṁ mayā sṛṣṭam:* este sistema fue creado por Viṣṇu [Dios]. Así que, como el *varṇāśrama* es una creación del Supremo, no puede ser cambiado. Impera en todas partes. Es como el Sol. El Sol es una creación del Supremo. La luz del Sol existe en América, en Rusia y en India—en todas partes. En forma similar, este sistema *varṇāśrama* impera en todas partes, de una u otra forma. Considere por ejemplo a los *brāhmaṇas*, la clase de los hombres más inteligentes. Ellos constituyen la inteligencia de la sociedad. Los *kṣatriyas* integran la clase administrativa; luego, los *vaiśyas* integran la clase productiva, y los *śūdras*, la clase obrera. Estas cuatro clases de hombres imperan en todas partes, bajo diferentes nombres. Por ser creado por el creador original, impera en todas partes, *varṇāśrama-dharma*.

Prof. Kotovsky: Es interesante que en opinión de algunos eruditos europeos y eruditos rusos antiguos, este sistema *varṇāśrama* es una creación posterior, y si uno leyera los antiguos textos de la literatura védica, encontraría una sociedad mucho más simple y agraria. En opinión de esos eruditos, el sistema *varṇāśrama* fue introducido en la sociedad hindú en la parte final de la era védica, mas no estaba desde el comienzo. Y si uno analizara los antiguos textos, encontraría que en la antigua India clásica no estaba tan prevaleciente.

Śrīla Prabhupāda: En cuanto a nosotros concierne, se menciona en *El Bhagavad-gītā. Cātur-varṇyaṁ mayā sṛṣṭam. El Bhagavad-gītā* fue hablado hace cinco mil años, y en *El Bhagavad-gītā* se dice: "Este sistema de *El Bhagavad-gītā* fue hablado por Mí al dios del Sol". Así que si uno calcula ese período, encontrará que se habló hace unos cuarenta millones de años. ¿Pueden los eruditos europeos remontarse en la historia hasta hace cinco mil años? ¿Pueden ellos remontarse a cuarenta millones de años atrás? Tenemos pruebas de que este sistema *varṇāśrama* ha estado en práctica al menos durante cinco mil años. El sistema *varṇāśrama* también se menciona en *El Viṣṇu Purāṇa* [3.8.9]. *Varṇāśramācāra-vatā puruṣeṇa paraḥ pumān.* Eso se declara en *El Viṣṇu Purāṇa.* El *varṇāśrama-dharma* no es un fenómeno de un período histórico calculado en la era moderna. Es algo natural. En *El Śrīmad-Bhāgavatam* se hace la comparación, de que así como en el cuerpo hay cuatro divisiones —la división del cerebro, la división de los brazos, la división del estómago y la división de las piernas— asimismo, por obra de la naturaleza, existen estas cuatro divisiones en el cuerpo social. Existe una clase de hombres que se considera el cerebro, una clase de hombres que se considera los brazos del Estado, una clase de hombres que se denomina la clase productiva, etc. No hay necesidad de remontarse en la historia; está existiendo en forma natural desde el día de la creación.

Prof. Kotovsky: Usted ha dicho que en cualquier sociedad hay cuatro divisiones, pero no se distinguen con mucha facilidad. Por ejemplo, uno puede agrupar diferentes clases sociales y grupos profesionales en cuatro divisiones dentro de cualquier sociedad; no hay dificultad alguna en ello. La única dificultad ocurre, por ejemplo, en la sociedad socialista —en nuestro país y en otras sociedades socialistas—, en cuanto a cómo distinguir al grupo productivo de los obreros.

Śrīla Prabhupāda: Por ejemplo, nosotros pertenecemos a la clase de hombres intelectuales. Ésa es una división.

Prof. Kotovsky: La clase inteligente, los *brāhmaṇas.* Y también puede poner dentro de ese departamento a toda la intelectualidad.

Śrīla Prabhupāda: Sí.

Prof. Kotovsky: Y luego la clase administrativa.

Śrīla Prabhupāda: Sí.

Prof. Kotovsky: Pero, ¿quiénes son los *vaiśyas* y *śūdras*? He ahí la dificultad. Pues, todos los demás son obreros—obreros de las fábricas, obreros de las granjas colectivas, etc. Así que, bajo este punto de vista hay una gran diferencia, en mi opinión, entre la sociedad socialista y todas las sociedades que preceden al socialismo, debido a que en la sociedad occidental moderna uno puede agrupar a todas las clases profesionales y sociales en esas particulares divisiones de clases—*brāhmaṇas, kṣatriyas, vaiśyas,* y *śūdras:* los intelectuales, la clase productiva, los propietarios del sistema productivo (dueños de fábricas, por ejemplo), y los obreros comunes. Pero aquí no se tiene *vaiśyas,* debido a que hay un cuerpo administrativo en las fábricas, y uno puede llamarlos *kṣatriyas,* y luego están los *śūdras,* los propios obreros, pero no hay ninguna clase intermedia.

Śrīla Prabhupāda: Eso está indicado. *Kalau śūdra-sambhavaḥ.* En esta era, prácticamente todos los hombres son *śūdras.* Pero si únicamente hay *śūdras,* el orden social se verá perturbado. A pesar de que su Estado esté compuesto por *śūdras,* aquí uno encuentra al *brāhmaṇa,* y eso es necesario. Si no se divide el orden social de esa manera, habrá un caos. Ésa es la estimación científica de los *Vedas.* Puede que uno pertenezca a la clase *śūdra,* pero para mantener el orden social se tiene que entrenar a algunos de los *śūdras* para que se vuelvan *brāhmaṇas.* La sociedad no puede depender de los *śūdras.* Ni tampoco se puede depender de los *brāhmaṇas.* Para cumplir con las necesidades del cuerpo, debe haber un cerebro, brazos, un estómago y piernas. Las piernas, el cerebro y los brazos, se necesitan todos para que cooperen en el cumplimiento de la misión del cuerpo entero. Así que en cualquier sociedad usted verá que, si no existen esas cuatro divisiones, habrá caos. No funcionará correctamente. Será *māyā,* y habrá perturbaciones. El cerebro debe estar presente, pero en los actuales momentos hay una escasez de inteligencia. No estoy hablando de su Estado o de mi Estado; estoy considerando al mundo como un todo. Anteriormente, la administración hindú era una monarquía. Por ejemplo, Mahārāja Parīkṣit era un rey *kṣatriya.* Justo antes de su muerte renunció a su orden real. Él fue al bosque a oír hablar acerca de la autorrealización. Si uno quiere mantener la paz y la prosperidad de toda la sociedad mundial, debe crear una clase de hombres muy inteligentes, una clase de hombres expertos en la administración, una clase de hombres expertos en la producción, y una clase de hombres que trabajen. Eso se necesita; no se puede evitar. Ésa es la concepción védica: *mukha-bāhūru-pāda-jaḥ* [*El Śrīmad-*

Bhāgavatam 11.17.13]. *Mukha* significa "la cara", *bāhu* significa "los brazos", *ūru* significa "la cintura", y *pāda*, "las piernas". Bien sea que se considere este Estado o aquél, a menos que haya un establecimiento sistemático y uniforme de estas cuatro órdenes de vida, el Estado o sociedad no funcionará muy fluidamente.

Prof. Kotovsky: En general, me parece que todo ese sistema *varṇāśrama* creó en cierta medida una división natural del trabajo en la sociedad antigua. Pero ahora la división del trabajo entre la gente de cualquier sociedad es mucho más complicada y sofisticada. Así que es muy confuso agruparla en cuatro clases.

Śrīla Prabhupāda: La confusión ha surgido debido a que en India, en días posteriores, el hijo de un *brāhmaṇa,* si bien carecía de las cualidades brahmínicas, decía ser *brāhmaṇa;* y los demás, por superstición o por tradición, lo aceptaron como *brāhmaṇa*. Por lo tanto, el orden social hindú se trastornó. Pero en nuestro movimiento de conciencia de Kṛṣṇa estamos entrenando *brāhmaṇas* en todas partes, debido a que el mundo necesita el cerebro del *brāhmaṇa*. Si bien Mahārāja Parīkṣit era un monarca, tenía un cuerpo de consulta, integrado por *brāhmaṇas* y sabios eruditos, un cuerpo consultivo. Los monarcas no eran independientes. En la historia se observa que si algunos de los monarcas no se portaban bien, eran destronados por el consejo brahmínico consultivo. Si bien los *brāhmaṇas* no participaban en la política, aun así le aconsejaban al monarca cómo ejecutar la función real. Eso no es de un pasado muy lejano. ¿Hace cuánto existió Aśoka?

Prof. Kotovsky: Eso sería igual a lo que nosotros llamamos, en nuestra terminología, la India antigua y la medieval.

Śrīla Prabhupāda: Sí.

Prof. Kotovsky: En la India antigua y en la feudal —usted tiene razón— era muy abierta, y la mayor parte del cuerpo administrativo superior del departamento legislativo estaba constituida por *brāhmaṇas*. Incluso en la era mongola había *brāhmaṇas* que aconsejaban a los emperadores y administradores musulmanes.

Śrīla Prabhupāda: Eso es un hecho—los *brāhmaṇas* eran aceptados. Ellos formaban el comité consultivo del rey. Por ejemplo, Candragupta, el rey hindú, existió en la época de Alejandro Magno. Justo antes de Candragupta, Alejandro Magno fue de Grecia a India y conquistó una porción de ella. Cuando Candragupta se volvió emperador, nombró a Cāṇakya como su primer ministro. ¿Ha oído ese nombre Cāṇakya?

Prof. Kotovsky: Sí.

Śrīla Prabhupāda: Pues bien, él era un gran *brāhmaṇa*-político, y es en su nombre que el sector de Nueva Delhi en el que se agrupan todas las embajadas extranjeras se denomina Cāṇakya Purī. Cāṇakya Paṇḍita era un gran político y *brāhmaṇa.* Él era sumamente erudito. Sus instrucciones morales son aún valiosas. En India, a los niños de escuela se les enseñan las instrucciones de Cāṇakya Paṇḍita. Si bien Cāṇakya Paṇḍita era el primer ministro, mantenía su espíritu *brāhmaṇa;* él no aceptaba ningún salario. Si un *brāhmaṇa* acepta un salario, se entiende que se ha vuelto un perro. Eso se declara en *El Śrīmad-Bhāgavatam.* Él puede dar consejo, pero no puede aceptar empleo. Así que Cāṇakya Paṇḍita vivía en una choza, pero en verdad era el primer ministro. Esta cultura brahmínica y el cerebro brahmínico es la pauta de la civilización védica. *El Manu-smṛti* es un ejemplo del nivel de la cultura brahmínica. Uno no puede determinar en la historia cuándo fue escrito *El Manu-smṛti,* pero se considera tan perfecto, que es la ley hindú. No hay necesidad de que la legislatura apruebe una nueva ley todos los días para ajustar el orden social. La ley dada por Manu es tan perfecta, que puede aplicarse en todo momento. Se afirma en sánscrito que es *tri-kālādau,* lo cual significa "bueno para el pasado, presente y futuro".

Prof. Kotovsky: Lamento interrumpirlo, pero de acuerdo con mi conocimiento, toda la sociedad hindú de la segunda mitad del siglo dieciocho se regía, por orden de la administración británica, por una ley que se apartaba de la ley hindú. Había muchos cambios. La verdadera ley hindú que utilizaban los hindúes era muy diferente de *El Manu-smṛti* original.

Śrīla Prabhupāda: Ahora han hecho los cambios. Incluso nuestro difunto Paṇḍita Jawaharlal Nehru introdujo su propio código hindú. Él introdujo el derecho al divorcio en el matrimonio, pero eso no se encontraba en *El Manu-saṁhitā.* Hay muchísimas cosas que han cambiado, pero antes de esta era moderna toda la sociedad humana se regía por *El Manu-smṛti.* Estrictamente hablando, los hindúes modernos no están siguiendo estrictamente las Escrituras hindúes.

Pero, no tenemos intenciones de tratar de traer de vuelta el viejo tipo de sociedad hindú. Eso es imposible. Lo que queremos es tomar las mejores ideas de la idea original. Por ejemplo, en *El Śrīmad-Bhāgavatam* hay una descripción de la idea comunista. Se le expone a Mahārāja Yudhiṣṭhira. Si hay algo bueno, una buena experiencia, ¿por qué no habría de adoptarse? Ése es nuestro punto de vista. Además de eso, la civilización moderna está pasando por alto un punto absolutamente importante—el objetivo de la vida humana. En forma científica, el objetivo de la vida humana es la autorrealización, *ātma-tattva*. Se dice que a menos que los miembros de la sociedad humana lleguen al punto de la autorrealización, serán vencidos en todo lo que hagan. En verdad, está ocurriendo en la sociedad moderna, a pesar de todo el avance económico y de cualquier otro avance: en vez de mantener la paz y la tranquilidad, están peleando—individual, social, política y nacionalmente. Si pensamos en ello en forma serena e imparcial, podemos ver que a pesar de tantas mejoras en muchas ramas del conocimiento, estamos conservando la misma mentalidad que se observa en la sociedad animal inferior. Nuestra conclusión, de acuerdo con *El Śrīmad-Bhāgavatam,* es que este cuerpo humano no está destinado a trabajar arduamente en pos de la complacencia de los sentidos. Pero la gente no conoce nada más allá de eso. La gente no conoce nada acerca de la otra vida. No hay ningún departamento científico de conocimiento que estudie lo que ocurre después de que este cuerpo se termina. Ése es un gran departamento de conocimiento.

En *El Bhagavad-gītā* [2.13] se dice: *dehino 'smin yathā dehe. Deha* significa "este cuerpo". *Dehinaḥ* significa "el que posee este cuerpo". *Dehino 'smin yathā dehe kaumāraṁ yauvanaṁ jarā.* El *dehī,* el propietario del cuerpo, se encuentra dentro, y el cuerpo se está transformando, pasando de una forma a otra. El niño tiene un cierto tipo de cuerpo, el cual se transforma en otro tipo cuando él es mayor. Pero el propietario del cuerpo aún existe a lo largo de ello. En forma similar, cuando este cuerpo se transforma por completo, aceptamos otro cuerpo. La gente no entiende esto. Aceptamos diferentes cuerpos, incluso en esta vida: pasamos de la infancia a la niñez, luego a la pubertad, y luego a la juventud. Eso es un hecho—todo el mundo lo sabe. Yo era un niño, pero ese cuerpo de niño ya no existe. Ahora tengo un cuerpo diferente. ¿Qué dificultad hay en entender que cuando este cuerpo ya no exista, tendré que aceptar otro cuerpo? Es una gran ciencia.

Prof. Kotovsky: Como usted sabe, hay dos enfoques de este problema completamente opuestos. El enfoque es ligeramente diferente según las diferentes religiones, pero al mismo tiempo, cualquier religión reconoce e investiga la experiencia cambio-de-lugar, o la transmigración del espíritu. En la religión cristiana, en el judaísmo, en . . .

Śrīla Prabhupāda: Yo no estoy hablando de religiones con usted. Estoy hablando ciencia y filosofía. Una religión puede que acepte un camino. Eso no nos interesa. Nos interesa el asunto de que si el propietario del cuerpo es permanente a pesar de los diferentes cambios de cuerpo, no debería haber dificultad alguna en entender que cuando este cuerpo cambia por completo, el propietario del cuerpo habrá de tener otro cuerpo.

Prof. Kotovsky: Otro enfoque es el que dice que no hay separación. No hay dos fenómenos—el cuerpo y el propietario del cuerpo son lo mismo.

Śrīla Prabhupāda: [enfáticamente] No.

Prof. Kotovsky: Cuando el cuerpo muere, el propietario también muere.

Śrīla Prabhupāda: No, no. Pero, ¿por qué no hay ningún departamento de conocimiento en la universidad que estudie este hecho científicamente? Ésa es mi proposición—carecen de eso. Puede que sea como usted dice o como yo digo, pero debe haber un departamento de conocimiento que estudie eso. Recientemente, un cardiólogo de Toronto, un médico, ha aceptado que existe el alma. Yo establecí correspondencia con él, y él cree firmemente que existe el alma. Así que hay otro punto de vista, pero nuestro proceso consiste en aceptar el conocimiento que proviene de la autoridad. Tenemos la declaración de Kṛṣṇa referente a este asunto, y Él es autoritativo. Kṛṣṇa es aceptado como la autoridad por todos los *ācāryas*. *El Bhagavad-gītā* es aceptado por los círculos filosóficos y eruditos de todas partes del mundo. Kṛṣṇa dice:

dehino 'smin yathā dehe
kaumāraṁ yauvanaṁ jarā
tathā dehāntara-prāptir
dhīras tatra na muhyati

"Así como el alma abandona el cuerpo de la infancia y va al cuerpo de la niñez, y luego pasa a la juventud, el alma también abandona este cuerpo y acepta otro cuerpo". [Bg. 2.13] Esta declaración la da Kṛṣṇa, la autoridad más grande de todas según nuestra tradición de conocimiento. Nosotros aceptamos dicha declaración sin argumento. Ése es el camino del entendimiento védico.

Prof. Kotovsky: La dificultad que se presenta es que nuestro enfoque consiste en que no creemos en nada sin argumento. Podemos creer sólo en cosas basadas en argumentos.

Śrīla Prabhupāda: Sí, eso se permite. Eso se afirma en *El Bhagavad-gītā* [4.34]. *Tad viddhi praṇipātena paripraśnena sevayā. Paripraśna,* argumentos, se permiten—pero no con un espíritu desafiante, sino más bien con el espíritu de entender. Los argumentos no se niegan. Pero en lo que se refiere a las declaraciones védicas, son infalibles, y los estudiosos de los *Vedas* las aceptan así. Por ejemplo, el estiércol de vaca es el excremento de un animal. Ahora bien, la declaración védica dice que tan pronto uno toca el excremento de cualquier animal —incluso si uno toca su propio excremento— uno se vuelve impuro, y tiene que purificarse bañándose. Según el sistema hindú, después de defecar, uno tiene que bañarse.

Prof. Kotovsky: Eso constituye un conocimiento higiénico muy comprensible.

Śrīla Prabhupāda: Sí.

Prof. Kotovsky: Sí, está correcto.

Śrīla Prabhupāda: Pero en otro lugar se afirma que el estiércol de vaca, a pesar de ser el excremento de un animal, es puro. Incluso si uno lo aplica a un sitio impuro, ese sitio se purifica. Eso es aparentemente contradictorio. En un lugar se dice que el excremento de un animal es impuro, y que tan pronto uno lo toca tiene que purificarse, y en otro lugar se dice que el estiércol de vaca es puro. Según nuestro conocimiento, es contradictorio— pero aun así, aquellos que siguen los *Vedas* lo aceptan. Y el hecho es, que si uno analiza el estiércol de vaca, encontrará que contiene toda clase de propiedades antisépticas.

Prof. Kotovsky: Eso no lo sé.

Śrīla Prabhupāda: Sí, un profesor de un colegio médico lo analizó, y lo halló lleno de propiedades antisépticas. Así que las declaraciones védicas, aunque parezcan contradictorias, si se analizan escudriñadoramente, demostrarán estar en lo correcto. Puede que haya alguna excepción, pero se acepta; y cuando se analiza y examina científicamente, se observa que está correcta.

Prof. Kotovsky: Sí, si se analiza desde el punto de vista científico, está bien.

Śrīla Prabhupāda: Hay otros casos—por ejemplo, la caracola. La caracola es el hueso de un animal, y según las instrucciones védicas, si uno toca el hueso de un animal se vuelve impuro, y tiene que bañarse. Pero la caracola se guarda en el cuarto de la Deidad, debido a que los *Vedas* la aceptan como pura. Lo que quiero señalar es que aceptamos las leyes védicas sin argumento. Ése es el principio que siguen los eruditos. Si uno puede respaldar sus declaraciones mediante citas de los *Vedas,* son entonces aceptadas. No se le pide que las respalde de alguna otra manera. Hay diferentes clases de *pramāṇas,* o pruebas. La prueba mediante la cita védica se denomina *śruti-pramāṇa.* Así como en la corte judicial si uno puede presentar declaraciones del código de leyes su afirmación es aceptada, asimismo, si uno puede respaldar todas sus afirmaciones con *śruti-pramāṇas,* esas afirmaciones son aceptadas por los eruditos. Yo creo que usted sabe que los *Vedas* son conocidos como *śrutis.*

Prof. Kotovsky: Sí.

Śrīla Prabhupāda:

> *śruti-smṛti-purāṇādi-*
> *pañcarātra-vidhiṁ vinā*
> *aikāntikī harer bhaktir*
> *utpātāyaiva kalpate*
> [*El Brahma-yāmala*]

Cualquier sistema que aceptemos debe estar respaldado por pruebas de *śruti, smṛti,* los *Purāṇas* y *El Pañcarātra.* Aquello que no se demuestra mediante estos *pramāṇas* es un disturbio.

Prof. Kotovsky: ¿Puedo decirle algo? Lo que se encuentra en los *Vedas* también pudo haber sido demostrado de una manera científica. Considere un laboratorio científico de hoy en día. Lo que ese laboratorio dice, es verdad. Uno acepta que es verdad sin tener que investigar la veracidad de ello. Suponga que uno tiene un taller científico o una institución científica; si el taller o la institución dice: "Eso no es bueno", el gremio en general lo dará por sentado: "Sí. El cuerpo científico ha dicho eso, por lo tanto, así es".

Śrīla Prabhupāda: De igual manera, las autoritativas afirmaciones védicas son aceptadas por los *ācāryas* [grandes maestros]. India es gobernada por los *ācāryas*—Rāmānujācārya, Madhvācārya, Śaṅkarācārya. Ellos aceptan los *Vedas,* y sus seguidores también los aceptan. Lo beneficioso de ello es, que yo no pierdo mi tiempo investigando si el estiércol de vaca es puro o impuro; más bien, debido a que los *Vedas* declaran que es puro, yo lo acepto. Yo ahorro mi tiempo al aceptar el *śruti-pramāṇa.* Así que, existen diferentes declaraciones en los *Vedas,* las cuales pueden aplicarse a sociología y política, o a cualquier otra cosa, pues *veda* significa "conocimiento".

> *sarvasya cāhaṁ hṛdi sanniviṣṭo*
> *mattaḥ smṛtir jñānam apohanaṁ ca*
> *vedaiś ca sarvair aham eva vedyo*
> *vedānta-kṛd veda-vid eva cāham*
> [Bg. 15.15]

Prof. Kotovsky: ¿Puedo hacerle una pregunta? ¿Tiene usted muchos centros de su sociedad en el mundo?
Śrīla Prabhupāda: Sí.
Prof. Kotovsky: ¿Dónde se encuentra su centro principal, y dónde se encuentran los demás centros de la sociedad de conciencia de Kṛṣṇa?
Śrīla Prabhupāda: Cómo no. Tengo más de sesenta y cinco centros.
Prof. Kotovsky: Sesenta y cinco centros.
Śrīla Prabhupāda: Sí. Y he establecido mi sede principal en Los Ángeles. Y ahora estamos estableciendo un importante centro en Māyāpur, el lugar de nacimiento del Señor Caitanya. ¿Ha estado usted en India?
Prof. Kotovsky: Seis o siete veces. Ahora hay una situación muy difícil en Calcuta debido a la entrada de refugiados de Bangladesh.
Śrīla Prabhupāda: Sí, pero nosotros realizamos nuestro *saṅkīrtana* ahí por diez días, y fue muy maravilloso. La concurrencia no fue de menos de treinta mil personas al día. Estaban muy interesadas en oír nuestras conferencias, pues son acerca de *El Śrīmad-Bhāgavatam* y de *El Bhagavad-gītā*. Así que la gente está respondiendo en todas partes del mundo, especialmente entre los muchachos y muchachas americanos. Ellos están especialmente interesados, e Inglaterra, y también Alemania y Francia. De aquí planeo ir a París. ¿Cómo se llama ese lugar?
Discípulo: ¿En París? ¡Oh!, ¿Fontenay-aux-Roses?
Śrīla Prabhupāda: Sí. Han adquirido una casa completa; una hermosa casa. Así que nuestro proceso es muy simple. Les pedimos a nuestros discípulos que observen cuatro principios prohibitivos—no tener vida sexual ilícita, no comer carne, pescado ni huevos, no participar de juegos de azar, y no embriagarse ni drogarse, ni siquiera consumir té, café ni cigarrillos. Uno tiene que obedecer esos cuatro principios y cantar el *mahā-mantra* Hare Kṛṣṇa, y se observará cómo, únicamente mediante ese proceso, estos muchachos y muchachas están mejorando rápidamente. El proceso es muy simple. Además de eso, tenemos libros —grandes cantidades de libros—, *El Śrīmad-Bhāgavatam, El Bhagavad-gītā*. A lo largo de todos estos años, he escrito alrededor de una docena de libros de cuatrocientas páginas—*Kṛṣṇa, la Suprema Personalidad de Dios* en dos partes, *El Śrīmad-Bhāgavatam* en seis partes, *Las enseñanzas del Señor Caitanya* en un volumen, *El néctar de la devoción* en un volumen. Así que estamos tratando de difundir este proceso de conciencia de Kṛṣṇa. Kṛṣṇa es una personalidad histórica, tanto como Lenín es una personalidad histórica. Así como ustedes están tratando de entender la filosofía de él, asimismo nosotros estamos tratando de entender la filosofía de Kṛṣṇa.

Prof. Kotovsky: ¿Hay muchos integrantes en sus sesenta y cinco centros?

Śrīla Prabhupāda: ¡Oh, sí!, más de mil discípulos iniciados, y fuera hay muchos. Los mil discípulos han aceptado los principios. Tal como estos muchachos. [Śrīla Prabhupāda señala a sus dos secretarios.]

Prof. Kotovsky: Pero, ¿significa eso que estos discípulos se abstienen de las universidades europeas y occidentales normales? Por ejemplo, ¿puede un discípulo normal de una de las diversas universidades, que asiste a clases normalmente, ser también iniciado y admitido en su comunidad?

Śrīla Prabhupāda: Si alguien quiere vivir en nuestra comunidad y ser iniciado, le damos la bienvenida. Si no, que venga y trate de entender nuestra filosofía, lea nuestros libros—hay muchísimos libros, revistas, preguntas y respuestas. Que trate de entender la filosofía. No es que repentinamente alguien se presenta y se convierte en nuestro discípulo. Primero que todo asiste, se relaciona, y trata de entender. No hacemos proselitismo. Él dice voluntariamente que quiere ser discípulo.

Prof. Kotovsky: ¿Qué pasa si, por ejemplo, uno no es estudiante, sino un obrero joven o el hijo joven de un granjero? ¿Tendría que renunciar por completo a su vida y unirse a su comunidad en un centro dado? ¿Cómo haría para mantenerse en su vida cotidiana, en la vida material?

Śrīla Prabhupāda: Como le dije, está propaganda tiene por objeto crear *brāhmaṇas* en todas partes del mundo, debido a que el elemento *brāhmaṇa* está faltando. Aquel que acude seriamente a nosotros, tiene que volverse *brāhmaṇa;* así que debe adoptar la ocupación de un *brāhmaṇa* y abandonar la ocupación de un *kṣatriya* o *śūdra.* Pero si uno quiere mantener su profesión y también al mismo tiempo entender nuestro movimiento, eso se permite. Hay con nosotros muchos profesores que siguen nuestro movimiento. Tenemos a Howard Wheeler, un profesor de la Universidad Estatal de Ohio. Él es mi discípulo y continúa con su cátedra, pero casi todo el dinero que obtiene lo está empleando en este movimiento de conciencia de Kṛṣṇa. Se espera que los *gṛhasthas,* aquellos que están casados y viven por su cuenta, contribuyan con nuestra sociedad dando el cincuenta por ciento de sus ingresos, conservando el veinticinco por ciento para la familia, y veinticinco por ciento para sus emergencias personales. Pero el Señor Caitanya Mahāprabhu enseña que no importa que uno sea un *gṛhastha* (un casado), o que se encuentre en la orden de vida de renuncia, o que sea un *brāhmaṇa,* o un *śūdra.* El Señor Caitanya dice: "Cualquiera que entiende la ciencia de Kṛṣṇa, se vuelve Mi maestro espiritual". Las palabras textuales en bengalí son: *kibā vipra, kiba nyāsī, śūdra kene naya.* ¿Entiende un poco el bengalí?

Prof. Kotovsky: Un poco.
Śrīla Prabhupāda: Sí, como una vibración. *Yei kṛṣṇa-tattva-vettā, sei 'guru' haya.* "Cualquiera que entiende la ciencia de Kṛṣṇa, puede volverse maestro espiritual". [*El Caitanya-caritāmṛta, Madhya* 8.128]
Prof. Kotovsky: Pero al crear *brāhmaṇas* a partir de diferentes clases sociales de la sociedad, usted niega la vieja prescripción de las Escrituras hindúes.
Śrīla Prabhupāda: No. La establezco.
Prof. Kotovsky: Según todas las Escrituras —los *Purāṇas,* etc.— todo miembro de una de esas cuatro clases de *varṇas* tiene que haber nacido en ella.
Śrīla Prabhupāda: No, no, no, no.
Prof. Kotovsky: Ésa es la base de todos los *varṇas*...
Śrīla Prabhupāda: No, no. Lo lamento.
Prof. Kotovsky: La base de todos los *varṇas*...
Śrīla Prabhupāda: Ha dicho algo incorrecto. Con mucho respeto permítame señalarle que no está hablando correctamente. En *El Bhagavad-gītā* [4.13] se declara: *cātur-varṇyaṁ mayā sṛṣṭaṁ guṇa-karma-vibhāgaśaḥ.* "Estas cuatro órdenes de *brāhmaṇas, kṣatriyas, vaiśyas* y *śūdras* fueron creadas por Mí según la naturaleza y el trabajo de cada quien". De ninguna manera se menciona el nacimiento.
Prof. Kotovsky: Estoy de acuerdo con usted en que eso es una adición de los *brāhmaṇas* posteriores que trataron de perpetuar esas cualidades.
Śrīla Prabhupāda: Eso ha matado la cultura hindú. De no haber sido así, no habría habido necesidad de dividir parte de India, fundando Paquistán. No sólo eso, pero desde el punto de vista histórico, todo este planeta era Bhārata-varṣa, y lo controlaba una sola bandera hasta la época de Mahārāja Parīkṣit. De ahí en adelante se separó gradualmente. Eso es historia. Recientemente han separado a Paquistán. Así que ahora Bhārata-varṣa está desmembrado, y se ha convertido en un pequeño pedazo de tierra. Apartando eso, según la Escritura védica todo este planeta se denomina Bhārata-varṣa. Anteriormente se llamaba Ilāvṛta-varṣa. Pero desde que el emperador Bharata gobernó este planeta, se llama Bhārata-varṣa. Así que esta cultura de conciencia de Kṛṣṇa existía siempre. Considere cualquier religión—cristiana, mahometana, judía. Tienen a lo sumo de dos a tres mil años de antigüedad. Pero uno no puede determinar cuándo comenzó esta Escritura védica. Se denomina por ello *sanātana,* eterna. Esta cultura es para toda la sociedad humana. No es una fe religiosa. Uno puede cambiar la fe religiosa, pero el verdadero *dharma* no se puede cambiar. Trate de

comprender a Kṛṣṇa. En *El Bhagavad-gītā* [18.66], Él dice: *sarva-dharmān parityajya mām ekaṁ śaraṇaṁ vraja,* "Abandona todas las demás formas de religión, y únicamente entrégate a Mí". Eso es verdadero conocimiento—entregarse al Supremo. Usted, yo—todo el mundo está entregado a alguien. Eso es un hecho. Nuestra vida es de entrega, ¿no es así? ¿Está usted en desacuerdo con este punto?

Prof. Kotovsky: En cierta medida, uno se entrega.

Śrīla Prabhupāda: Sí, en la medida completa.

Prof. Kotovsky: Uno tiene que entregarse a la sociedad, por ejemplo. A la gente en general.

Śrīla Prabhupāda: Sí, a la gente en general, o al Estado, o al rey, o al gobierno, o a lo que usted diga. Esa entrega debe existir.

Prof. Kotovsky: La única dificultad es que no podemos entregarnos a medias a un gobierno o a un rey. La principal diferencia será en la entrega a un rey, a una persona, o a la sociedad.

Śrīla Prabhupāda: No, eso es sólo un cambio de color. Pero el principio de entrega está ahí. Bien sea que uno se entregue a la monarquía, a la democracia, a la aristocracia o la dictadura, tiene que entregarse; eso es un hecho. Sin entrega no hay vida. No es posible. Así que estamos educando a la gente para que se entregue al Supremo, de donde uno recibe plena protección, tal como Kṛṣṇa lo dice (*sarva-dharmān parityajya mām ekaṁ śaraṇaṁ vraja*). Nadie puede decir: "No, no estoy entregado a nadie". Ni una sola persona. La diferencia es *a quién* se entrega. El objeto supremo de la entrega es Kṛṣṇa. Por lo tanto, en *El Bhagavad-gītā* [7.19], Kṛṣṇa dice: *bahūnāṁ janmanām ante jñānavān māṁ prapadyate,* "Después de que alguien se entrega a muchísimas cosas, nacimiento tras nacimiento, cuando verdaderamente se vuelve sabio, se entrega a Mí". *Vāsudevaḥ sarvam iti sa mahātmā sudurlabhaḥ:* "Un *mahātmā* así como ése, es muy difícil de encontrar".

Prof. Kotovsky: Pero al mismo tiempo me parece que la entrega debe estar acompañada de una revuelta. La historia ha demostrado que la humanidad se ha desarrollado sólo por las revueltas en contra de alguna clase de entrega. En la edad media ocurrió la revolución francesa. Fue una revuelta en contra de la entrega. Pero esa revolución en sí misma fue una entrega a las masas. ¿Está usted de acuerdo?

Śrīla Prabhupāda: Sí.

Prof. Kotovsky: Así que no es suficiente llegar a una detención total. La entrega debe estar acompañada de una revuelta en contra de algunas personas y una entrega a otras.

Śrīla Prabhupāda: Pero la entrega se va a detener por completo cuando se convierta en entrega a Kṛṣṇa.
Prof. Kotovsky: ¡Ah!, ¡ah!
Śrīla Prabhupāda: Eso es una detención total—sin más entrega. Cualquier otra entrega hay que cambiarla mediante la revolución. Pero cuando uno llega a Kṛṣṇa, es suficiente. Uno se satisface. Le daré un ejemplo: un niño llora, y la gente lo pasa de un regazo a otro. ¡Oh!, no se detiene. Pero tan pronto como el bebé llega al regazo de su madre . . .
Prof. Kotovsky: Se detiene.
Śrīla Prabhupāda: Sí, satisfacción total. Así que esa entrega, esos cambios, continuarán ocurriendo en diferentes categorías. Pero el total de todas esas entregas es la entrega a *māyā*. Por lo tanto, en *El Bhagavad-gītā* se dice que esa entrega, haciendo caso omiso de Kṛṣṇa, es enteramente *māyā*. O uno se entrega a esto, o a lo otro, pero la entrega final es la entrega a Kṛṣṇa; entonces uno se sentirá feliz. El proceso de entrega está ahí, pero la entrega a Kṛṣṇa lo mantiene a uno muy satisfecho trascendentalmente.
Prof. Kotovsky: ¿No se ha topado usted con actitudes hostiles para con sus enseñanzas, de los hindúes o *brāhmaṇas* ortodoxos de India?
Śrīla Prabhupāda: Los hemos sometido.
Prof. Kotovsky: ¡Ah!
Śrīla Prabhupāda: Cualquier hindú ortodoxo puede venir y cuestionarnos, pero tenemos nuestras armas—las Escrituras védicas. Así que nadie ha venido. Hasta los sacerdotes cristianos de América me aman. Ellos dicen: "Estos muchachos son americanos, cristianos, judíos, y ahora están muy interesados en Dios. Pero nosotros no podíamos salvarlos". Lo están admitiendo. Sus padres acuden a mí, me ofrecen sus reverencias, y dicen: "Swamiji, es nuestra gran fortuna que usted haya venido aquí a enseñar conciencia de Dios". Así que, por el contrario, he sido bien recibido. En India también, ya que usted preguntaba en relación con India, todas las demás sectas están admitiendo que antes de yo hacerlo, muchas clases de *svāmīs* fueron a los países occidentales, pero no pudieron convertir ni siquiera a una sola persona al culto de conciencia de Kṛṣṇa. Lo están admitiendo. En lo que a mí respecta, no me atribuyo ningún mérito, pero tengo confianza en que por estar presentando el conocimiento védico tal como es, sin adulteración, está siendo eficaz. En eso consiste mi confianza. Si uno tiene la medicina adecuada y se la administra al paciente, debe estar seguro de que éste se curará.
Prof. Kotovsky: ¿Cuántos de sus mil discípulos tiene usted en la propia

India? ¿Cuántos de los integrantes de su comunidad tiene usted en India?
Śrīla Prabhupāda: ¿En India?
Prof. Kotovsky: Sí.
Śrīla Prabhupāda: En India hay muchas personas conscientes de Kṛṣṇa—cientos, miles, millones. De India no hay nada que hablar. No hay ni un solo hindú que no sea consciente de Kṛṣṇa.
Prof. Kotovsky: Sí, entiendo.
Śrīla Prabhupāda: Vaiṣṇavas. Esto se denomina el culto vaiṣṇava. Usted ha estado en India, así que, como comúnmente se sabe, hay muchos millones de vaiṣṇavas. Por ejemplo, este caballero [un caballero hindú ahí presente] es el comandante de la línea aérea Air India. No es mi discípulo, pero es vaiṣṇava, consciente de Kṛṣṇa. En forma similar, en India hay millones de personas conscientes de Kṛṣṇa. Incluso hay mahometanos que son conscientes de Kṛṣṇa. En la universidad de Gorakhpur hay un profesor mahometano que es un gran devoto del Señor Kṛṣṇa. Así que eso es natural. Se dice en *El Caitanya-caritāmṛta,* que la conciencia de Kṛṣṇa se encuentra en todas partes, en el corazón de todo el mundo. Simplemente tiene que ser despertada mediante este proceso. Eso es todo. También se encuentra en su corazón. No es ajena a usted. En el corazón de todo el mundo existe conciencia de Kṛṣṇa. Mediante este proceso tenemos que despertarla. Es igual que la forma en que sale el Sol. No sale repentinamente de la nada. Está ahí, pero sale en la mañana. En forma similar, esta conciencia de Kṛṣṇa está en todas partes, pero, de una u otra forma, ahora está cubierta. Mediante este proceso es despertada de nuevo, y es levantada mediante la compañía de devotos.
Prof. Kotovsky: Usted llegó ayer a Moscú. ¿Ha visto algo de aquí de Moscú?
Śrīla Prabhupāda: No, no estoy muy interesado en hacer turismo.
Prof. Kotovsky: Pero de cualquier manera, quedarse únicamente en un hotel antiguo no es interesante—no hay mucha gente que ver. Y, ¿se va usted pasado mañana?
Śrīla Prabhupāda: Ése es mi programa.
Prof. Kotovsky: ¿Va rumbo a los Estados Unidos o a Europa?
Śrīla Prabhupāda: A Europa. A París. Y tenemos dos ceremonias muy grandes en Londres y San Francisco. Están organizando el festival de las carrozas, Ratha-yātrā. Ese festival de las carrozas se observa en Jagannātha Purī. ¿Ha estado usted en Jagannātha Purī?
Prof. Kotovsky: Sí, el festival de las carrozas se ha estado llevando a cabo

desde tiempos inmemoriales. Es una tradición muy antigua. Inmensas carrozas.

Śrīla Prabhupāda: Sí, y ahora ha sido introducido en los países occidentales, en Londres y San Francisco, y gradualmente quizás lo introduciremos también en otros países.

Prof. Kotovsky: En Londres hay una gran comunidad hindú.

Śrīla Prabhupāda: No, no. Esto lo han organizado los ingleses y los americanos. Las comunidades hindúes de Londres y de San Francisco están tratando de volverse—¿conoce la palabra? *¿Sahīb?*

Prof. Kotovsky: [Ríe.] Occidentalizadas. [Ambos ríen.] Un muy destacado antropólogo social de la universidad ha escrito algo muy interesante. Él dice que existen dos procesos—el proceso de occidentalización entre los *brāhmaṇas,* principalmente la clase alta, y el proceso denominado sanscritización, que es el proceso de adoptar rituales de *brāhmaṇa,* etc., en las supuestas clases bajas, incluso los intocables. Es un proceso muy interesante que está ocurriendo en India justamente ahora. Pero la posición de India, desgraciadamente, es problemática.

Śrīla Prabhupāda: Lo difícil es que India no está en ninguna parte. Está tratando de imitar la vida occidental, pero desde un punto de vista técnico o materialista, está cien años atrás.

Prof. Kotovsky: Sí, eso es cierto. Pero, ¿qué se puede hacer por India?

Śrīla Prabhupāda: Hay algo que yo estoy comprobando. Si los bienes espirituales de India son distribuidos, ello aumentará el honor de India, debido a que en todas partes donde voy, la gente aún adora la cultura hindú. Si esta tesorería del conocimiento espiritual de India es distribuida apropiadamente, al menos la gente de fuera de India entenderá que está recibiendo algo de India.

Prof. Kotovsky: Desde luego, tiene usted razón. El patrimonio cultural hindú ha de hacerse conocido en todas partes. Pero al mismo tiempo, ¿de qué manera beneficiaría eso a las propias masas hindúes? Ellas se quedan en India, y no tienen nada que ganar de la difusión del patrimonio cultural hindú por todas partes del mundo. Las aldeas hindúes necesitan de fertilizantes, tractores, etc.

Śrīla Prabhupāda: Sí, no objetamos eso.

Prof. Kotovsky: Sí, no creo que usted pueda objetar, pero al mismo tiempo, tiene que hacerse algo en India. Uno puede llamarlo occidentalización, pero esa introducción de una revolución tecnológico-industrial es necesaria en todos los campos de la vida hindú—agricultura, industria, etc.

Śrīla Prabhupāda: Arjuna, antes de entender *El Bhagavad-gītā,* era un guerrero, y después de entender *El Bhagavad-gītā* siguió siendo un guerrero. Así que no queremos cambiar la posición. Por ejemplo, usted es un profesor respetable, un maestro. No decimos que usted deba cambiar su posición. Hemos venido a convencerlo acerca de nuestra filosofía. Eso es todo. Arjuna estaba rehusando pelear: "Kṛṣṇa, no quiero matar a mis familiares. No quiero este reino". Pero se le enseñó *El Bhagavad-gītā,* y al final, cuando Kṛṣṇa le preguntó: "¿Qué decides ahora?", él dijo: *kariṣye vacanaṁ tava*—"Sí, he de actuar como Tú dices". [Bg. 18.72] Eso significa que su conciencia cambió. Él era un guerrero, y siguió siendo un guerrero, pero cambió su conciencia. Queremos eso. No queremos perturbar la condición actual de la sociedad. No estamos en contra de la tecnología. No, pero estamos tratando de hacer que se entienda esta conciencia de Kṛṣṇa. Ése es nuestro programa.
Prof. Kotovsky: Por supuesto, al mismo tiempo, la meta final de cualquier conciencia es la de cambiar la sociedad—volverla una sociedad mejor.
Śrīla Prabhupāda: Eso es automático.
Prof. Kotovsky: No estoy verdaderamente muy feliz de que la meta final no sea la de perturbar a la sociedad, debido a que en la sociedad moderna hay muchas cosas que deben ser cambiadas mediante la conciencia.
Śrīla Prabhupāda: Ese cambio preliminar consiste en seguir las reglas y regulaciones de la austeridad. Por ejemplo, no ingerir estimulantes.
Prof. Kotovsky: No ingerir estimulantes—sencillez, etc.
Śrīla Prabhupāda: Así que si uno emprende ese proceso . . .
Prof. Kotovsky: Los demás vendrán entonces automáticamente.
Śrīla Prabhupāda: Toda la vida de uno cambiará, debido a que esas cuatro cosas —la vida sexual ilícita, los estimulantes, el comer carne y los juegos de azar— son impedimentos muy grandes para el mejoramiento social.
Prof. Kotovsky: Eso automáticamente volverá la vida más sencilla, debido a que una persona que no se entrega a la vida sexual ilícita, los estimulantes, y demás cosas similares, tiene que llevar una vida comparativamente más sencilla.
Śrīla Prabhupāda: El otro día estaba hablando en Bombay con un respetable caballero. Yo le estaba contando que Kṛṣṇa dice:

māṁ hi pārtha vyapāśritya
ye 'pi syuḥ pāpa-yonayaḥ
striyo vaiśyas tathā śūdrās
te 'pi yānti parāṁ gatim

"Hasta aquellas personas de bajo nacimiento [*pāpa-yonayaḥ*] —*strī, vaiśyas,* y *śūdras*— también están incluidas al aceptarme a Mí. Por aceptar Mi refugio, también ellas son elevadas a la posición trascendental". [Bg. 9.32] Ahora bien, ¿por qué las clases superiores de la sociedad hindú han hecho caso omiso de esta orden de *El Bhagavad-gītā*? Supóngase que uno es *pāpa-yonayaḥ,* de bajo nacimiento. Kṛṣṇa dice que puede ser "elevado a la posición trascendental si me acepta a Mí". ¿Por qué la gente de la clase superior no propagó este mensaje de manera que las supuestas personas de bajo nacimiento pudieran ser elevadas? ¿Por qué las rechazó? El resultado fue que en vez de aceptar a los mahometanos, los hindúes los rechazaron, y ahora están separados por una frontera. Se han vuelto eternos enemigos de India. Así que, por primera vez estamos tratando de elevar a las personas a la muy alta posición de conciencia de Kṛṣṇa, aunque se sea de bajo nacimiento, ya que el alma es pura. En los *Vedas* se dice que al alma no la toca ninguna contaminación material; se encuentra cubierta sólo temporalmente. Esa cobertura debe ser removida. Entonces uno se vuelve puro. Ésa es la misión de la vida humana—desprendernos de este medio ambiente material, llegar a la comprensión espiritual, y entregarnos a Kṛṣṇa. Así la vida es perfecta.

El diminuto mundo de la ciencia moderna

En abril de 1973, durante una larga caminata matutina por la playa Venice de Los Ángeles, California, Śrīla Prabhupāda enfocó el tema de la ciencia moderna y los científicos modernos. Con rigor filosófico, profundo sentido común y una franqueza que desarma, expuso la insuficiencia y falta de lógica que hay tras las comúnmente aceptadas teorías que presentan los científicos acerca del origen de la vida. Uno de sus discípulos allí presentes era el Dr. Thoudam D. Singh, químico orgánico, quien grabó el diálogo.

Śrīla Prabhupāda: El mundo entero de la ciencia y la tecnología está basado en la falsa idea de que la vida nace de la materia. No podemos permitir que esa necia teoría pase sin oposición. La vida no proviene de la materia. La materia se genera de la vida. No es una teoría; es un hecho. La ciencia está basada en una teoría incorrecta; por lo tanto, todos sus cálculos y conclusiones están equivocados, y la gente está sufriendo debido a eso. Cuando todas esas erróneas teorías científicas modernas se corrijan, la gente se volverá feliz. Así que debemos desafiar a los científicos y vencerlos. De lo contrario, descarriarán a toda la sociedad.

La materia cambia en seis fases: nacimiento, crecimiento, permanencia, producción de subproductos, decaimiento, y muerte. Pero la vida que se encuentra dentro de la materia, el alma espiritual, es eterna; no pasa a través de ninguno de esos cambios. La vida *parece* desarrollarse y decaer, pero en realidad está únicamente pasando por cada una de esas seis fases, hasta que el cuerpo material no pueda ser mantenido por más tiempo. En ese momento, el cuerpo viejo muere, y el alma entra en un cuerpo nuevo. Cuando nuestra ropa está vieja y desgastada, la cambiamos. En forma similar, un día nuestros cuerpos se vuelven viejos e inservibles, y nosotros nos trasladamos a un cuerpo nuevo.

Como Kṛṣṇa dice en *El Bhagavad-gītā* [2.13]: *dehino 'smin yathā dehe kaumāraṁ yauvanaṁ jarā / tathā dehāntara-prāptiḥ,* "Así como el alma encarnada pasa continuamente en este cuerpo, de la niñez a la juventud, y luego a la vejez, asimismo el alma pasa a otro cuerpo en el momento de la muerte". Y un poco después [2.18] dice: *antavanta ime dehā nityasyoktāḥ śarīriṇaḥ.* Esto significa que sólo está sujeto a la destrucción el cuerpo material de la entidad eterna e indestructible. Este cuerpo material es perecedero, pero la vida que se encuentra dentro del cuerpo es *nitya,* eterna.

Según los *Vedas,* la medida del alma que se encuentra dentro del cuerpo es igual a la diezmilésima parte de la punta de un cabello. Eso es muy pequeño; de hecho, es atómico. Sin embargo, es debido a esa energía espiritual atómica que mi cuerpo está funcionando. ¿Acaso es muy difícil de entender? Supongamos que un hombre se cree muy robusto y fuerte. ¿Por qué es robusto y fuerte? Sólo porque dentro de su cuerpo se encuentra una diminuta chispa espiritual. Pero tan pronto como la chispa espiritual se va, su cuerpo muere, y su fuerza y vigor desaparecen. Si los científicos dicen que la materia es la causa y el origen de la vida, entonces que le devuelvan la vida a un solo hombre muerto, inyectándole sustancias químicas. Pero eso no pueden hacerlo.

Dr. Singh: Como los científicos no pueden ver el alma espiritual, dicen que su existencia es muy dudosa.

Śrīla Prabhupāda: ¿Cómo pueden verla? Es muy pequeña para ser vista. ¿Quién tiene semejante poder de la vista?

Dr. Singh: Aun así, ellos quieren percibirla de alguna manera.

Śrīla Prabhupāda: Si uno le inyecta tan sólo un grano de veneno mortífero a alguien, éste muere de inmediato. Nadie puede ver el veneno, ni cómo actúa. Pero el veneno actúa a pesar de ello. De la misma manera, los *Vedas* dicen que todo el cuerpo funciona bien debido a que la diminuta partícula llamada alma se encuentra dentro del cuerpo. Si me pellizco, de inmediato lo siento porque estoy consciente de toda mi piel. Pero tan pronto como el alma se ausenta, que es lo que ocurre cuando mi cuerpo muere, se puede tomar esta misma piel y cortarla y picarla, y nadie protestará. ¿Por qué es tan difícil entender algo tan sencillo? ¿No significa eso detectar el espíritu?

Dr. Singh: Ésa es el alma. Pero, ¿y Dios?

Śrīla Prabhupāda: Primero que todo entendamos el alma. El alma es un Dios pequeño. Si uno entiende la muestra, puede entender el todo.

Ahora bien, aquí está la materia. [Śrīla Prabhupāda apunta su bastón hacia un árbol muerto.] Anteriormente había hojas y ramas que crecían de este árbol. ¿Por qué ya no están creciendo? ¿Pueden los científicos responder a esta pregunta?

Karandhara dāsa: Ellos dirían que la composición química ha cambiado.

Śrīla Prabhupāda: Muy bien, entonces si están tan adelantados en lo que se refiere al conocimiento de química, deben suministrar las sustancias químicas adecuadas para hacer que las ramas y las hojas crezcan de nuevo.
Brahmānanda Swami: Conocimiento significa que uno debe ser capaz de demostrar su teoría. Ellos deben ser capaces de demostrar en sus laboratorios que la vida es producida por una combinación de sustancias químicas.
Śrīla Prabhupāda: Sí, el método científico significa primero observación, luego hipótesis, y luego demostración. Pero estos científicos no pueden demostrar su hipótesis. Ellos simplemente observan, y luego hablan necedades.

Los científicos dicen que las sustancias químicas son la causa de la vida. Pero todas las sustancias químicas que se encontraban en el árbol cuando estaba vivo, están aún presentes. Y la energía vital está también ahí. Hay miles de microbios en el árbol, y todos ellos son entidades vivientes. Nadie puede decir que la energía vital está ausente del cuerpo de este árbol.
Dr. Singh: Pero, ¿y la energía vital del propio árbol?
Śrīla Prabhupāda: Sí, ésa es la diferencia. La fuerza viviente es individual, y la entidad viviente individual y particular que constituía el árbol, se ha ido. Eso debe ser lo que ha ocurrido, ya que todas las sustancias químicas necesarias para mantener la vida aún se encuentran allí, mas el árbol está muerto.

He aquí otro ejemplo: supongamos que estoy viviendo en un apartamento, y luego lo abandono. Me he ido, pero muchas otras entidades vivientes permanecen ahí—hormigas, arañas, etc. No es verdad que simplemente porque yo he abandonado el apartamento, éste ya no puede alojar vida. Hay otras entidades vivientes que aún viven allí. Es simplemente que yo —un ser viviente individual— me he ido. Las sustancias químicas del árbol son como el apartamento; simplemente constituyen el medio ambiente a través del cual actúa la fuerza viviente individual—el alma. Así pues, los científicos nunca serán capaces de producir la vida en el laboratorio químico.

Los supuestos científicos dicen que la vida comienza a partir de sustancias químicas. Pero la verdadera pregunta es: "¿De dónde han venido las sustancias químicas?". Las sustancias químicas provienen de la vida, y esto significa que la vida tiene poder místico. Por ejemplo, un naranjo contiene muchas naranjas, y cada naranja contiene sustancias químicas—ácido cítrico, y otras. Así que, ¿de dónde provienen esas sustancias químicas? Obviamente, provienen de la vida que se encuentra dentro del árbol. Los científicos están pasando por alto el origen de las sustancias químicas. Ellos han comenzado su investigación a partir de las sustancias químicas, pero no pueden identificar cuál es el origen de ellas. Las sustancias químicas provienen de la vida suprema—Dios. Así como el cuerpo vivo de un hombre produce muchas sustancias químicas, la vida suprema (el Señor Supremo) está produciendo todas las sustancias químicas que se encuentran en la atmósfera, en el agua, en los seres humanos, en los animales y en la tierra. Y eso se denomina poder místico. A menos que se acepte el poder místico del Señor Supremo, no existe solución al problema del origen de la vida.

Dr. Singh: Los científicos responderán que no pueden creer en el poder místico.

Śrīla Prabhupāda: Pero ellos deben explicar el origen de las sustancias químicas. Cualquiera puede ver que un árbol ordinario está produciendo muchas sustancias químicas; ellos no pueden negarlo. Pero, ¿cómo puede producirlas? Como ellos no pueden responder a esto, deben aceptar que la fuerza viviente tiene poder místico. Yo no puedo explicar cómo mi uña crece de mi dedo; eso está más allá del poder de mi inteligencia. En otras palabras, está creciendo en virtud de una potencia inconcebible, o *acintya-śakti.* Así que si *acintya-śakti* existe en un ser ordinario, imagínese cuánto *acintya-śakti* posee Dios.

La diferencia que hay entre Dios y yo, es que si bien yo tengo las mismas potencias que Dios, puedo producir sólo una pequeña cantidad de sustancias químicas, mientras que Él puede producir enormes cantidades de ellas. Yo puedo producir un poquito de agua en la forma de transpiración, pero Dios puede producir los mares. El análisis de una gota de agua de mar le da a uno el análisis cualitativo del mar, sin ningún error. En forma similar, el ser viviente ordinario es parte o porción de Dios, así que mediante el análisis de los seres vivientes podemos comenzar a entender a Dios. En Dios existe una gran potencia mística. La potencia mística de Dios actúa velozmente, exactamente igual que una máquina eléctrica. Las máquinas operan en virtud de cierta energía, y están tan bien hechas, que todo el trabajo se realiza simplemente por apretar un botón. De igual manera, Dios dijo: "Hágase la creación", y la creación se hizo. El funcionamiento de la naturaleza, considerado de esta manera, no es muy difícil de entender. Dios tiene potencias tan maravillosas, que la creación, sólo por Su orden, ocurre de inmediato.

Brahmānanda Swami: Los científicos no aceptan a Dios ni *acintya-śakti.*

Śrīla Prabhupāda: Ésa es su sinvergüencería. Dios existe, y Su *acintya-śakti* también existe.

Karandhara dāsa: Los científicos dicen que la vida fue creada bioquímicamente.

Śrīla Prabhupāda: Y yo les digo a ellos: "¿Por qué *ustedes* no crean vida? Su biología y su química están muy adelantadas, así que, ¿por qué ustedes no crean vida?".

Karandhara dāsa: Ellos dicen que crearán vida en el futuro.

Śrīla Prabhupāda: ¿En qué momento del futuro? Si los científicos conocen el proceso creativo, ¿por qué no pueden crear vida ahora? Si la vida tiene un origen bioquímico, y si los biólogos y químicos están tan adelantados, entonces ¿por qué no pueden crear vida en sus laboratorios? Cuando este punto crucial se plantea, ellos dicen: "Lo haremos en el futuro". ¿Por qué en el futuro? Eso es una necedad. No confíe en ningún futuro, no importa cuán agradable parezca. ¿Cuál es el significado de su adelanto? Están hablando necedades.

Karandhara dāsa: Ellos dicen que están justo a punto de crear vida.

Śrīla Prabhupāda: Pero eso es también el futuro de una forma diferente. Ellos deben aceptar que aún no conocen la verdad acerca del origen de la vida. Puesto que están esperando ser capaces de crear vida en el futuro, actualmente su conocimiento debe ser imperfecto. Su proposición es algo así como darle a alguien un cheque con fecha pospuesta. Supóngase que yo le debo a usted diez mil dólares, y le digo: "Sí, le pagaré todo el montante con este cheque de fecha pospuesta. ¿Le parece bien?". Si usted es inteligente, responderá: "En este momento deme al menos cinco dólares en efectivo, de manera que yo pueda ver algo tangible". De igual manera, los científicos no pueden producir ni siquiera una sola brizna de hierba mediante la bioquímica, y aun así declaran que la vida se produce de la materia. ¿Qué necedad es ésa? ¿No hay nadie que cuestione eso? Podemos demostrar que la vida comenzó a partir de la vida. He aquí la prueba: cuando un padre engendra a un hijo, el padre está vivo, y el hijo está vivo. Pero, ¿qué prueba da el científico de que la vida proviene de la materia? Podemos demostrar que la vida comienza a partir de la vida, y también podemos demostrar que la vida original es Kṛṣṇa. Pero, ¿qué prueba existe de que un niño haya nacido jamás de una piedra muerta? Los científicos no pueden demostrar que la vida proviene de la materia. Ellos están dejando eso de lado, para el futuro.

Karandhara dāsa: La base de lo que los científicos llaman "integridad científica" es que hablan sólo acerca de lo que pueden experimentar mediante sus sentidos.

Śrīla Prabhupāda: Entonces están padeciendo de lo que nosotros llamamos "la filosofía del doctor rana". Había una vez una rana que había vivido toda su vida en un pozo. Un día, una amiga la visitó y le informó de la existencia del océano Atlántico.

"¡Oh!, ¿qué es ese océano Atlántico?", preguntó la rana del pozo.

"Es una vasta masa de agua", respondió su amiga.

"¿Cuán vasta? ¿Es el doble del tamaño de este pozo?".

"¡Oh!, no, mucho más grande", respondió su amiga.

"¿Qué tanto más grande? ¿Diez veces este tamaño?".

En esa forma, la rana seguía calculando. Pero, ¿qué posibilidad tenía de llegar a entender alguna vez las profundidades y lejanos alcances del gran océano? Nuestras facultades, experiencia y poderes de especulación están siempre limitados. La rana estaba siempre pensando en términos relativos a su pozo. No tenía ningún poder de pensar de otra manera. En forma similar, los científicos están haciendo estimaciones de la Verdad Absoluta, la causa de todas las causas, con sus sentidos imperfectos y con sus mentes imperfectas, y así pues, están destinados a ser engañados. El error fundamental de los supuestos científicos es que han adoptado el proceso inductivo para llegar a sus conclusiones. Por ejemplo, si un científico quiere determinar mediante el proceso inductivo si un hombre es o no mortal, debe estudiar a cada uno de los hombres para tratar de descubrir si uno o algunos de ellos pueden ser inmortales. El científico dice: "No puedo aceptar la proposición de que todos los hombres son mortales. Puede que haya algunos hombres que sean inmortales. Aún no he visto a todos los hombres. Por lo tanto, ¿cómo puedo aceptar que el hombre es mortal?". Eso se denomina proceso inductivo. Y el proceso deductivo significa que el padre, el maestro, o el *guru* de uno dice que el hombre es mortal, y uno lo acepta.

Dr. Singh: De manera que, ¿hay un proceso ascendente de obtención de conocimiento y un proceso descendente?

Śrīla Prabhupāda: Sí. El proceso ascendente nunca alcanzará el éxito, debido a que depende de información recogida mediante los sentidos, y éstos son imperfectos. Así que nosotros aceptamos el proceso descendente.

Dios no puede ser conocido mediante el proceso inductivo. En consecuencia, Él recibe el nombre de *adhokṣaja,* que significa "que no puede ser conocido mediante la percepción directa". Los científicos dicen que no hay

Dios debido a que están tratando de entender mediante la percepción directa. Pero Él es *adhokṣaja;* por lo tanto, los científicos no conocen a Dios pues no tienen el método de conocerlo. Para entender la ciencia trascendental, uno debe acercarse a un maestro espiritual genuino, oírlo sumisamente y prestarle servicio. El Señor Kṛṣṇa explica eso en *El Bhagavad-gītā* [4.34]: *tad viddhi praṇipātena paripraśnena sevayā.*

Dr. Singh: Hay una revista científica llamada *La naturaleza.* Contiene artículos referentes a las creaciones de la naturaleza, como las plantas y los animales, pero no menciona a Dios—sólo a la naturaleza.

Śrīla Prabhupāda: Podemos observar con propiedad que las plantas son producidas por la naturaleza, pero debemos preguntar: "¿Qué produjo a la naturaleza?". Hacer *esta* pregunta es muestra de inteligencia.

Dr. Singh: Los científicos no piensan en eso.

Śrīla Prabhupāda: Así que son unos necios. Tan pronto hablamos de la naturaleza, la siguiente pregunta ha de ser: "¿Naturaleza de *quién*?". Por ejemplo, yo hablo de *mi* naturaleza y usted habla de *su* naturaleza. De modo que, tan pronto como se menciona la naturaleza, la siguiente pregunta debería ser: "¿Naturaleza de *quién*?".

Naturaleza significa energía, y tan pronto como uno habla de energía, ha de aceptar que hay una fuente de esa energía. La fuente de la energía eléctrica, por ejemplo, es la central eléctrica. La electricidad no se produce automáticamente. Tenemos que instalar una central y un generador. En forma similar, en los *Vedas* se dice que la naturaleza material está actuando bajo la dirección de Kṛṣṇa.

Dr. Singh: Entonces, ¿quiere usted decir que la ciencia ha partido de un punto intermedio y no del punto original?

Śrīla Prabhupāda: Sí, exactamente eso. Ellos no conocen el origen. Los científicos parten de un punto, pero. . . ¿de dónde proviene ese punto? Eso no lo saben, a pesar de su vasta investigación. Uno tiene que aceptar que la fuente original es Dios, que está lleno de todos los poderes místicos, y de quien todo emana. Él Mismo dice en *El Bhagavad-gītā* [10.8]: *ahaṁ sarvasya prabhavo mattaḥ sarvaṁ pravartate,* "Yo soy la fuente de todos los mundos materiales y espirituales. Todo emana de Mí". Nuestras conclusiones no se basan en la fe ciega; son de lo más científicas. La materia proviene de la vida. En la vida —en el origen— hay ilimitados recursos materiales; ése es el gran misterio de la creación.

La moderna investigación científica es tal como la filosofía sāṅkhya, que analiza los elementos materiales. Sāṅkhya significa "contar". Nosotros también somos filósofos sāṅkhya hasta cierto punto, debido a que contamos y analizamos los elementos materiales; esto es tierra, esto es agua, esto es aire, esto es luz del Sol, esto es fuego. Además, puedo contar mi mente, mi inteligencia y mi ego. Más allá de mi ego, sin embargo, no puedo contar. Pero Kṛṣṇa dice que hay existencia más allá del ego, y que esa existencia es la fuerza viviente—el alma espiritual. Eso es lo que los científicos no conocen. Ellos creen que la vida es meramente una combinación de elementos materiales, pero, Kṛṣṇa niega eso en *El Bhagavad-gītā* [7.5]. *Apareyam itas tv anyāṁ prakṛtiṁ viddhi me parām:* "Además de esta naturaleza inferior, hay una energía Mía, superior". La energía inferior consiste en los elementos materiales, y la energía superior está constituida por la entidad viviente.

bhūmir āpo 'nalo vāyuḥ
khaṁ mano buddhir eva ca
ahaṅkāra itīyaṁ me
bhinnā prakṛtir aṣṭadhā

"Tierra, agua, fuego, aire, éter, mente, inteligencia y ego falso—todos estos ocho, juntos, comprenden Mis energías materiales separadas". [Bg. 7.4] Kṛṣṇa explica aquí en *El Bhagavad-gītā* que *vāyu* (el gas) proviene de Él, y que *kham* (el éter) es más fino que los gases. Más fina que el éter es la mente, más fina que la mente es la inteligencia, y más fina que la inteligencia es el alma. Pero los científicos no conocen esto. Ellos sólo pueden percibir las cosas densas. Ellos mencionan *vāyu,* pero, ¿de dónde proviene el *vāyu*? ¿De dónde proviene el gas?

Dr. Singh: Ellos no pueden responder a eso.

Śrīla Prabhupāda: Pero *nosotros* sí podemos responder. Tenemos el conocimiento de que el gas proviene del *kham,* o éter, y el éter proviene de la mente, la mente proviene de la inteligencia, y la inteligencia proviene de la energía superior de Kṛṣṇa, el alma espiritual.

Dr. Singh: ¿Se estudian las energías inferiores y superiores en la filosofía sāṅkhya?

Śrīla Prabhupāda: No. Los filósofos sāṅkhya no conocen la energía superior. Ellos simplemente analizan los elementos materiales, tal como lo hacen los científicos. Ni los científicos ni los filósofos sāṅkhya saben nada acerca del alma espiritual. Ellos están únicamente analizando la energía material de Kṛṣṇa.

Dr. Singh: ¿Están analizando los elementos materiales creativos?
Śrīla Prabhupāda: ¡Los elementos materiales no son creativos! El *alma* es creativa. Nadie puede crear vida con sólo materia, y la materia no se puede crear a sí misma. Usted, una entidad viviente, puede mezclar hidrógeno y oxígeno para crear agua. Pero la materia en sí misma no tiene ninguna energía creativa. Si usted coloca una botella de hidrógeno cerca de una botella de oxígeno, ¿se combinarán automáticamente sin ayuda?
Dr. Singh: No. Deben ser mezcladas.
Śrīla Prabhupāda: Sí, se requiere de la energía superior—la entidad viviente. El oxígeno y el hidrógeno son energía inferior, pero cuando la energía superior los mezcla, pueden convertirse en agua.

La energía inferior no tiene ningún poder a menos que se involucre en ella la energía superior. Este mar [indicando el océano Pacífico] es calmado y tranquilo. Pero cuando la fuerza superior —el aire— lo empuja, se crean olas altas. El mar no tiene ningún poder sin la fuerza superior. En forma similar, hay otra fuerza superior al aire, y otra, y otra, hasta que llegamos a Kṛṣṇa, la fuerza superior máxima. Eso es verdadera investigación. Supongamos que un tren de ferrocarril está apenas comenzando a moverse. La locomotora empuja un vagón, el cual empuja otro, y así sucesivamente, hasta que todo el tren se pone en movimiento. Y todo el movimiento lo origina el maquinista, una entidad viviente. De igual manera, en la creación cósmica, Kṛṣṇa da el primer impulso, y luego, mediante muchos impulsos sucesivos, toda la manifestación cósmica llega a existir. Eso se explica en *El Bhagavad-gītā* [9.10]: *mayādhyakṣeṇa prakṛtiḥ sūyate sacarācaram.* "Esta naturaleza material está actuando bajo Mi dirección, ¡oh!, hijo de Kuntī, y está produciendo a todos los seres móviles e inmóviles". Y un poco después, dice:

sarva-yoniṣu kaunteya
mūrtayaḥ sambhavanti yāḥ
tāsāṁ brahma mahad yonir
ahaṁ bīja-pradaḥ pitā

"Todas las especies de vida aparecen mediante su nacimiento en la naturaleza material, y Yo soy el padre que aporta la simiente". [Bg. 14.4] Por ejemplo, si plantamos una semilla baniana, con el tiempo crece un inmenso árbol, y éste produce millones de nuevas semillas. Cada una de estas semillas, a su vez, produce otro árbol con millones de nuevas semillas, y así sucesivamente. Así que Kṛṣṇa es el padre original que aporta la simiente.

Desafortunadamente, los científicos sólo observan la causa inmediata; ellos no perciben la causa remota. Existen dos causas—la causa inmediata y la causa remota. A Kṛṣṇa se le describe en los *Vedas* como *sarva-kāraṇa-kāraṇam,* la causa de todas las causas. Si uno entiende la causa de todas las causas, entonces entiende todo. *Yasmin vijñāte sarvam evaṁ vijñātaṁ bhavati:* "Si uno conoce la causa original, las causas subordinadas posteriores se conocen automáticamente". Si bien los científicos están buscando la causa original, cuando los *Vedas,* que contienen conocimiento perfecto, dan la causa original, no la aceptan. Ellos se atienen a su conocimiento parcial e imperfecto.

Dr. Singh: Los científicos están preocupados por las fuentes de energía, y ahora están trabajando en la utilización de la energía solar para cocinar, iluminar, y diversos otros propósitos. Ellos tienen la esperanza de que cuando agoten todas las demás fuentes de energía, podrán utilizar la energía solar.

Śrīla Prabhupāda: Ésa no es una teoría muy nueva. Todo el mundo sabe que es posible obtener fuego de un árbol, debido a que las raíces de los árboles almacenan la energía del Sol. Esos científicos son criaturas diminutas, pero están muy envanecidos. Nosotros no les damos mérito, debido a que están simplemente declarando lo que todo el mundo sabe. Al cortar un árbol, no se puede obtener fuego de él inmediatamente. Tiene que ser secado al sol. Cuando se recoge la energía del Sol, el árbol puede ser utilizado para producir fuego. En realidad, la energía del Sol mantiene todo, pero los científicos no saben de dónde proviene la energía del Sol. En *El Bhagavad-gītā* [15.12], Kṛṣṇa dice:

yad āditya-gataṁ tejo
jagad bhāsayate 'khilam
yac candramasi yac cāgnau
tat tejo viddhi māmakam

"El esplendor del Sol, que disipa la oscuridad de todo este mundo, proviene de Mí. Y el esplendor de la Luna y el esplendor del fuego también provienen de Mí".

Además, Kṛṣṇa dice: *jyotiṣāṁ ravir aṁśumān,* "De las luces, Yo soy el Sol radiante". [Bg. 10.21] También, en el Capítulo Once de *El*

Bhagavad-gītā, Arjuna le dice a Kṛṣṇa: *śaśi-sūrya-netram,* "El Sol y la Luna se cuentan entre Tus grandiosos e ilimitados ojos". Este conocimiento está contenido en *El Bhagavad-gītā,* pero los científicos no pueden obtener este conocimiento mediante su especulación. ¿O sí pueden?

Dr. Singh: No es posible.

Śrīla Prabhupāda: Y, ¿qué conocimiento tienen ellos? Las Escrituras dicen que incluso si uno contara todos los granos de arena que hay en la Tierra, aun así no podría entender a Dios. Todas esas cuentas materiales no implican que se tenga la capacidad de entender lo ilimitado. Se encuentra incluso más allá de su capacidad de contar todas las cosas materiales. ¿Por qué están los científicos tan orgullosos de sus capacidades y energía? Ni siquiera conocen las cosas materiales, ¡qué decir las espirituales! En lo que respecta a los científicos y otras entidades vivientes, su conocimiento es limitado. Pero no ocurre así con Kṛṣṇa. Si recibimos conocimiento que proviene de Kṛṣṇa, ese conocimiento es perfecto. En las Escrituras se nos da la información de que hay novecientas mil especies de vida en el océano. La información dada en las Escrituras es exacta pues proviene de Kṛṣṇa, y como el propio Kṛṣṇa dice: "Como la Suprema Personalidad de Dios, Yo sé todo lo que ha ocurrido en el pasado, todo lo que ocurre en el presente, y todas las cosas que habrán de venir". [Bg. 7.26]

Dr. Singh: Tenemos que recibir conocimiento que provenga del conocedor supremo.

Śrīla Prabhupāda: Para tener conocimiento perfecto tenemos que acercarnos a una persona superior, a un *guru.* Uno puede tratar de aprender una materia leyendo libros en casa, pero puede aprender mucho mejor yendo a la universidad y acercándose a un catedrático. De igual manera, tenemos que acercarnos a un *guru.* Desde luego que si nos topamos con un *guru* falso, nuestro conocimiento será falso. Pero si nuestro *guru* es perfecto, nuestro conocimiento será perfecto. Nosotros aceptamos a Kṛṣṇa como nuestro *guru.* Si Él es perfecto en lo que concierne al conocimiento, nuestro conocimiento también es perfecto. En lo que respecta a nosotros, no tenemos que ser perfectos nosotros mismos, mas si recibimos conocimiento que provenga de aquel que es perfecto, nuestro conocimiento es perfecto. No podemos decir que entendemos que hay novecientas mil especies de vida en el océano, por nosotros haber estudiado todo el océano. Más bien, decimos que recibimos esa información de las Escrituras, y por lo tanto, es perfecta. Ése es el proceso védico.

Puede que los científicos lleven a cabo mucho trabajo de investigación, pero por destacado que sea el científico, sus sentidos son imperfectos. Por lo tanto, no puede tener conocimiento perfecto. ¿De qué sirven nuestros ojos? No podemos ver sin la luz del Sol, ni tampoco podemos ver cosas pequeñas sin un microscopio. Nuestros ojos son imperfectos, y los instrumentos que nuestros ojos han descubierto son también imperfectos. Entonces, ¿cómo es posible obtener conocimiento perfecto? Como la entidad viviente es limitada, su conocimiento es limitado. Puede que un niño sepa que dos más dos son cuatro, pero cuando habla de matemáticas superiores, no lo tomamos en serio. Los sentidos a través de los cuales el científico adquiere conocimiento, son limitados e imperfectos; por lo tanto, su conocimiento es limitado e imperfecto. En su ignorancia, puede que declare que lo conoce todo, pero eso es simplemente una necedad.

Un ciego puede guiar a otro ciego, pero, ¿de qué les sirve si ambos van a caer en un pozo? Las leyes de la naturaleza nos atan de pies y manos, mas aun así pensamos que tenemos libertad de especular. Eso es una ilusión. Los sinvergüenzas, a pesar de estar condicionados por muchísimas leyes de la naturaleza, piensan que están libres. Sin embargo, si se aparece una nube, no pueden ver el Sol. ¿Cuánto poder de ver tenemos? Únicamente cuando las leyes de la naturaleza nos dan alguna facilidad de ver es que somos capaces de ello. En realidad, sólo podemos realizar experimentos bajo ciertas condiciones, y si las condiciones no son favorables, nuestros experimentos fracasan. Así que, ¿por qué estamos tan orgullosos del conocimiento experimental?

¿Por qué hay que experimentar? Las cosas ya están ahí. La energía del Sol está ahí, dada por Dios para que la utilicemos. ¿Qué más queda por saber? Muchísimas manzanas caen de los árboles. ¿Qué necesidad adicional hay de explicar la ley de la gravedad? En verdad, los científicos carecen de sentido común. Únicamente les interesan las explicaciones "científicas". Ellos dicen que la ley de la gravedad actúa sólo bajo ciertas condiciones, pero ¿quién ha hecho esas condiciones? Cuando Kṛṣṇa apareció como el Señor Rāmacandra, lanzó piedras al agua, y éstas flotaron. La ley de la gravedad no actuó en ese caso. Por lo tanto, la ley de la gravedad actúa sólo bajo la dirección del Señor Supremo. La ley en sí misma no es final. Puede que un rey dicte una ley, pero él puede cambiarla inmediatamente después de hacerlo. El legislador final es Kṛṣṇa, y una ley actuará sólo por Su voluntad. Los científicos tratan de explicar la voluntad de Dios de muchísimas maneras, pero debido a que están condicionados por *māyā,* la ilusión, pueden hablar únicamente como una persona poseída por fantasmas. Dígame, ¿cuál es la explicación científica que justifica todas las variedades de árboles que existen?

Karandhara dāsa: Ellos dicen que la naturaleza sufre mutaciones y produce esas variedades.

Śrīla Prabhupāda: Entonces debe ser por la voluntad de la naturaleza. Y, ¿qué voluntad es ésa? ¿Acaso la tierra tiene voluntad?

Karandhara dāsa: Pues, son muy imprecisos en ese punto.

Śrīla Prabhupāda: Eso significa que no tienen conocimiento perfecto. No saben que tras la naturaleza se encuentra la voluntad de Kṛṣṇa.

Dr. Singh: Ellos explican que las composiciones químicas de esas diferentes plantas son diferentes entre sí.

Śrīla Prabhupāda: Muy bien, pero ¿quién hizo esas composiciones químicas? Tan pronto como se dice "composición química", de inmediato se requiere de un Dios.

Karandhara dāsa: Ellos dicen que no hay necesidad de un Dios, debido a que si uno mezcla dos sustancias químicas . . .

Śrīla Prabhupāda: Exista o no Dios, debe haber alguna voluntad. Debe haber alguna conciencia. Dos sustancias químicas se mezclan y producen esto y aquello. ¿Quién las mezcla? La conciencia está presente. Pues bien, esa conciencia es Kṛṣṇa. Hay conciencia en todas partes, y tan pronto como uno acepta esa conciencia, debe aceptar que la conciencia es una persona. Por lo tanto, nosotros hablamos de conciencia de Kṛṣṇa. En *El Bhagavad-gītā* se afirma que la conciencia es omnipresente. Puede que usted tenga conciencia y yo también, pero hay otra conciencia que es omnipresente. Mi conciencia está limitada a mi cuerpo, y su conciencia está limitada al suyo, pero hay otra conciencia, la cual se encuentra dentro de usted, de mí y de todo el mundo. Eso es conciencia de Kṛṣṇa.

En verdad, todo en el mundo es relativo. Ése es un hecho científico. Nuestros cuerpos, vidas, inteligencia y todo lo demás, son todos relativos. A nosotros nos puede parecer muy corta la vida de una hormiga, pero para ésta su vida dura unos cien años. Esos cien años son relativos al cuerpo. En forma similar, Brahmā, quien vive por un período fantásticamente largo desde nuestro punto de vista, sólo vive cien años desde su punto de vista. Eso es relatividad.

Karandhara dāsa: Entonces la relatividad se basa en nuestra situación individual.

Śrīla Prabhupāda: Sí. Por lo tanto, se dice que lo que es comida para uno, es veneno para otro. La gente está creyendo que debido a que no puede sobrevivir en la Luna, ninguna entidad viviente puede hacerlo. Todo el mundo piensa en las cosas en una forma relativa, en función de sí mismo.

Ése es el significado de "la filosofía de la rana". La rana siempre está pensando en las cosas en relación con su pozo. No tiene ningún poder para concebir el océano Atlántico, debido a que su pozo constituye su única experiencia. Dios es grande, pero estamos pensando en la grandeza de Dios en nuestros propios términos, en términos de grandeza relativa. Algunos insectos nacen de noche; crecen de noche, tienen sus hijos de noche, y mueren de noche. Ellos nunca ven el Sol; por lo tanto, concluyen que no hay tal cosa como el día. Si se le preguntara al insecto acerca de la mañana, él diría: "La mañana no puede existir". En forma similar, cuando la gente oye hablar de la larga duración de la vida de Brahmā que se indica en las Escrituras, no lo cree. La gente dice: "¿Cómo puede alguien vivir durante tanto tiempo?". En *El Bhagavad-gītā* [8.17], Kṛṣṇa declara:

sahasra-yuga-paryantam
ahar yad brahmaṇo viduḥ
rātriṁ yuga-sahasrāntāṁ
te 'ho-rātra-vido janāḥ

"Según cálculos humanos, la duración de un solo día de Brahmā es de un total de mil eras. Y ésa es también la duración de su noche".

Así que Brahmā, según estos cálculos, vive durante muchísimos millones y millones de años. No podemos creer eso, a pesar de que las Escrituras dan fe de ello. En otras palabras, concluimos que Kṛṣṇa habla necedades, mientras que nosotros hablamos como autoridades. Incluso destacados eruditos dicen que esas afirmaciones de las Escrituras son todas especulaciones mentales. Si bien esos hombres no son más que sinvergüenzas, pasan por eruditos reputados. Ellos se colocan por encima de la posición de Dios, al intentar refutar o negar las declaraciones que Dios da en las Escrituras reveladas. En esa forma, muchísimos necios con la apariencia de eruditos, científicos y filósofos, están descarriando al mundo entero.

Dr. Singh: Desde luego, se ha escrito muchísimo acerca de la teoría de Darwin. En cualquier biblioteca hay cientos de libros acerca de las teorías de él.

Śrīla Prabhupāda: ¿Son aceptadas o rechazadas?

Dr. Singh: En general se le acepta, pero hay algunos que lo critican mucho.

Śrīla Prabhupāda: Darwin habla acerca de la evolución de las especies de vida, pero no tiene ninguna información real acerca de la evolución espiritual. Él no sabe nada acerca del progreso del alma espiritual desde las formas inferiores de vida hasta las formas superiores. Él declara que el hombre proviene de los monos por evolución, pero podemos ver que el mono no se ha extinguido. Si el mono es el antepasado inmediato del hombre, ¿por qué existe aún?

Dr. Singh: Darwin dice que las especies no son creadas independientemente, sino que descienden unas de otras.

Śrīla Prabhupāda: Si no hay cuestión de independencia, ¿cómo puede él comenzar abruptamente con una cierta especie? Él debe explicar cómo la especie original llegó a existir.

Karandhara dāsa: Los científicos declaran que la Tierra fue creada por la química biológica, y rehúsan enseñar que Dios creó la Tierra, pues piensan que todo el mundo los considerará unos tontos.

Śrīla Prabhupāda: Si su biología y química están tan adelantadas, ¿por qué no crean algo? Ellos declaran que puede que sean capaces de crear vida en el futuro, pero ¿por qué en el futuro? La vida ya está creada. ¿Acaso la ciencia se basa en el futuro? No debemos confiar en ningún futuro, no importa cuán agradable pensemos que será. Todo el mundo está pensando que el futuro será muy agradable, pero ¿qué seguridad tenemos de eso? Ellos tienen que aceptar que no saben cuál es la verdad realmente. Ni siquiera pueden producir una brizna de hierba mediante sus experimentos biológicos o químicos. No obstante, están declarando que la creación es producida por cierto método químico o biológico. ¿Por qué nadie cuestiona toda esa necedad?

Dr. Singh: En el análisis final, cuando consideran el origen de la vida, dicen que todo partió de la materia. En otras palabras, que la materia viva proviene de la materia muerta.

Śrīla Prabhupāda: ¿De dónde proviene ahora la materia viva? ¿Provino de la materia muerta en el pasado mas no en el presente? ¿De dónde proviene la hormiga? ¿Se está materializando del barro? Ni siquiera una hormiga proviene de la materia inerte. ¿Qué pruebas tienen ellos de semejante teoría? Darwin declara que en el pasado lejano no existía ningún hombre verdaderamente inteligente, que el hombre simplemente evolucionó de entre los simios. Si no había ningún cerebro inteligente en el pasado, ¿cómo fueron escritas las Escrituras védicas hace miles y miles de años atrás? ¿Cómo explican ellos a un sabio como Vyāsadeva?

Dr. Singh: Ellos no tienen ninguna explicación. Simplemente dicen que son desconocidos sabios del bosque.

Śrīla Prabhupāda: Puede que Vyāsadeva les sea desconocido a ellos, pero no obstante, existió. ¿Cómo obtuvo tal cerebro? Puede que nos resulte desconocido a usted o a mí, pero no obstante, se tiene su obra intelectual, su filosofía, su lenguaje, su lingüística, sus composiciones poéticas y su fuerza verbal. Puede que uno no conozca a la persona, pero puede entender su inteligencia.

Dr. Singh: ¿No existían todas las variedades de animales desde el comienzo?

Śrīla Prabhupāda: Sí. *El Bhagavad-gītā* verifica la creación simultánea. Todas las variedades de animales y hombres, así como los semidioses, existían desde el comienzo. La entidad viviente quiere un cierto tipo de cuerpo, y Kṛṣṇa se lo da. Debido a que desea cosas de una cierta manera, se pone en contacto con ciertas cualidades de la naturaleza que hay en la materia. De acuerdo con su contacto, recibe un tipo particular de cuerpo. Las fuerzas psicológicas, la mente, el pensamiento, el sentimiento y el deseo, determinan el tipo particular de situación y cuerpo que la entidad viviente recibe. El proceso evolutivo existe, pero no consiste en una evolución de especies. Unas especies de vida no provienen de otras, pues, como Kṛṣṇa declara:

avyaktād vyaktayaḥ sarvāḥ
prabhavanty ahar-āgame
rātry-āgame pralīyante
tatraivāvyakta-saṁjñake

"Cuando se manifiesta el día de Brahmā, esta multitud de entidades vivientes se manifiesta, y a la llegada de la noche de Brahmā, son todas aniquiladas". [Bg. 8.18]

La evolución consiste en la evolución espiritual de la entidad viviente individual a través de las diversas especies de vida. Si uno entra en el cuerpo de un pez, tiene que pasar por el proceso evolutivo paso a paso. Si uno se encuentra en la parte superior de la escalera y de una u otra forma se cae, tiene que de nuevo subir la escalera evolutiva paso a paso. Por supuesto, los científicos están tan ocupados realizando tantas investigaciones, que no pueden entender esto. Si uno les dice que serán árboles en sus siguientes vidas, piensan que uno está hablando tonterías. Después de todo, ¿qué podemos aprender mediante la investigación? Cuando se conoce la causa de todas las causas, entonces todo lo cognoscible llega a conocerse, y nada permanece desconocido. Como declaran los *Vedas: yasmin vijñāte sarvam evaṁ vijñātaṁ bhavati.* Si conocemos la Verdad Absoluta, todas las demás verdades se vuelven conocidas, pero si no conocemos la Verdad Absoluta, nos envuelve la ignorancia. Puede que uno no sea un científico o filósofo oficialmente, pero puede desafiar a cualquiera y hablar con osadía si tan sólo conoce una cosa—Kṛṣṇa.

Esta civilización contemporánea está muy orgullosa de su independencia, pero en realidad depende muchísimo del petróleo. Si el abastecimiento de petróleo se acaba, entonces ¿qué harán esos científicos sinvergüenzas? No pueden hacer nada. Que traten de fabricar petróleo en sus tubos de ensayo—suficiente petróleo para hacer funcionar su civilización. Actualmente hay una escasez de agua en India. ¿Qué pueden los científicos hacer por esto? Puede que conozcan la composición química del agua, pero no pueden producirla cuando hay una gran escasez. Requieren de la ayuda de las nubes, y todo ello es manipulado por Dios. En verdad, ellos no pueden hacer nada. Han ido a la Luna, pero por todo su trabajo, únicamente se han llevado un poco de polvo y unas cuantas rocas. El gobierno sinvergüenza recauda impuestos y gasta el dinero innecesariamente. Así es su inteligencia. Es un Estado de asnos, eso es todo. Los políticos no sienten lástima ni compasión. No toman en cuenta que el dinero arduamente ganado proviene del pueblo, y que lo están gastando al lanzar grandes cohetes a otros planetas. Todo lo que hacen es prometer que traerán más polvo. Puede que primero traigan un puñado de polvo, luego prometen traer muchas toneladas de polvo. ¿Qué significado tiene todo eso?

Karandhara dāsa: Ellos creen que puede que haya vida en Marte.

Śrīla Prabhupāda: Puede que ellos crean o no crean—¿qué se gana con ello? Lo que sí sabemos es que aquí hay vida. Ellos saben eso, mas aun así están dedicados a pelear y a matar la vida. Aquí hay vida. Aquí hay un ser humano. Aquí hay vida sin lugar a dudas. Pero ellos están muy ocupados tratando de destruirla con sus grandes bombas. En eso consiste su adelanto científico.

Dr. Singh: Ellos tienen mucha curiosidad por saber qué está ocurriendo en otros planetas.

Śrīla Prabhupāda: Eso significa que debido a su curiosidad infantil están gastando muchísimo dinero. Ellos pueden gastar tanto para satisfacer su curiosidad, pero cuando muchísimos países que están en la miseria les piden ayuda, dicen que no hay dinero. Están muy orgullosos de ir a la Luna, pero, ¿por qué no piden información de cómo ir al Goloka Vṛndāvana de Kṛṣṇa? Si ellos van allá, toda su curiosidad se satisfará.

Ellos aprenderán que más allá de esta energía inferior hay verdaderamente una energía superior, espiritual. Esta energía material no puede actuar independientemente. La energía espiritual tiene que unirse a ella. Los elementos materiales no se crean por sí mismos. Es el alma la que crea. Puede que tratemos de hacer algo con materia, pero la materia no se crea a sí misma. El hidrógeno y el oxígeno se pondrán en contacto únicamente al ser movidos por la energía superior. Sólo los necios pueden esperar que toda la manifestación cósmica, que no es más que materia, llegue a existir automáticamente. Puede que tengamos un buen auto, pero si no hay conductor, ¿de qué sirve? A menos que el hombre sepa hacer funcionar la máquina, a menos que el hombre apriete el botón, la máquina no funcionará. En forma similar, la energía material no puede actuar sin la energía superior. Tras esta maravillosa manifestación cósmica se encuentra la dirección de una energía superior. Toda esta información se presenta en las Escrituras, pero aun así la gente no la cree.

En realidad, todo es propiedad de Dios, pero la gente está declarando que esas posesiones son suyas o de su país. Ahora están hablando del problema de la superpoblación, pero lo cierto es que Dios ha suministrado suficiente de todo. Verdaderamente hay suficiente tierra y suficiente comida si se utilizan correctamente. La gente está creando problemas artificialmente, y los científicos la están ayudando a eso al darle tantos dispositivos destructivos como le están dando. Ellos simplemente incitan más a los sinvergüenzas y pícaros que están tratando de gastar completamente las posesiones de Dios. Si uno ayuda a un asesino o a un ladrón, se vuelve también un criminal, ¿no es así? Hay muchísimos problemas en el mundo debido a que los científicos están ayudando a todos los ladrones y pícaros. Por lo tanto, todos ellos son criminales. *Stena eva saḥ.* Aquel que no reconoce el derecho de propiedad del Señor Supremo, es un ladrón.

Nuestra misión consiste en hacer que estos sinvergüenzas recobren su buen juicio. Así que uno debe buscar los medios de hacerlo. Los sinvergüenzas están sufriendo, pero debido a que son hijos de Dios no deberían sufrir. Ellos no saben que existe Dios o que existe la felicidad. Ellos no saben nada de bienaventuranza o de vida eterna. Están realizando muchísimas investigaciones y viviendo durante cincuenta, sesenta o setenta años. Después de eso no saben qué ocurrirá. No tienen ningún conocimiento de que la vida es eterna. En verdad, su situación es como la del animal. El animal no sabe qué hay después de la muerte, ni tampoco cuenta verdaderamente con la muerte. Él no sabe por qué está aquí, ni tampoco conoce el valor de la vida. El animal, bajo la influencia de *māyā,* únicamente sigue comiendo, durmiendo, defendiéndose, apareándose y muriendo. Eso es todo. La gente se está esforzando muy arduamente, pero ¿con qué propósito? Ellos dicen que están luchando tan arduamente para asegurar el porvenir de la generación siguiente, pero, ¿para qué? No pueden responder a eso. Este movimiento de conciencia de Kṛṣṇa tiene por objeto darle un verdadero propósito a la vida mediante el establecimiento de Kṛṣṇa, Dios, como el centro de todo. En consecuencia, el científico debe tratar de entender por su bien este importante movimiento.

VII. Retornando a la religión eterna

Śrīla Prabhupāda llega a América

Varios años después de que Śrīla Prabhupāda llegara por primera vez a América, un discípulo descubrió el diario que él llevaba cuando llegó de India a bordo del barco Jaladuta. En ese diario se encontraba un poema en bengalí, escrito a mano, que Śrīla Prabhupāda había compuesto a bordo del barco, justo después de que éste anclara en el puerto de Boston. El poema capta muy hermosamente las primeras impresiones que tuvo Śrīla Prabhupāda de la civilización occidental, y su sincera determinación de cambiar la conciencia de América.

1

Mi querido Señor Kṛṣṇa, Tú eres muy bondadoso con esta alma inútil, pero no sé por qué me has traído aquí. Ahora puedes hacer conmigo lo que quieras.

2

Pero supongo que tienes algún interés aquí, pues, de lo contrario, ¿por qué habrías de traerme a este terrible lugar?

3

La mayoría de la población de aquí está cubierta por las modalidades materiales de la ignorancia y la pasión. Absortos en la vida material, se creen muy felices y satisfechos, y, por lo tanto, no sienten ningún gusto por el mensaje trascendental de Vāsudeva. No sé cómo podrán entenderlo.

4

Pero yo sé que Tu misericordia sin causa puede hacer que todo sea posible, debido a que Tú eres el místico más experto de todos.

5

¿Cómo podrán entender ellos las melosidades del servicio devocional? ¡Oh, Señor!, estoy únicamente rogando que me des Tu misericordia para que yo sea capaz de convencerlos de Tu mensaje.

6

Por Tu voluntad, todas las entidades vivientes han quedado bajo el control de la energía ilusoria, y en consecuencia, si Tú quieres, por Tu voluntad pueden ellas también ser liberadas de las garras de la ilusión.

7

Yo deseo que Tú las liberes. Por consiguiente, si Tú deseas así su liberación, sólo entonces podrán entender Tu mensaje.

8

Las palabras de *El Śrīmad-Bhāgavatam* son Tu encarnación, y si una persona seria las recibe repetidamente, prestándoles oído sumisamente, podrá entender entonces Tu mensaje.

9

Se dice en *El Śrīmad-Bhāgavatam* [1.2.17–21]: "Śrī Kṛṣṇa, la Personalidad de Dios, quien es el Paramātmā [la Superalma] que se encuentra en el corazón de todo el mundo, y el benefactor del devoto veraz, limpia el deseo de disfrute material del corazón del devoto que saborea con fruición Sus mensajes, los cuales son en sí mismos virtuosos cuando se oyen y se cantan como es debido. Por oír regularmente el *Bhāgavatam* y prestarle servicio al devoto puro, todo lo que perturba el corazón es destruido prácticamente por completo, y el servicio amoroso para el glorioso Señor, quien es alabado con canciones trascendentales, se establece como un hecho irrevocable. En el momento en que el servicio amoroso se establece en el corazón, las modalidades de la pasión [*rajas*] y la ignorancia [*tamas*], y la lujuria y el deseo [*kāma*], desaparecen del corazón. Luego el devoto se sitúa en el plano de la bondad, y se vuelve feliz. Establecido así en la modalidad de la bondad, el hombre que ha sido rejuvenecido por el servicio amoroso que le presta al Señor logra liberarse del contacto material [*mukti*], y llega a obtener conocimiento científico acerca de la Personalidad de Dios. En esa forma, los nudos del corazón y todos los recelos son cortados en pedazos. La cadena de acciones fruitivas [*karma*] se termina cuando uno ve al yo como amo".

10

Se liberará de la influencia de las modalidades de la ignorancia y la pasión, y, en esa forma, desaparecerán todas las cosas desfavorables, acumuladas en el fondo del corazón.

11

¿Cómo voy a hacer que entiendan este mensaje de conciencia de Kṛṣṇa? Soy muy desafortunado, incompetente y de lo más caído. Por lo tanto, estoy buscando que me des Tu bendición para que yo pueda convencerlos, pues soy incapaz de hacerlo por mi cuenta.

12

De una u otra forma, ¡oh, Señor!, me has traído aquí para hablar de Ti. Ahora, mi Señor, en Tus manos está la decisión de volverme un éxito o un fracaso como Tú lo quieras.

13

¡Oh, maestro espiritual de todos los mundos! Yo únicamente puedo repetir Tu mensaje, así que si Tú quieres, puedes hacer que mi facultad de hablar sea adecuada para que ellos entiendan.

14

Sólo por Tu misericordia sin causa se volverán puras mis palabras. Estoy seguro de que cuando este mensaje trascendental penetre en sus corazones, se sentirán dichosos, y en esa forma quedarán liberados de todas las condiciones infelices de la vida.

15

¡Oh, Señor!, soy como una marioneta que se encuentra en Tus manos. Así que si me has traído aquí a bailar, entonces hazme bailar, hazme bailar. ¡Oh, Señor!, hazme bailar como gustes.

16

No tengo ninguna devoción ni conocimiento alguno, pero tengo fe firme en el santo nombre de Kṛṣṇa. He sido nombrado Bhaktivedānta, y ahora, si Tú quieres, puedes hacer que se cumpla el verdadero significado de Bhaktivedānta.

Firmado: el más desafortunado e
insignificante de los méndigos,
A. C. Bhaktivedanta Swami,
a bordo del barco *Jaladuta,*
Muelle Commonwealth,
Boston, Massachusetts, EE.UU.
Fechado el 18 de septiembre de 1965

"Construyan sus naciones en el plano espiritual"

En septiembre de 1972, atendiendo una invitación a hablar en la Universidad de Nairobi, Śrīla Prabhupāda dio una conferencia a una desbordante multitud de estudiantes y funcionarios del gobierno, en el Salón Taifla (Independencia) de la Ciudad Universitaria. En su exposición, les aconseja a los ciudadanos de la nación de Kenya, en vías de desarrollo, que "... por favor, desarróllense espiritualmente, pues desarrollo espiritual es desarrollo firme. No imiten a los norteamericanos y europeos, los cuales están viviendo como perros y gatos. La bomba atómica ya existe, y tan pronto como estalle la siguiente guerra, todos sus rascacielos y demás cosas se terminarán...".

Damas y caballeros, muchas gracias por haber tenido la amabilidad de venir aquí a participar de esta reunión para la difusión del proceso de conciencia de Kṛṣṇa. El movimiento de conciencia de Kṛṣṇa está tratando de llevar a la sociedad humana hasta el punto en que la vida de todo el mundo pueda volverse un éxito. El tema de hoy es "El verdadero significado de la vida humana". Estamos tratando de instruir al mundo entero en lo referente a ese significado.

La vida humana se alcanza después de muchos y muchos millones de años de evolución. Hemos de recordar que, según *El Padma Purāṇa,* hay 8.400.000 especies de vida. La vida comienza con los seres acuáticos, ya que podemos entender, según dice la literatura védica, que al comienzo de la creación todo el planeta estaba inmerso en agua. Este mundo material está compuesto de cinco elementos densos—tierra, agua, fuego, aire y éter. Además de esos elementos, hay tres elementos sutiles—mente, inteligencia y ego. Detrás de esas cortinas se encuentra el alma espiritual, que está cubierta por esos ocho elementos. Esta información se presenta en *El Bhāgavad-gītā.*

Los seres humanos no son las únicas entidades vivientes que tienen alma espiritual. Todos somos almas espirituales—las bestias, las aves, los reptiles, los insectos, los árboles, las plantas, los seres acuáticos, etc. El alma espiritual simplemente está cubierta por diferentes atuendos, al igual que algunos de ustedes están vestidos con ropa blanca, otros están vestidos de verde, otros de rojo, etc. Pero no estamos interesados en el atuendo; estamos interesados en ustedes como almas espirituales. Así pues, se dice en *El Bhagavad-gītā* [5.18]:

vidyā-vinaya-sampanne
brāhmaṇe gavi hastini
śuni caiva śvapāke ca
paṇḍitāḥ sama-darśinaḥ

"El sabio humilde, en virtud del conocimiento verdadero, ve con la misma visión a un *brāhmaṇa* manso y erudito, a una vaca, a un elefante, a un perro y a un comeperros".

El sabio no establece ninguna diferencia en base al color, inteligencia o especie. Él ve a toda entidad viviente como una pequeña partícula de alma espiritual. Se declara:

keśāgra-śata-bhāgasya
śatāṁśaḥ sādṛśātmakaḥ
jīvaḥ sūkṣma-svarūpo 'yaṁ
saṅkhyātīto hi cit-kaṇaḥ

"Existen innumerables partículas de átomos espirituales, las cuales miden la diezmilésima parte de la sección superior de un cabello". Como no tenemos ningún instrumento para medir las dimensiones del alma espiritual, la pequeña partícula de alma espiritual se mide de esa manera. En otras palabras, el alma es tan pequeña, que es más pequeña que un átomo. Esa pequeña partícula se encuentra dentro de ustedes, dentro de mí, dentro del elefante, dentro de los animales gigantes, en todos los hombres, en la hormiga, en el árbol, en todas partes. Sin embargo, el conocimiento científico no puede calcular las dimensiones del alma, ni tampoco puede un médico localizar el alma dentro del cuerpo. En consecuencia, los científicos materiales concluyen que no hay ningún alma, pero eso no es un hecho. Sí hay un alma. La presencia del alma establece la diferencia entre un cuerpo vivo y un cuerpo muerto. Tan pronto como el alma se va del cuerpo, éste muere. No tiene valor. Por eminente que sea un científico o un filósofo, debe admitir que tan pronto como el alma se va del cuerpo, éste muere, y carece entonces de valor, teniendo que ser desechado. Debemos tratar de entender eso; el alma es lo que tiene algún valor, no el cuerpo. El hecho de que el alma está transmigrando se explica en *El Bhagavad-gītā* [2.22]:

vāsāṁsi jīrṇāni yathā vihāya
navāni gṛhṇāti naro 'parāṇi
tathā śarīrāṇi vihāya jīrṇāny
anyāni saṁyāti navāni dehī

"Así como una persona se pone ropa nueva, desechando la vieja, en forma similar, el alma acepta nuevos cuerpos materiales, desechando los viejos e inútiles".

Cuando un traje se vuelve viejo, lo desechamos y aceptamos otro; en forma similar, el alma está cambiando de atuendos según desea. Debido a que el alma es parte o porción de Dios, tiene cualidades divinas. Dios es la voluntad suprema, el poder supremo, el supremo independiente, y nosotros, siendo partes o porciones de Él, tenemos todas esas cualidades en una diminuta cantidad. Tenemos volición, pensamiento, sentimiento y capacidad de desear. En los *Vedas* se declara que Dios es la suprema fuerza viviente entre todas las fuerzas vivientes (*cetanaś cetanānām*). Él también está suministrando todo lo que necesitan todas las entidades vivientes.

Nosotros, las entidades vivientes, somos innumerables. El número de nosotros no tiene límite. Sin embargo, Dios es uno. Él también vive como nosotros, pero nosotros somos partículas diminutas de esa fuerza viviente. Por ejemplo, una partícula de oro tiene la misma naturaleza que una mina de oro. Si analizamos químicamente los ingredientes de una gotita de agua, encontraremos todos los ingredientes que han de encontrarse en el vasto océano. De una manera similar, nosotros somos uno con Dios, siendo Su parte o porción. Esa partícula divina, el alma, o la fuerza viviente, está transmigrando desde los seres acuáticos a los árboles y plantas, y luego desde los árboles y plantas a la vida de insecto, luego a la vida de reptil, luego a los cuerpos de aves y bestias. La teoría evolutiva de Darwin es solamente una explicación parcial de la transmigración del alma. Darwin simplemente ha tomado información de la literatura védica, pero no tiene ninguna concepción del alma. La diferencia que hay es, que el alma está transmigrando desde la vida acuática a las plantas y árboles, luego a la vida de insecto, luego a la vida de ave, luego a la vida animal, luego a la vida humana, y dentro de la vida humana se mueve desde la vida incivilizada a la vida civilizada, etc. La vida civilizada de un ser humano representa la culminación de la evolución. Aquí hay un empalme: desde este punto podemos de nuevo deslizarnos hacia abajo y entrar en el proceso cíclico de la evolución, o podemos elevarnos a una vida divina. La elección está en nuestras manos. Eso se indica en *El Bhagavad-gītā.*

Esta forma humana de vida verdaderamente significa conciencia desarrollada; por lo tanto, no debemos desperdiciar nuestras vidas como perros, gatos y cerdos. Ése es el mandato. Si bien este cuerpo es perecedero como el cuerpo del perro o el del gato, es diferente en el sentido de que en esta vida uno puede alcanzar la perfección más elevada. Nosotros somos parte o porción de Dios, pero de una u otra forma hemos caído en esta existencia material; ahora tenemos que evolucionar de una manera tal, que podamos ir de vuelta al hogar, de vuelta a Dios. Ésa es la perfección más elevada.

Existe en verdad otro mundo, un mundo espiritual. Como se declara en *El Bhagavad-gītā* [8.20]:

paras tasmāt tu bhāvo 'nyo
'vyakto 'vyaktāt sanātanaḥ
yaḥ sa sarveṣu bhūteṣu
naśyatsu na vinaśyati

"Sin embargo, hay otra naturaleza, la cual es eterna y trascendental a esta materia manifiesta y no manifiesta. Es suprema, y no es nunca aniquilada. Cuando todo en este mundo es aniquilado, esa parte permanece tal como es".

En esta naturaleza material, todo es creado, permanece por algún tiempo, produce algunos subproductos, decae, y finalmente desaparece. Nuestros cuerpos son creados en un cierto momento mediante el contacto sexual. El semen del padre se emulsiona y adopta una forma de guisante, y la entidad viviente, o el alma, se refugia en esa forma, y debido a que se refugia, desarrolla manos, piernas, ojos, etc. Ese desarrollo se completa en el séptimo mes, y en el noveno mes el ser humano sale del vientre. El niño se desarrolla debido a que el alma se encuentra presente. Si el alma no está presente, no hay desarrollo, y el niño nace muerto. Podemos recoger ese cuerpo muerto y preservarlo en sustancias químicas, pero no se desarrollará. Desarrollo significa cambio de cuerpo. Todos nosotros hemos tenido cuerpos de bebé, pero esos cuerpos ya no existen más. El cuerpo de un bebé se desarrolla y se convierte en el cuerpo de un niño, y ese cuerpo se desarrolla y se convierte en el cuerpo de un muchacho, y ese cuerpo se desarrolla y se convierte en el cuerpo de un joven, el cual con el tiempo se convierte en el cuerpo de un anciano. Finalmente el cuerpo desaparece por completo. Toda la manifestación cósmica, la forma gigantesca de este mundo material, también está funcionando de acuerdo con ese mismo proceso. Es creada en un cierto punto, se desarrolla, es mantenida, y en una cierta etapa es disuelta. Ésa es la naturaleza del mundo material. Se manifiesta en un cierto intervalo de tiempo, y de nuevo desaparece (*bhūtvā bhūtvā pralīyate*).

La palabra *bhāva* significa "naturaleza". Hay otra naturaleza, que nunca se disuelve, que es eterna. Nosotros, como *jīvas,* almas espirituales, también somos eternos. Eso se verifica en *El Bhagavad-gītā* [2.20]:

na jāyate mriyate vā kadācin
nāyaṁ bhūtvā bhavitā vā na bhūyaḥ
ajo nityaḥ śāśvato 'yaṁ purāṇo
na hanyate hanyamāne śarīre

"El alma no nace ni muere. Ni habiendo existido una vez, deja nunca de existir. Es innaciente, eterna, perpetua, inmortal y primordial. No se le mata cuando se mata el cuerpo".

Así como para Dios no hay nacimiento ni muerte, asimismo para nosotros, almas espirituales, no hay ni nacimiento ni muerte, pero debido a que creemos: "Yo soy este cuerpo", consideramos que nacemos y que morimos. Esa manera de pensar se denomina *māyā,* o ilusión, y tan pronto nos libramos de esa ilusión de identificar el alma con el cuerpo, alcanzamos la etapa denominada *brahma-bhūta.* Cuando uno se da cuenta de que *ahaṁ brahmāsmi,* "Yo no soy este cuerpo; soy alma espiritual, parte integral del Brahman Supremo", se alcanza lo que se denomina la comprensión Brahman. Tan pronto como se alcanza la comprensión Brahman, uno se vuelve feliz.

¿No es éso un hecho? Si uno entiende claramente que no nace ni muere, que es eterno, ¿no se volverá feliz? Sí, desde luego. Así pues, al uno llegar a percibir el Brahman, al alcanzar la iluminación espiritual, no tiene nada más que ver con el anhelo o la lamentación. El mundo entero está sencillamente anhelando y lamentando. Ustedes, los africanos, están ahora anhelando ser como los europeos y americanos, pero los europeos han perdido su imperio, y ahora se lamentan por ello. Así, en esa forma, un grupo anhela y otro se lamenta. En forma similar, esta vida material es simplemente una combinación de anhelo y lamentación. Estamos anhelando poseer aquellas cosas que no poseemos, y nos lamentamos por aquellas cosas que hemos perdido. De eso tratan nuestros asuntos materiales. Sin embargo, si llegamos a comprender que somos parte integral de la Suprema Personalidad de Dios (Parabrahman), y que somos Brahman, trascenderemos entonces ese anhelo y lamentación.

La supuesta unidad o hermandad universal que la Organización de las Naciones Unidas está tratando de alcanzar, se vuelve factible sólo cuando se llega al plano espiritual, o a la comprensión Brahman. La comprensión Brahman es el objetivo de la vida humana. Uno no debe trabajar como los perros, gatos y cerdos. El cerdo está siempre muy ocupado, día y noche, tratando de encontrar excremento, y cuando lo encuentra, lo come, se excita sexualmente, y tiene relaciones sexuales sin discriminación. Un cerdo tendrá relaciones sexuales con su madre, con su hermana o con cualquiera, y ésa es la vida de un cerdo. No obstante, las Escrituras indican que la forma humana de vida no está hecha para trabajar arduamente en pos de la complacencia de los sentidos, como los perros, los gatos y los cerdos. Está hecha para darse cuenta de que "Yo no pertenezco a este mundo material. Soy alma espiritual y soy eterno, pero de una u otra forma he caído en esta vida condicionada de nacimiento, vejez, enfermedades y muerte". Esta forma humana de vida tiene por objeto encontrarle una solución a esos cuatro sufrimientos materiales —nacimiento, vejez, enfermedades y muerte—. Ése es el objetivo de la vida humana. Tratad de entender que la vida humana no tiene por objeto trabajar muy arduamente como los cerdos, disfrutar luego de cierta complacencia de los sentidos, y entonces, repentinamente, morir.

La gente que no cree en el alma, se encuentra en una condición de lo más desafortunada. Esa gente no sabe de dónde vino ni adónde va. El conocimiento acerca del alma es el más importante de todos los conocimientos, mas no se habla de él en ninguna universidad. Pero, ¿cuál es la constitución de este cuerpo? ¿Cuál es la diferencia que hay entre un cuerpo muerto y uno vivo? ¿Por qué vive el cuerpo? ¿Cuál es la condición del cuerpo y cuál es su valor? Actualmente nadie está estudiando esas preguntas, pero nosotros, mediante este movimiento de conciencia de Kṛṣṇa, estamos tratando de educar a la gente para que pueda entender que no son estos cuerpos, sino almas espirituales. La misión de la vida humana es diferente de la misión de los perros y los gatos. Ése es nuestro mensaje.

En lo que respecta al alma, el proceso evolutivo está ocurriendo, y nosotros estamos luchando por la existencia, luchando por llegar al punto de la vida eterna. Esa vida eterna puede lograrse. Si uno trata lo mejor que puede mientras se encuentra en esta forma humana de vida, en su siguiente vida puede obtener un cuerpo espiritual. El cuerpo espiritual ya está en uno, y se desarrollará tan pronto como uno se libre de la contaminación de esta existencia material. Ése es el objetivo de la vida humana. La gente no sabe qué es lo que verdaderamente le conviene: conocerse a sí mismo, darse cuenta de que "Yo soy parte integral de Dios, y tengo que regresar al reino de Dios a unirme con Dios".

Así como tenemos vida social aquí, Dios tiene vida social en el reino espiritual. Uno puede unirse a Él ahí. No se crea que después de que este cuerpo se termina, uno se vuelve un vacío. No. Ésa es una concepción errónea. En *El Bhagavad-gītā* [2.12], Kṛṣṇa le dijo a Arjuna en el campo de batalla de Kurukṣetra:

na tv evāhaṁ jātu nāsaṁ
na tvaṁ neme janādhipāḥ
na caiva na bhaviṣyāmaḥ
sarve vayam ataḥ param

"Nunca hubo un tiempo en el que Yo no existía, ni tú, ni todos estos reyes; ni en el futuro dejará de existir ninguno de nosotros".

El proceso para alcanzar la vida eterna es muy fácil, y sin embargo, al mismo tiempo muy difícil. Es difícil debido a que la gente al comienzo no cree en la existencia de la transmigración del alma, sin embargo si simplemente recibimos conocimiento proveniente de las autoridades, el proceso se vuelve muy sencillo. Nuestro proceso de conciencia de Kṛṣṇa consiste en recibir conocimiento dado por Kṛṣṇa, el ser más perfecto de todos, y no por un ser ordinario, condicionado por las leyes de la naturaleza material. El conocimiento que proporciona un ser condicionado es defectuoso con toda seguridad.

¿Cuáles son los defectos del alma condicionada? Sin lugar a dudas, comete errores, es víctima de ilusiones, engaña a los demás y tiene sentidos imperfectos. No podemos adquirir conocimiento perfectamente, debido a que queremos engañar a los demás y a que nuestros sentidos son imperfectos. Si bien nuestros sentidos son imperfectos, estamos muy orgullosos de nuestros ojos, y queremos verlo todo. En consecuencia, algunas personas dicen: "¿Puede mostrarme a Dios?". En realidad, la respuesta es sí.

¿Por qué no puede ver a Dios a cada momento? Kṛṣṇa dice: *raso 'ham apsu kaunteya,* "Yo soy el sabor del agua". Todo el mundo bebe agua, y ésta tiene sabor—así que si pensamos que ese sabor es Dios, comenzamos el proceso de la comprensión de Dios. Kṛṣṇa también dice: *prabhāsmi śaśi-sūryayoḥ,* "Yo soy la luz del Sol, y soy la luz de la Luna". Todos nosotros vemos la luz del Sol y de la Luna todos los días, y si pensamos en cómo emana luz del Sol y de la Luna, llegaremos finalmente a Dios. Hay muchísimos ejemplos similares. Si uno quiere ser consciente de Dios y comprender a Dios por sí mismo, no es muy difícil. Simplemente tienen que seguirse los métodos prescritos. Como se declara en *El Bhagavad-gītā* [18.55]: *tato māṁ tattvato jñātvā.* Simplemente debemos tratar de entender a Dios en verdad, y tratar de entender Su aparición, desaparición y funciones. Cuando lo entendemos a Él en verdad, de inmediato entramos en el reino de Dios. La persona que entiende a Dios, o Kṛṣṇa, después de abandonar este cuerpo no regresa aquí a aceptar otro cuerpo material. Kṛṣṇa dice: *māṁ eti,* "Viene a Mí". Ése es nuestro objetivo.

Por consiguiente, no debemos desperdiciar nuestro tiempo viviendo como perros y gatos. Debemos vivir cómodamente, pero al mismo tiempo debemos ser conscientes de Kṛṣṇa, o conscientes de Dios. Eso nos ayudará a volvernos felices. Sin entender a Dios y sin volverse conscientes de Dios no hay posibilidad de paz y felicidad. El camino de la paz y la felicidad se esboza en *El Bhagavad-gītā.*

Si uno quiere verdaderamente entender a Dios, Él es muy fácil de entender. Dios es el propietario de todo. *Īśāvāsyam idaṁ sarvam.* Desafortunadamente estamos pensando: "Yo soy el propietario". En su país, por ejemplo, los ingleses han declarado unas veces ser los propietarios, y ahora ustedes declaran ser los propietarios—así que, ¿quién sabe lo que ocurrirá en el futuro? En realidad, nadie sabe quién es el verdadero propietario. La tierra está ahí y es propiedad de Dios, pero estamos pensando únicamente: "Yo soy el propietario. Esto me pertenece, aquello me pertenece". De hecho, América existía antes de que los europeos llegaran, pero ahora los americanos piensan: "Nosotros somos los propietarios". En forma similar, antes que ellos, los pieles rojas estaban pensando: "Nosotros somos los propietarios". Lo cierto es que ningún hombre es un verdadero propietario; el propietario es Dios.

īśāvāsyam idaṁ sarvaṁ
yat kiṁ ca jagatyāṁ jagat

tena tyaktena bhuñjīthā
mā gṛdhaḥ kasya svid dhanam

"El Señor posee y controla todo lo animado e inanimado que hay en el universo. Por eso, uno debe aceptar solamente las cosas que necesita para sí y que están reservadas como su cuota, y no debe aceptar otras cosas, sabiendo bien a quién pertenecen". [*Īśopaniṣad* 1]

Esa comprensión está ausente. Kṛṣṇa declara Su derecho de propiedad sobre todas las formas —incluso sobre las formas americanas, africanas, de gato, de perro, de árbol, etc.— pues Él es verdaderamente el propietario y el padre supremo. Si simplemente comprendemos eso, logramos comprender a Dios. En verdad, si comprendemos a Dios como se prescribe en los libros autorizados y en las Escrituras védicas, veremos que no habrá más disputas entre este bando y aquel bando. Todo se volverá pacífico.

Todo el mundo tiene el derecho de utilizar las pertenencias de Dios, tal como un hijo tiene el derecho de vivir a costa de su padre. Se declara en las Escrituras que se le debe dar comida incluso a un animalito que se encuentra en la casa. Eso es comunismo espiritual. Nadie debe permanecer hambriento, ni siquiera una serpiente. Les tememos siempre a las serpientes, pero si observamos que en nuestra casa vive una serpiente, es nuestro deber procurar que la serpiente también sea alimentada. Ésa es la concepción de conciencia de Dios, o conciencia de Kṛṣṇa: *samaḥ sarveṣu bhūteṣu.* Aquel que se encuentra situado en el plano trascendental, tiene una misma disposición para con todas las entidades vivientes. Así pues, *El Bhagavad-gītā* señala que cuando uno ve a todo el mundo con la misma visión, como parte integral del Señor Supremo, comienza verdaderamente su vida devocional. Este movimiento de conciencia de Kṛṣṇa, de una manera autoritativa, está tratando de hacer que todo el mundo entienda qué es, y cuál es el objetivo de la vida. Este proceso de purificación del corazón se logra muy fácilmente. Uno simplemente tiene que cantar este *mahā-mantra*: Hare Kṛṣṇa, Hare Kṛṣṇa, Kṛṣṇa Kṛṣṇa, Hare Hare/ Hare Rāma, Hare Rāma, Rāma Rāma, Hare Hare. Puede verse de hecho que en este movimiento hay muchachos y muchachas de diferentes países y de diferentes religiones, pero nadie está preocupado por ningún sector, país, ni cuerpo religioso particulares. Estamos simplemente interesados en conocernos a nosotros mismos, y en conocer nuestra relación con Dios.

Dios es el propietario supremo, y todos nosotros somos Sus hijos, o servidores. Por lo tanto, ocupémonos en el servicio del Señor, como se recomienda en *El Bhagavad-gītā*. Tan pronto como entendamos que Dios es el propietario de todo, todos los problemas del mundo se resolverán de inmediato. Eso puede que tome bastante tiempo. No se espera que todo el mundo entienda esta elevada filosofía, pero si la gente inteligente de cada país trata de entenderla, eso será suficiente. En *El Bhagavad-gītā* [3.21] se declara:

yad yad ācarati śreṣṭhas
tat tad evetaro janaḥ
sa yat pramāṇaṁ kurute
lokas tad anuvartate

"Los hombres comunes siguen los pasos de un gran hombre, cualquiera que sea la acción que éste ejecute. Y cualesquiera que sean las normas que él establezca mediante sus actos ejemplares, son seguidas por todo el mundo".

Por consiguiente, invitamos a los hombres más inteligentes del mundo a que entiendan esta filosofía de conciencia de Kṛṣṇa, y traten de distribuirla por todas partes del mundo. Hemos venido ahora a estos países africanos, y yo invito a todos los africanos inteligentes a que vengan y entiendan esta filosofía, y la distribuyan. Ustedes están tratando de desarrollarse, así que por favor, desarróllense espiritualmente, pues desarrollo espiritual es desarrollo firme. No imiten a los norteamericanos y europeos, los cuales están viviendo como perros y gatos. Semejantes civilizaciones, construidas con la conciencia de la complacencia de los sentidos, no pueden perdurar. La bomba atómica ya existe, y tan pronto como estalle la siguiente guerra, todos sus rascacielos y demás cosas se acabarán. Traten de entender esto desde el verdadero punto de vista de la vida humana, el punto de vista espiritual. De eso trata este movimiento de conciencia de Kṛṣṇa. Así pues, les pedimos a ustedes que traten de entender esta filosofía. Muchas gracias.

El devoto siempre siente compasión ante el sufrimiento de sus semejantes

Cada religión tiene sus propios santos, pero todos ellos comparten una cualidad espiritual y trascendental: la compasión. Śrīla Prabhupāda nos habla aquí de ello.

Hoy les hablaré acerca de la glorificación del santo nombre de Dios. Esto se discutió entre Mahārāja Parīkṣit y Śukadeva Gosvāmī en relación con un *brāhmaṇa* que estaba muy caído y adicto a toda clase de actividades pecaminosas, pero que fue salvado simplemente por cantar el santo nombre. Este relato se encuentra en el Sexto Canto de *El Śrīmad-Bhāgavatam.*

Los sistemas planetarios de los universos se encuentran muy bien descritos en el Quinto Canto de *El Śrīmad-Bhāgavatam.* Dentro del universo hay unos planetas que son infernales. En verdad, no sólo el *Bhāgavatam,* sino todas las Escrituras religiosas contienen descripciones del infierno y del cielo. En *El Śrīmad-Bhāgavatam* uno puede averiguar dónde se encuentran estos planetas infernales y a qué distancia están de este planeta, de la misma manera en que uno puede recibir información de la astronomía moderna. Los astrónomos han calculado la distancia que hay de aquí a la Luna, y cuál es la distancia que hay entre este planeta y el Sol; en forma similar, el *Bhāgavatam* contiene descripciones de los planetas infernales.

En este mismo planeta experimentamos diferentes condiciones atmosféricas. En los países occidentales cercanos al Polo Norte, el clima es diferente al de India, que se encuentra cerca del ecuador. Así como hay diferencias de atmósfera y condiciones de vida en este planeta, asimismo existen muchos planetas que tienen diferentes atmósferas y condiciones de vida.

Parīkṣit Mahārāja dijo, después de oír la descripción que diera Śukadeva Gosvāmī de los planetas infernales:

adhuneha mahā-bhāga
yathaiva narakān naraḥ

nānogra-yātanān neyāt
tan me vyākhyātum arhasi

"Señor, lo he oído a usted hablar acerca de los planetas infernales. Los hombres muy pecaminosos son enviados a esos planetas". [*El Śrīmad-Bhāgavatam* 6.1.6] Parīkṣit Mahārāja es un vaiṣṇava [devoto], y el vaiṣṇava siempre siente compasión por la aflicción de sus semejantes. Él se aflige mucho por los sufrimientos de los demás. Cuando el Señor Jesucristo se presentó, por ejemplo, estaba sumamente afligido por las condiciones de sufrimiento en que se encontraba la gente. Todos los vaiṣṇavas, o devotos —cualesquiera personas conscientes de Dios, o conscientes de Kṛṣṇa— son así de compasivos, sea cual sea el país o la secta a la que pertenecen. Por lo tanto, blasfemar de un vaiṣṇava, de un predicador de las glorias de Dios, es una gran ofensa.

Kṛṣṇa, Dios, nunca tolera las ofensas que se cometen a los pies de loto de un vaiṣṇava. *Kṛpāmbudhi:* un vaiṣṇava es un océano de misericordia. *Vāñchā-kalpa-taru:* todo el mundo tiene deseos, mas un vaiṣṇava puede complacer todos los deseos. *Kalpa-taru* significa "árbol de deseos". Existe un árbol en el mundo espiritual que se denomina "árbol de deseos". En este mundo material, uno puede obtener sólo una fruta en particular de un tipo de árbol en particular; pero en Kṛṣṇaloka, así como en todos los planetas Vaikuṇṭha, todos los árboles son espirituales y complacerán todos los deseos de uno. Eso se describe en *El Brahma-saṁhitā: cintāmaṇi-prakara-sadmasu kalpa-vṛkṣa.*

El vaiṣṇava recibe el nombre de *mahā-bhāga,* que significa "afortunado". Aquel que se vuelve vaiṣṇava y que está consciente de Dios, se entiende que es sumamente afortunado.

Caitanya Mahāprabhu ha explicado que las entidades vivientes se encuentran rotando en diferentes especies de vida, por diferentes sistemas planetarios de todas partes del universo. La entidad viviente puede ir a cualquier parte —al infierno o al cielo—, como guste y conforme a cómo se prepare. Hay muchos planetas celestiales, muchos planetas infernales y muchas especies de vida. Existen 8.400.000 especies de vida. La entidad viviente está rotando, errando a través de esas especies, y creando cuerpos conforme a la mentalidad que posee en la vida actual. "Lo que siembres, cosecharás".

Caitanya Mahāprabhu dice que de entre todas esas innumerables entidades vivientes que se encuentran viajando por el mundo material, una es afortunada, no todas. Si todas fueran afortunadas, todas habrían emprendido el cultivo de conciencia de Kṛṣṇa. Está siendo distribuido libremente en todas partes. Pero, ¿por qué la gente no lo acepta? Porque es desafortunada. Por eso, Caitanya Mahāprabhu dice que sólo aquellos que son afortunados emprenden este proceso de conciencia de Kṛṣṇa y reciben una vida llena de esperanzas, una vida agradable, una vida dichosa, una vida de conocimiento.

Es deber del vaiṣṇava ir de puerta en puerta para hacer que la gente desafortunada se vuelva afortunada. El vaiṣṇava piensa: "¿Cómo puede esta gente ser salvada de su vida infernal?". Ésa fue la pregunta de Parīkṣit Mahārāja. "Señor", dijo él, "tú has descrito que debido a las actividades pecaminosas de uno, se es puesto en una condición infernal de vida o en un sistema planetario infernal. Ahora bien, ¿cuáles son los métodos contrarrestantes, mediante los cuales dichas personas pueden ser salvadas?". Ésa es la pregunta. Cuando el vaiṣṇava viene, cuando Dios Mismo viene, o cuando el hijo de Dios o Sus muy íntimos devotos vienen, su única misión consiste en salvar a los pecadores que están sufriendo. Ellos saben cómo hacerlo.

Cuando Prahlāda Mahārāja se encontró con Nṛsiṁhadeva, le dijo:

naivodvije para duratyaya-vaitaraṇyās
tvad-vīrya-gāyana-mahāmṛta-magna-cittaḥ
śoce tato vimukha-cetasa indriyārtha-
māyā-sukhāya bharam udvahato vimūḍhān

"Mi querido Señor", dice Prahlāda, "yo no estoy muy ansioso por lograr mi propia liberación". [*Bhāg.* 7.9.43] Los filósofos māyāvādīs cuidan mucho de que su salvación personal no sea interrumpida. Ellos piensan: "Si voy a predicar y así asociarme con otras personas, puede que me caiga y que toda mi iluminación desaparezca". Por lo tanto, ellos no vienen. Sólo los vaiṣṇavas vienen, a riesgo de caerse . . . pero no se caen. Puede que ellos vayan incluso al infierno a liberar a las almas condicionadas. Ésa es la misión de Prahlāda Mahārāja. Él dice: *naivodvije,* "A mí no me preocupa mucho tener que vivir en este mundo material".

Prahlāda Mahārāja dice además: "Yo no me angustio por mí, pues de una u otra forma he sido entrenado para estar siempre consciente de Kṛṣṇa". Como él está consciente de Kṛṣṇa, tiene confianza de que en su siguiente vida irá a Kṛṣṇa. Se declara en *El Bhagavad-gītā* que si uno ejecuta cuidadosamente los principios regulativos de conciencia de Kṛṣṇa, es seguro que alcanzará el destino supremo en su siguiente vida.

Prahlāda Mahārāja continúa, diciendo: "Para mí, sólo hay una fuente de ansiedad". Fíjense, a pesar de que no tenía ninguna ansiedad en cuanto a él mismo, aun así tenía ansiedades. Él dice: *śoce tato vimukha-cetasaḥ,* "Me angustio por aquellas personas que no están conscientes de Kṛṣṇa. Ésa es mi ansiedad. En lo que a mí se refiere, no tengo ansiedades, pero estoy pensando en aquéllos que no están conscientes de Kṛṣṇa". ¿Por qué no están conscientes de Kṛṣṇa? *Māyā-sukhāya bharam udvahato vimūḍhān.* Esos sinvergüenzas han creado una civilización engañosa en pos de una felicidad temporal.

Māyā-sukhāya. En verdad, eso es un hecho. Tenemos una civilización engañosa. Todos los años se fabrican muchísimos autos, y con ese propósito tienen que excavarse y prepararse muchísimas carreteras. Eso crea problema tras problema. Por eso es *māyā-sukhāya,* felicidad ilusoria, y, no obstante, estamos tratando de ser felices de esa manera. Estamos tratando de fabricar alguna manera de ser felices, pero esto sólo crea otros problemas adicionales.

Ustedes tienen en su país el mayor número de automóviles, pero eso no resuelve ningún problema. Ustedes han fabricado automóviles para ayudar a resolver los problemas de la vida, pero yo he experimentado que esto también crea más problemas. Cuando mi discípulo Dayānanda quiso llevarme a un médico en Los Ángeles, tuve que tomarme la molestia de viajar cincuenta kilómetros antes de que siquiera pudiera consultar al médico. Una vez creados los automóviles, se tiene que viajar cincuenta o sesenta kilómetros para reunirse con los amigos.

Uno puede volar de Nueva York a Boston en una hora, pero se lleva más que eso sólo para llegar al aeropuerto. Esta situación se denomina *māyā-sukhāya. Māyā* significa "falso", "ilusorio". Estamos tratando de crear una situación muy cómoda, pero hemos creado otra situación incómoda. Así funciona el mundo material; si no nos sentimos satisfechos con las comodidades naturales ofrecidas por Dios y la naturaleza y queremos crear comodidades artificiales, entonces tenemos que crear también alguna incomodidad. La mayoría de la gente no sabe eso. La mayoría de la gente cree que está creando una situación muy cómoda, pero en realidad está viajando ochenta kilómetros para ir a la oficina a ganarse la vida, y ochenta kilómetros para regresar. Debido a esas condiciones, Prahlāda Mahārāja dice que esos *vimūḍhas* —esas personas materialistas, esos sinvergüenzas— han creado una innecesaria carga sobre sí, únicamente para conseguir felicidad temporal. *Vimūḍhān, māyā-sukhāya bharam udvahato.* Por lo tanto, en la civilización védica se recomienda que uno se libere de la vida material, adopte *sannyāsa,* la orden de vida de renuncia, y prosiga la vida espiritual sin ninguna angustia en absoluto.

Si uno puede cultivar conciencia de Kṛṣṇa dentro de la vida familiar, eso está muy bien. Bhaktivinoda Ṭhākura era un hombre con familia, un magistrado, y aun así ejecutó servicio devocional muy bien. Dhruva Mahārāja y Prahlāda Mahārāja eran *gṛhasthas,* casados, pero se entrenaron de tal manera que incluso como casados no se enfrentaron con ninguna interrupción en su servicio. Por lo tanto, Prahlāda Mahārāja dice: "Yo he aprendido el arte de siempre permanecer consciente de Kṛṣṇa". ¿Cuál es ese arte? *Tvad-vīrya-gāyana-mahāmṛta-magna-cittaḥ.* Simplemente glorificar las victoriosas actividades y los victoriosos pasatiempos del Señor. *Vīrya* significa "muy heroico".

Las actividades de Kṛṣṇa son heroicas. Ustedes pueden leer acerca de ellas en el libro *Kṛṣṇa, la Suprema Personalidad de Dios.* El nombre de Kṛṣṇa, Su fama, Sus actividades, Sus asociados, y todas las demás cosas relacionadas con Él, son heroicas. Prahlāda Mahārāja dice en relación con esto: "Yo estoy seguro de que adondequiera que yo vaya, puedo glorificar Tus actividades heroicas y estar a salvo. No hay ninguna posibilidad de que me caiga. Pero, estoy simplemente angustiado por esas personas que han creado un tipo de civilización en el que están siempre dedicadas a trabajar arduamente. Estoy pensando en ellas".

Prahlāda dice además:

prāyeṇa deva munayaḥ sva-vimukti-kāmā
maunaṁ caranti vijane na parārtha-niṣṭhāḥ
naitān vihāya kṛpaṇān vimumukṣa eko
nānyaṁ tvad asya śaraṇaṁ bhramato 'nupaśye

"Mi querido Señor, hay muchos sabios y personas santas que están muy interesados en su propia liberación". [*Bhāg.* 7.9.44] *Munayaḥ* significa "personas santas" o "filósofos". *Prāyeṇa deva munayaḥ sva-vimukti-kāmāḥ:* ellos están muy interesados en su propia liberación. Ellos tratan de vivir en lugares solitarios como las montañas Himalaya. No le hablan a nadie, y siempre le temen a mezclarse con gente ordinaria de la ciudad y llegar a perturbarse o quizás incluso a caerse. Ellos piensan: "Mejor me salvo yo".

Prahlāda Mahārāja lamenta que esas grandes personas santas no vayan a la ciudad, donde la gente ha construido una civilización en la que hay muy arduo trabajo todo el día y toda la noche. Esos santos no son muy compasivos. Él dice: "Estoy angustiado por toda esa gente caída que innecesariamente está trabajando muy duro, sólo en pos de la complacencia de los sentidos".

Incluso si hubiera alguna razón para trabajar tan arduamente, esa gente no la conoce. Todo lo que conocen es la vida sexual. O bien van a un espectáculo de nudismo o a un club nudista, o a esto o a aquello. Prahlāda Mahārāja dice: *naitān vihāya kṛpaṇān vimumukṣa eko,* "Mi Señor, yo solo no necesito la salvación. A menos que me lleve a todos estos sinvergüenzas conmigo, no habré de ir". Él rehúsa ir al reino de Dios sin llevarse a todas estas almas caídas consigo. Así es el vaiṣṇava. *Nānyaṁ tvad asya śaraṇaṁ bhramato 'nupaśye:* "Yo únicamente quiero enseñarles a entregarse a Ti. Eso es todo. Ésa es mi meta".

El vaiṣṇava sabe que tan pronto como uno se entrega, su sendero queda abierto. *Naivodvije para duratyaya-vaitaraṇyās tvad-vīrya-gāyana-mahāmṛta-magna-cittaḥ:* "De una u otra forma, que se postren ante Kṛṣṇa". Ése es un método sencillo. Todo lo que uno tiene que hacer es postrarse ante Kṛṣṇa con fe, y decir: "Mi Señor Kṛṣṇa, yo me olvidé de Ti por mucho tiempo, por muchísimas vidas. Ahora he recobrado mi conciencia; por favor, acéptame". Eso es todo. Si uno simplemente aprende esa técnica y se entrega sinceramente al Señor, su sendero queda inmediatamente abierto. Ésos son los pensamientos filosóficos del vaiṣṇava. El vaiṣṇava está pensando siempre de qué manera las caídas almas condicionadas pueden ser liberadas. Él siempre está envuelto en la elaboración de planes de ese tipo, tal como los Gosvāmīs. ¿Cuál era la misión de los seis Gosvāmīs de Vṛndāvana, los discípulos directos del Señor Caitanya? Eso lo declara Śrīnivāsa Ācārya:

nānā-śāstra-vicāraṇaika-nipuṇau sad-dharma-saṁsthāpakau
lokānāṁ hita-kārinau tribhuvane mānyau śaraṇyākarau
rādhā-kṛṣṇa-padāravinda-bhajanānandena mattālikau
vande rūpa-sanātanau raghu-yugau śrī-jīva-gopālakau

"Los seis Gosvāmīs, es decir, Śrī Sanātana Gosvāmī, Śrī Rūpa Gosvāmī, Śrī Raghunātha Bhaṭṭa Gosvāmī, Śrī Raghunātha dāsa Gosvāmī, Śrī Jīva Gosvāmī y Śrī Gopāla Bhaṭṭa Gosvāmī, son muy expertos en estudiar minuciosamente las Escrituras reveladas, con el propósito de establecer los principios religiosos eternos en beneficio de todos los seres humanos. Ellos están siempre absortos en el humor de las *gopīs,* y están dedicados al amoroso y trascendental servicio de Rādhā y Kṛṣṇa". [*El Ṣaḍ-gosvāmy-aṣṭaka* 2]

Con compasión vaiṣṇava similar a ésa, Parīkṣit Mahārāja le dice a Śukadeva Gosvāmī: "Tú has descrito los diferentes tipos de condiciones infernales de vida. Ahora, dime cómo pueden ser liberados aquellos que sufren. Por favor, ten la bondad de explicarme eso".

adhuneha mahā-bhāga
yathaiva narakān naraḥ
nānogra-yātanān neyāt
tan me vyākhyātum arhasi

Nara significa seres humanos, aquellos que están caídos. *Narakān naraḥ / nānogra-yātanān neyāt tan me:* "¿Cómo pueden ellos ser liberados de los atroces sufrimientos y horribles dolores?". Así es el corazón vaiṣṇava. Mahārāja Parīkṣit dice: "De una u otra forma ellos han caído a esta vida infernal. Pero eso no significa que ellos deban permanecer en esa condición. Debe haber algún medio por el cual ellos puedan ser liberados. Así que por favor, ten la bondad de explicarlo".

Śukadeva Gosvāmī respondió:

na ced ihaivāpacitiṁ yathāṁhasaḥ
kṛtasya kuryān mana-ukta-pāṇibhiḥ
dhruvaṁ sa vai pretya narakān upaiti
ye kīrtitā me bhavatas tigma-yātanāḥ

"Sí, ya he descrito los diferentes tipos de condiciones infernales y la vida muy dolorosa y severa, pero uno tiene que contrarrestarla". [*Bhāg.* 6.1.7]

¿Cómo puede hacerse eso? Las actividades pecaminosas se cometen de diversas maneras. Podemos cometer una actividad pecaminosa, o planear cometerla, al pensar: "Mataré a ese hombre". De cualquier manera, es pecaminoso. Cuando la mente piensa, siente y desea, aparece entonces la acción.

El otro día estaba leyendo en un libro que si el perro de una persona le ladra a otra que pasa por la calle, según la ley eso es una ofensa por parte del dueño del perro. Nadie debe ser asustado por el ladrido de perros, así que uno debe ocuparse de su perro. Yo leí eso. Es una ley de su país. El perro únicamente está ladrando, pero es pecaminoso. El perro no es responsable, porque es un animal, pero debido a que el dueño del animal ha vuelto al perro su mejor amigo, él es responsable ante la ley. Si un perro ajeno entra en su casa, no puede ser matado, pero los dueños del perro pueden ser enjuiciados.

Así como el ladrido del perro es ilegal, asimismo cuando uno les dice algo ofensivo a otras personas, eso es también pecaminoso. Eso es igual que ladrar. Por lo tanto, las actividades pecaminosas se cometen de muchísimas maneras. Bien sea que pensemos en actividades pecaminosas, o que hablemos algo pecaminoso, o que de hecho cometamos una actividad pecaminosa, todo ello se considera actividades pecaminosas. *Dhruvaṁ sa vai pretya narakān upaiti.* Uno tiene que sufrir un castigo por esas actividades pecaminosas.

La gente no cree en la siguiente vida porque quiere evitar esa molestia. Pero no podemos evitarla. Debemos actuar conforme a la ley o seremos castigados. En forma similar, yo no puedo evadir la ley de Dios. Eso no es posible. Yo puedo engañar a los demás, hurtar y esconderme, salvándome así del castigo de la ley del Estado, pero no puedo salvarme de la ley superior, la ley de la naturaleza. Es muy difícil. Hay muchísimos testigos. La luz del día es testigo, la luz de la Luna es testigo, y Kṛṣṇa es el testigo supremo. Uno no puede decir: "Estoy cometiendo este pecado, pero nadie puede verme".

Kṛṣṇa es el testigo supremo, y se encuentra situado en el corazón de uno. Él anota lo que uno piensa y lo que uno hace. Él también da la facilidad de hacer algo. Si uno quiere hacer algo para satisfacer sus sentidos, Kṛṣṇa da la facilidad para esa acción. Eso se declara en *El Bhagavad-gītā. Sarvasya cāhaṁ hṛdi sanniviṣṭo:* "Yo estoy situado en el corazón de todo el mundo". *Mattaḥ smṛtir jñānam apohanaṁ ca:* "De Mí provienen el recuerdo, el conocimiento y el olvido".

En esa forma, Kṛṣṇa nos da una oportunidad. Si uno quiere a Kṛṣṇa, entonces Él le dará a uno la oportunidad de tenerlo, y si uno no quiere a Kṛṣṇa, entonces Él le dará a uno la oportunidad de olvidarlo. Si uno quiere disfrutar de la vida olvidando a Kṛṣṇa, olvidando a Dios, entonces Kṛṣṇa le dará a uno toda la facilidad necesaria para poder olvidar, y si uno quiere disfrutar de la vida con conciencia de Kṛṣṇa, entonces Kṛṣṇa le dará la oportunidad de progresar en el cultivo de conciencia de Kṛṣṇa. Eso queda en manos de uno.

Si uno piensa que puede ser feliz sin conciencia de Kṛṣṇa, Kṛṣṇa no se opone a ello. *Yathecchasi tathā kuru.* Después de aconsejar a Arjuna, Él simplemente dijo: "Ahora te he explicado todo. Puedes hacer lo que desees". Arjuna respondió de inmediato: *kariṣye vacanaṁ tava,* "Ahora ejecutaré Tu orden". Eso es conciencia de Kṛṣṇa.

Dios no interfiere en nuestra pequeña independencia. Si uno quiere actuar de acuerdo con la orden de Dios, entonces Dios lo ayudará a uno a hacerlo. Incluso si uno a veces cae, si se vuelve sincero —"Desde este momento en adelante he de permanecer consciente de Kṛṣṇa y ejecutar Sus órdenes"—, entonces Kṛṣṇa lo ayudará a uno a ello. En todos los aspectos, incluso si uno cae, Él lo excusará a uno y le dará más inteligencia. Esa inteligencia dirá: "No hagas eso. Ahora continúa con tu deber". Pero si uno quiere olvidar a Kṛṣṇa, si uno quiere volverse feliz sin Kṛṣṇa, Él le dará a uno tantas oportunidades, que uno se olvidará de Kṛṣṇa vida tras vida.

Parīkṣit Mahārāja dice aquí: "No porque yo diga que no hay Dios entonces no habrá Dios o yo no seré responsable de lo que haga". Ésa es la teoría de los ateos. Los ateos no quieren a Dios debido a que son siempre pecaminosos; si ellos pensaran que hay Dios, se verían forzados entonces a estremecerse ante el pensamiento del castigo. En consecuencia, ellos niegan la existencia de Dios. Ése es su proceso. Ellos creen que si no aceptan a Dios, no hay entonces castigo, y pueden hacer lo que gusten.

Cuando los conejos son atacados por animales más grandes, cierran sus ojos y piensan: "No voy a ser matado". Pero de todas formas son matados. De igual manera, puede que neguemos la existencia de Dios y la ley de Dios, pero, aun así, Dios y Su ley están ahí. En la corte superior puede que uno diga: "No me importa la ley del gobierno", pero uno será forzado a aceptar la ley del gobierno. Si uno niega la ley estatal, será encarcelado y se le hará sufrir. En forma similar, puede que uno censure neciamente la existencia de Dios —"No hay Dios", "Yo soy Dios"—, pero a pesar de ello, uno es responsable de todas sus acciones, tanto buenas como malas.

Existen dos clases de actividades: las buenas y las malas. Si uno actúa bien y ejecuta actividades piadosas, entonces recibe buena fortuna, y si actúa pecaminosamente, tendrá entonces que sufrir. Por lo tanto, Śukadeva Gosvāmī dice:

tasmāt puraivāśv iha pāpa-niṣkṛtau
yateta mṛtyor avipadyatātmanā
doṣasya dṛṣṭvā guru-lāghavaṁ yathā
bhiṣak cikitseta rujāṁ nidānavit
[*Bhāg.* 6.1.8]

Hay diferentes clases de expiación. Si uno comete algún pecado y lo contrarresta mediante otra cosa, eso constituye la expiación. Hay ejemplos de esto en La Biblia cristiana. Śukadeva Gosvāmī dice: "Debes saber que eres responsable, y según la gravedad de la vida pecaminosa, debes aceptar algún tipo de expiación como se describe en los *śāstras,* las Escrituras".

En realidad, así como al uno estar enfermo debe ir al médico y pagarle sus honorarios como una forma de expiación, según la manera védica de vida hay una clase de *brāhmaṇas* a la que uno debe acudir en busca de la expiación prescrita, de acuerdo con los pecados que uno cometa.

Śukadeva Gosvāmī dice que uno tiene que ejecutar la expiación prescrita conforme a la gravedad de la vida pecaminosa de uno. Él continúa el ejemplo, diciendo: *doṣasya dṛṣṭvā guru-lāghavaṁ yathā bhiṣak cikitseta rujāṁ nidānavit.* Cuando uno consulta a un médico, éste prescribe una medicina barata o una medicina costosa según la gravedad de la enfermedad. Si uno simplemente tiene un dolor de cabeza, puede que prescriba una aspirina, pero si uno tiene algo muy severo, de inmediato prescribe una operación quirúrgica que habrá de costar mil dólares. De igual manera, la vida pecaminosa es una condición enferma, así que uno debe seguir la cura prescrita para recobrar la salud.

La aceptación de la cadena de nacimiento y muerte es una condición enferma del alma. El alma no tiene nacimiento ni muerte, ni ninguna enfermedad, debido a que es espíritu. Kṛṣṇa dice en *El Bhagavad-gītā* [2.20]: *na jāyate,* el alma no nace, y *mriyate,* no muere. *Nityaḥ śāśvato 'yaṁ purāṇo / na hanyate hanyamāne śarīre.* El alma es eterna y perpetua. No se pierde con la disolución de este cuerpo. *Na hanyate hanyamāne śarīre. Na hanyate* significa que no es matada ni destruida, ni siquiera después de la destrucción de este cuerpo.

El punto que falta en la civilización moderna es que no hay ningún sistema educativo para instruir a la gente en lo referente a lo que ocurre después de la muerte. Así pues, tenemos la educación más defectuosa de todas, debido a que sin ese conocimiento de lo que ocurre después de la muerte, uno muere como un animal. El animal no sabe que va a tener otro cuerpo. Él no tiene ese conocimiento.

La vida humana no tiene por objeto el que uno se vuelva un animal. Uno no debe estar únicamente interesado en comer, dormir, tener vida sexual y defenderse. Puede que uno tenga muy buenas facilidades para comer, o muchos buenos edificios para dormir, o muy buenas facilidades para la vida sexual, o muy buena fuerza defensiva para protegerse, pero eso no significa que se es un ser humano. Ese tipo de civilización constituye una vida animal. Los animales también están interesados en comer, dormir y tener vida sexual, y ellos también se defienden de acuerdo con sus propios métodos. Entonces, ¿qué diferencia hay entre la vida humana y la vida animal, si uno únicamente se dedica a esos cuatro principios de naturaleza corporal?

La diferencia se hace cuando un ser humano se vuelve indagador: "¿Por qué he sido puesto en esta condición desoladora? ¿Existe algún remedio para ello? ¿Existe alguna vida eterna y perpetua? Yo no quiero morir. Yo quiero vivir muy feliz y pacíficamente. ¿Hay alguna oportunidad de ello? ¿Cuál es ese método? ¿Cuál es esa ciencia?". Cuando estas preguntas se presentan y se toman medidas para responderlas, eso es civilización humana; de lo contrario, es civilización perruna, civilización animal.

Los animales se sienten satisfechos si pueden comer, dormir, tener algo de vida sexual y defenderse un poco. En realidad, no existe defensa, debido a que nadie puede protegerse de las manos de la muerte cruel. Hiraṇyakaśipu, por ejemplo, quiso vivir para siempre, y por eso, se sometió a austeridades severas. Ahora, supuestos científicos están diciendo que habremos de detener la muerte mediante métodos científicos. Ésa también es una declaración demente. Eso no es posible. Puede que uno progrese mucho en cuanto al conocimiento científico, pero no existe ninguna solución científica a estos cuatro problemas—nacimiento, muerte, vejez y enfermedades.

Aquel que es inteligente estará ansioso de resolver esos cuatro problemas fundamentales. Nadie quiere morir. Pero no hay remedio. Tengo que morir. Todo el mundo está muy ansioso de detener el aumento de población mediante el empleo de muchísimos métodos anticonceptivos, pero aun así, el nacimiento continúa. Así que no hay detención del nacimiento. Puede que uno invente medicinas modernas mediante sus métodos científicos, pero no puede detener las enfermedades. No es posible sólo tomar una tableta y ponerles fin a las enfermedades.

En *El Bhagavad-gītā* se dice: *janma-mṛtyu-jarā-vyādhi-duḥkha-doṣānudarśanam,* uno pudiera pensar que ha resuelto todos los problemas de su vida, pero ¿cuál es la solución a esos cuatro problemas: el nacimiento, la muerte, le vejez y las enfermedades? Esa solución es el cultivo de conciencia de Kṛṣṇa.

Kṛṣṇa también dice en el mismo libro:

janma karma ca me divyam
evaṁ yo vetti tattvataḥ

tyaktvā dehaṁ punar janma
naiti mām eti so 'rjuna
[Bg. 4.9]

Cada uno de nosotros está abandonando su cuerpo gradualmente. La última fase del abandono de este cuerpo se denomina muerte. Pero Kṛṣṇa dice: "Si alguien entiende Mi aparición y desaparición, y Mis actividades —no superficialmente, sino de veras— después de abandonar este cuerpo nunca más volverá a aceptar un cuerpo material".

¿Qué le ocurre a esa persona? *Mām eti*—regresa a Kṛṣṇa. Si uno ha de ir a Kṛṣṇa, entonces tiene que preparar su cuerpo espiritual. Eso es conciencia de Kṛṣṇa. Si uno se mantiene consciente de Kṛṣṇa, entonces gradualmente prepara su siguiente cuerpo, un cuerpo espiritual, el cual habrá de llevarlo de inmediato a Kṛṣṇaloka, la morada de Kṛṣṇa, volviéndose uno feliz. Uno vivirá ahí perpetua y dichosamente.

“Ellos le han dado todo a Kṛṣṇa—y eso nunca es un error”

En 1973, Śrīla Prabhupāda recibió una carta poco común que le escribió una señora de California. Ella había conversado con dos jóvenes discípulos de Śrīla Prabhupāda, y se quejaba de que ellos tenían “una actitud muy negativa para con la gente que encontraban”. Movido por la genuina preocupación de la señora, Śrīla Prabhupāda encontró tiempo en su atareado horario para escribirle una carta muy sensata.

Su Gracia:

Por favor acepte esta carta con amor . . . Supermercado K-Mart; San Fernando. Hemos hablado con dos de sus muchachos en diferentes oportunidades. Ambos mostraban una actitud muy negativa para con la gente que encontraban.

No creo que es así como debería ser, de ninguna manera.

Resulta que estos muchachos representan a Dios. Esto viene desde dentro. Su actitud debe ser misericordiosa. Nos damos cuenta de eso; por lo tanto, escoja muy cuidadosamente estos pedacitos de cielo al colocarlos en medio de la gente. O si no, frustrará su propósito.

El amor Es. Que sea como es; con Amor o de ninguna manera.

Que mis oraciones estén con usted . . . y pido que las suyas, conmigo.

Queda de usted en Dios, Bendito Sea,
Lynne Ludwig

Muy estimada Lynne Ludwig:

Por favor acepte mis bendiciones. Acuso recibo de la carta que me envió desde California, y he leído el contenido cuidadosamente, si bien debido a extensos viajes y prédicas en una gira por India, hasta ahora no había tenido la oportunidad de responderle en forma extensa. Usted se queja de que se ha encontrado con dos de mis jóvenes discípulos en California, y que ellos parecían tener “una actitud muy negativa para con la gente que encontraban". Por supuesto que yo no conozco el caso ni las circunstancias específicas, pero por favor, tenga la bondad de perdonar a mis queridos discípulos por cualquier descortesía o indiscreción de su parte. Después de todo, entregar la vida de uno por completo al servicio del Señor no es algo fácil, y *māyā,* o la ilusoria energía material, trata con una tenacidad especial de atrapar de nuevo a aquellos que han dejado de servirla para volverse devotos. Por lo tanto, devotos jóvenes y sin experiencia, que se encuentran en la etapa neófita del servicio devocional, con objeto de resistir el ataque de *māyā* y permanecer fuertes ante toda clase de tentaciones, algunas veces adoptan una actitud contraria a aquellas cosas o personas que pudieran ser dañinas o amenazadoras para sus tiernas enredaderas devocionales. Puede que ellos incluso se excedan en esos sentimientos tan sólo para protegerse, y, así pues, a algunos no devotos que quizás estén aún muy enamorados de la energía material de *māyā,* les parezcan negativos o pesimistas.

Pero el hecho cierto es que este mundo material es un lugar negativo y desolador, lleno de peligros a cada paso; es *duḥkhālayam aśāśvatam,* una morada temporal de muerte, nacimiento, enfermedades y vejez; un hogar de sufrimiento y dolor únicamente. Llegar al plano de entender estas cosas tal como son no es algo muy común, y por lo tanto, a las personas que lo alcanzan se les describe como "grandes almas".

mām upetya punar janma
duḥkhālayam aśāśvatam
nāpnuvanti mahātmānaḥ
saṁsiddhiṁ paramāṁ gatāḥ

Esto significa que aquellos que han entendido que los mundos materiales son lugares de sufrimiento y temporalidad (*duḥkhālayam aśāśvatam*), nunca regresan aquí de nuevo, y debido a que son *mahātmānaḥ,* las grandes almas, Kṛṣṇa los mantiene consigo, debido a que ellos se han capacitado para escapar de este lugar abominable al volverse Sus devotos puros. Este verso lo habla Kṛṣṇa, o Dios Mismo, en *El Bhagavad-gītā* [8.15]. ¿Quién puede ser una autoridad más definitiva? El caso es, que para avanzar en la vida espiritual uno debe ver todo lo material con un ojo pesimista, a menos que se utilice para servir y agradar a Kṛṣṇa. Nosotros no tenemos muchas esperanzas de encontrar ningún placer duradero ni ninguna satisfacción duradera para nuestros más profundos anhelos, dentro de este ámbito de materia densa.

Usted se refiere a la palabra "amor" varias veces en su carta, pero el hecho verdadero es que no *hay* amor en este mundo material. Eso es una propaganda falsa. Lo que aquí llaman amor es únicamente lujuria, o deseo de complacencia personal de los sentidos:

kāma eṣa krodha eṣa
rajo-guṇa-samudbhavaḥ
mahāśano mahā-pāpmā
viddhy enam iha vairiṇam

Kṛṣṇa le dice a Arjuna, Su discípulo, que "Es únicamente la lujuria . . . que lo devora todo y que es el enemigo pecaminoso de este mundo". [Bg. 3.37] En el idioma védico no hay ninguna palabra equivalente al "amor" materialista, como lo llamamos actualmente. La palabra *kāma* describe la lujuria o el deseo material, no el amor, y la palabra que encontramos en los *Vedas* para designar el verdadero amor es *prema,* que significa únicamente el amor de uno por Dios. Fuera de amar a Dios no hay posibilidad de amar. Por el contrario, sólo hay deseo lujurioso. Dentro de esta atmósfera de materia, todo el rango de actividades humanas —y no sólo toda actividad de los seres humanos, sino de todas las entidades vivientes— está basado, impulsado y, así pues, contaminado, por el deseo sexual, es decir, la atracción entre varón y hembra. En busca de esa vida sexual, el universo entero está girando—¡y sufriendo! Ésa es la dura verdad. Aquí, el supuesto amor significa que "tú complaces mis sentidos, yo complaceré los tuyos", y tan pronto como esa complacencia se detiene, de inmediato hay divorcio, separación, riña y odio. ¡Tantas cosas están ocurriendo bajo esa falsa concepción de amor! Verdadero amor significa amor por Dios, Kṛṣṇa.

Todo el mundo quiere depositar su tendencia amorosa en algún objeto que en su opinión valga la pena. Pero es únicamente cuestión de ignorancia, debido a que la gente tiene muy poco conocimiento acerca de dónde encontrar ese supremo objeto de amor que sea *verdaderamente* digno de aceptar su amor y responder recíprocamente. La gente simplemente no sabe. No hay información apropiada. Tan pronto como uno tenga algún apego por cualquier cosa material, ésta lo pateará en la cara, se deteriorará, y lo decepcionará. Está destinada a frustrarlo a uno y dejarlo insatisfecho. Eso es un hecho. Pero estos jóvenes de su país, y de todo el mundo, están aceptando: "Sí, es un hecho", y están recibiendo la información correcta dada por Kṛṣṇa:

bahūnāṁ janmanām ante
jñānavān māṁ prapadyate
vāsudevaḥ sarvam iti
sa mahātmā sudurlabhaḥ

"Después de muchos nacimientos y muertes, aquel que es verdaderamente sabio se entrega a Mí, sabiendo que Yo soy la causa de todas las causas y de todo lo que existe. Un alma así de grande es muy difícil de encontrar". [Bg. 7.19] De nuevo Kṛṣṇa usa esa palabra *mahātmā,* gran alma. Por lo tanto, nuestros devotos, con los que usted se ha encontrado, no son muchachos y muchachas ordinarios. No. Deben ser considerados verdaderas almas grandes y sabias, debido a que han experimentado en muchos nacimientos la desoladora enfermedad de la vida material, y se han asqueado de ello. Por lo tanto, están buscando conocimiento superior —están buscando algo mejor— y cuando encuentran a Kṛṣṇa y se entregan a Él, se vuelven *mahātmās,* que verdaderamente poseen conocimiento. Este mundo material es exactamente igual a una cárcel; es un lugar de castigo que tiene por objeto llevarnos a ese punto de sentirnos asqueados, entregándonos por último a Kṛṣṇa, para ir de vuelta a nuestra naturaleza original de vida eterna con dicha y completo conocimiento. Por lo tanto, constituye un mérito de estos devotos el que hayan hecho aquello que es *sudurlabhaḥ,* muy raro entre todos los hombres de la sociedad humana.

Al entregarse a Kṛṣṇa uno encontrará el objeto final en el que puede depositar su amor: Dios. El amor por Dios se encuentra presente en todo el mundo, tal como el fuego se encuentra en un fósforo sin encender; pero está cubierto. Mas si de una u otra forma uno desarrolla su latente amor por Dios, y Kṛṣṇa se vuelve su supremo objeto de amor, su supremo amigo, su supremo amo o supremo amante, nunca más se decepcionará ni se sentirá infeliz. Por el contrario, debido a que su propensión amorosa está correctamente colocada:

mac-cittā mad-gata-prāṇā
bodhayantaḥ parasparam
kathayantaś ca māṁ nityaṁ
tuṣyanti ca ramanti ca

El devoto cuya vida está entregada a Kṛṣṇa se encuentra siempre disfrutando de "gran satisfacción y dicha", y está constantemente iluminado, siempre positivo, no negativo, como usted dice [Bg. 10.9]. El devoto adelantado es el amigo de todos. El *yoga-yukto viśuddhātmā,* el alma purificada que se dedica al amoroso servicio devocional dirigido a Kṛṣṇa, es *sarva-bhūtātma-bhūtātmā,* querido por todos, y todos son queridos por él. En otro lugar, Kṛṣṇa declara que *yo mad-bhaktaḥ sa me priyaḥ,* que Su devoto, quien es muy querido por Él, *adveṣṭā sarva-bhūtānāṁ maitraḥ karuṇa eva ca,* no es envidioso, sino un amigo amable de todas las entidades vivientes. Además, se espera que el devoto tenga la misma disposición para con todo el mundo (*paṇḍitāḥ sama-darśinaḥ*). Él nunca discrimina, diciendo: "Éste es bueno, éste es malo". No.

Éstas son descripciones de las etapas más avanzadas de conciencia de Kṛṣṇa, que los devotos alcanzan por el desarrollo de un conocimiento maduro. Actualmente muchos de nuestros discípulos son jóvenes. Ellos están aprendiendo gradualmente, y el proceso es tan efectivo, seguro y autorizado, que si se aferran a él llegarán al punto correcto, como usted dice, de amar. Pero ese amor no es material, así que no debe ser juzgado en base al plano falso y sentimental de los tratos mundanos ordinarios. Ése es nuestro punto. Por lo tanto, decir que ellos no son amorosos puede que sea cierto desde el punto de vista de los materialistas. Ellos han dejado el afecto por la familia, los amigos, la esposa, el país, la raza, etc., todo ello basado en el concepto corporal de la vida, o en la vacilante complacencia de los sentidos. Ellos se han desapegado un poquito del amor de *māyā,* o lujuria, y quieren amor de Kṛṣṇa, o amor interminable y plenamente recompensador, pero aún no se han desarrollado hasta ese punto, eso es todo. No podemos esperar que repentinamente sus coterráneos, adictos a tantos malos hábitos, dejen de comer carne, de ingerir drogas y bebidas alcohólicas y estimulantes, dejen de tener vida sexual ilícita, y tantas otras cosas repugnantes, y, de un día para otro, se vuelvan grandes almas autorrealizadas. Eso no es posible. Eso es utópico. Pero el solo hecho de ser iniciado como devoto de Kṛṣṇa lo pone a uno en la categoría más elevada de la sociedad humana. *Sa buddhimān manuṣyeṣu sa yuktaḥ kṛtsna-karma-kṛt:* "Él es inteligente en la sociedad humana. Él se encuentra en la posición trascendental, a pesar de que esté dedicado a toda clase de actividades". Y si bien, dicho devoto puede que aún no haya avanzado hasta el más elevado nivel de entendimiento espiritual, aun así debe ser considerado la personalidad más excelsa de todas, a pesar de cualquier flaqueza temporal.

api cet sudurācāro
bhajate mām ananya-bhāk

sādhur eva sa mantavyaḥ
samyag vyavasito hi saḥ

"Incluso si un devoto comete las acciones más abominables de todas, debe ser considerado un santo, pues está situado correctamente". [Bg. 9.30] Como diría usted: "Errar es humano". Por lo tanto, siempre hemos de suponer que en la etapa neófita existirán algunas desviaciones. Por favor, tenga la bondad de ver el asunto en esta perspectiva, y perdone sus pequeños errores. Lo grande es que ellos Le han dado todo, incluso sus vidas, a Kṛṣṇa—y eso nunca es un error.

Su eterno bienqueriente,
A. C. Bhaktivedanta Swami

VIII. Alcanzando la perfección de la vida

"La forma humana de vida tiene por objeto comprender a Dios"

Todo ser humano sensato se hace esta pregunta fundamental: "¿Cuál es el propósito de la vida?". Desgraciadamente, a nuestra dificultad en encontrar un significado final, se le une el hecho de que miles de filosofías, religiones e ideologías contrarias, así como también sus exponentes, compiten por nuestra lealtad. Aquí, Śrīla Prabhupāda nos provee de una guía sencilla e iluminadora.

El tema de hoy trata de nuestra relación con Dios. Eso es autorrealización. El movimiento de *saṅkīrtana* es el proceso más sencillo de autorrealización, debido a que limpia el corazón. El erróneo entendimiento que tenemos de nuestra identidad, se debe al polvo que cubre el espejo de la mente. En un espejo que esté cubierto de polvo, uno no puede verse. Pero si está bien limpio, entonces puede uno verse. Así que la meditación es un proceso para limpiar el corazón. Meditación significa tratar de entender la relación de uno con el Supremo.

Existe una relación con todo aquello con lo cual estamos en contacto. Debido a que ahora estoy sentado en este cojín, la relación consiste en que yo me siento y el cojín me sostiene. Ustedes tienen relaciones. Ustedes son ingleses o hindúes, así que hay una relación con su sociedad, con su familia, con sus amigos. Entonces, ¿cuál es nuestra relación con Dios?

Si uno le pregunta a todo el mundo cuál es su relación con Dios, muy poca gente podrá responder. La gente dice: "¿Qué es Dios? Dios está muerto. Yo no creo en Dios, y ni hablar de tener una relación". Debido a que esas suciedades están cubriendo sus corazones, no pueden ver.

Tenemos una relación con todo—¿por qué no tratamos de entender nuestra relación con Dios? ¿Acaso negarse es muy inteligente? No. Eso es ignorancia. Todas las criaturas de este mundo material están cubiertas por las tres modalidades de la naturaleza material. Por eso no pueden ver a Dios. Ellas no pueden entender a Dios, ni tampoco tratan de entenderlo. Pero Dios está ahí. En Inglaterra hay neblina por la mañana, así que uno no puede ver el Sol que se encuentra tras la niebla. Pero, ¿acaso significa eso que no hay Sol? Uno no puede verlo porque tiene los ojos cubiertos. Pero si uno envía un telegrama a otra parte del mundo, se nos responderá: "Sí, el Sol está aquí. Podemos verlo. Está muy deslumbrante, lleno de luz". Así que cuando uno niega la existencia de Dios o no puede averiguar cuál es su relación con Dios, eso significa que se está falto de conocimiento. No es que no haya Dios. Nosotros no podemos verlo. El Sol no está cubierto. El Sol no puede ser cubierto. La niebla o la nube o la neblina no tienen poder para cubrir el Sol. ¡Cuán grande es el Sol! Es muchísimas veces más grande que esta Tierra. Y las nubes pueden cubrir a lo sumo diez, veinte o cien kilómetros. Así que, ¿cómo pueden las nubes cubrir el Sol? No. Las nubes no pueden cubrir el Sol. Ellas cubren nuestros ojos. Cuando un conejo se enfrenta a un enemigo y no puede defenderse, cierra sus ojos y piensa: "Mi enemigo ya se fue". De igual manera, estamos cubiertos por la energía externa de Dios, y pensamos: "Dios está muerto".

El Señor tiene tres clases de energías. En *El Viṣṇu Purāṇa* hay descripciones de la energía del Señor Supremo. Y también en los *Vedas,* en los *Upaniṣads,* hay descripciones de las energías del Señor Supremo. *Parāsya śaktir vividhaiva śrūyate* [*El Śvetāśvatara Upaniṣad* 6.8]. *Śakti* significa "energía". El Señor tiene múltiples energías. Los *Vedas* dicen: "Dios no tiene obligación de hacer nada". Nosotros tenemos que trabajar debido a que no tenemos ningún otro medio de existir —tenemos que comer, deseamos disfrutar de esto, de aquello— pero, ¿por qué habría Dios de trabajar? Dios no tiene que trabajar. Entonces, ¿cómo podemos decir que Dios creó este universo? ¿No es eso trabajo? No. Entonces, ¿cómo ocurrió? Sus múltiples y variadas energías son tan fuertes, que están actuando en forma natural y están llenas de conocimiento. Podemos ver cómo una flor florece y crece y sistemáticamente despliega múltiples colores: en un lado un pequeño punto, en otro lado otro pequeño punto, blanco por un lado, más blanco por el otro lado. La mariposa también exhibe una simetría tan artística como ésa. Así que todo eso está siendo pintado, pero de una manera tan perfecta y tan rápida, que no podemos ver cómo ocurre. No podemos entender cómo se está llevando a cabo, pero lo está ejecutando la energía del Señor.

La gente dice que Dios está muerto, que no hay Dios y que no tenemos ninguna relación con Dios, debido a una carencia de conocimiento. Se ha dicho que esos pensamientos se asemejan a los pensamientos de un hombre que está poseído por un fantasma. Así como un poseso habla toda clase de necedades, cuando nosotros quedamos cubiertos por la energía ilusoria de Dios, decimos que Dios está muerto. Pero eso no es un hecho. Por lo tanto, necesitamos este proceso del canto para limpiar nuestro corazón. Emprendan este sencillo proceso de cantar el *mantra* Hare Kṛṣṇa. De esa manera, en su vida familiar, en su club, en su hogar, en la calle —en todas partes— canten Hare Kṛṣṇa, y esa oscuridad que cubre su corazón, que cubre su verdadera posición, será removida. En ese momento entenderán ustedes su verdadera posición constitucional.

El Señor Caitanya Mahāprabhu recomendó: *ceto-darpaṇa-mārjanam. Mārjanam* significa "limpiar", y *darpaṇam* significa "espejo". El corazón es un espejo. Es como una cámara fotográfica. Así como una cámara fotográfica toma toda clase de fotografías de los días y de las noches, asimismo nuestro corazón toma fotografías y las mantiene en un estado inconsciente. Los psicólogos saben esto. El corazón toma muchísimas fotografías, y por lo tanto, queda cubierto. No sabemos cuándo ha comenzado, pero es un hecho que debido a que hay contacto material, nuestra verdadera identidad está cubierta. Por consiguiente, *ceto-darpaṇa-mārjanam:* uno tiene que limpiar su corazón. Hay diferentes procesos para limpiar el corazón—el proceso *jñāna,* el proceso de *yoga,* el proceso de meditación, las actividades piadosas. *Karma* también limpia el corazón. Si uno actúa en forma muy piadosa, su corazón gradualmente se limpiará. Pero, si bien esos procesos se recomiendan para limpiar el corazón, en esta era son todos difíciles. Para seguir el sendero del conocimiento filosófico, uno debe convertirse en un erudito muy sabio, uno debe leer muchísimos libros, debe acudir a profesores y eruditos entendidos y especular. Uno debe buscar a una persona que haya visto la luz. Así que todos ésos son procesos filosóficos. La meditación es también un proceso recomendado. Uno debe preguntar: "¿Qué soy yo?". Consideren: ¿Soy yo este cuerpo? No. ¿Soy yo este dedo? No, éste es *mi* dedo. Si uno contempla su pierna, verá que: "¡Oh!, es *mi* pierna". En forma similar, encontrará que todo es "mío". Y ¿dónde está ese "yo"? Todo es mío, pero ¿dónde está ese "yo"? Cuando uno está buscando ese "yo", eso es meditación. Verdadera meditación significa concentrar todos los sentidos de esa manera. Pero ese proceso de meditación es muy difícil. Uno debe controlar los sentidos. Los sentidos lo están arrastrando a uno hacia afuera, y uno tiene que llevarlos hacia adentro en pos de la introspección. Por consiguiente, en el sistema de *yoga* hay ocho procesos. El primero consiste en controlar los sentidos mediante principios regulativos. Luego posturas para sentarse—eso ayudará a concentrar la mente. Si uno se sienta recostándose en algo, eso no ayudará; si uno se sienta recto, eso ayudará. Luego controlar la respiración, luego la meditación, luego el *samādhi.* Pero hoy en día éstos son procesos muy, muy difíciles. Nadie puede ejecutarlos de inmediato. Los supuestos procesos de *yoga* son fragmentarios—sólo se practican las posturas para sentarse y unos cuantos ejercicios respiratorios. Pero eso no puede llevarlo a uno hasta la etapa de la perfección. El verdadero proceso de *yoga,* si bien es un proceso védico recomendado, es muy difícil en esta era. En forma similar, uno puede tratar de recibir conocimiento mediante el proceso filosófico especulativo: "Esto es Brahman, esto no es Brahman, así que ¿qué es Brahman? ¿Qué es alma espiritual?". Esa discusión filosófica empírica también está recomendada, pero es inútil en esta era.

Por lo tanto, Caitanya Mahāprabhu —no sólo Caitanya Mahāprabhu, sino también la literatura védica— dice:

harer nāma harer nāma
harer nāmaiva kevalam
kalau nāsty eva nāsty eva
nāsty eva gatir anyathā

Kalau significa "en esta era". *Nāsty eva, nāsty eva, nāsty eva*—tres veces *nāsty eva. Eva* significa "ciertamente" y *nāsti* significa "no". "Ciertamente no, ciertamente no, ciertamente no". ¿Qué es lo que "ciertamente no"? Uno no puede autorrealizarse mediante el *karma.* Ése es el primer "ciertamente no". Uno no puede autorrealizarse mediante el *jñāna.* Ése es el segundo "ciertamente no". Uno no puede autorrealizarse mediante el *yoga.* Ciertamente no. *Kalau. Kalau* significa "en esta era". *Kalau nāsty eva nāsty eva nāsty eva gatir anyathā.* En esta era, ciertamente que uno no puede alcanzar el éxito mediante ninguno de esos tres métodos. Entonces, ¿cuál es el proceso recomendado? *Harer nāma harer nāma harer nāmaiva kevalam.* Simplemente canten el *mantra* Hare Kṛṣṇa. *Kevalam* significa "únicamente". Simplemente canten Hare Kṛṣṇa. Es el proceso más sencillo y sublime de todos. Está recomendado y autorizado, y es práctico. Así que empréndanlo. Acéptenlo en cualquier condición de vida. Canten. No hay gasto alguno, no hay pérdida alguna. No estamos cantando un secreto. No. Es abierto. Y por cantar, limpiarán su corazón.

En este mundo material nadie quiere sufrimientos, pero éstos vienen. Vienen inesperadamente, como un incendio forestal que comienza sin que nadie encienda un fósforo. Nadie quiere guerra, pero estalla la guerra. Nadie quiere hambre, pero el hambre aparece. Nadie quiere pestes, pero aparecen. Nadie quiere pelear, pero hay peleas. Nadie quiere malentendidos, pero los hay. ¿Por qué? Es como un ardiente fuego del bosque. No puede ser extinguido mediante carros de bomberos. Este ardiente fuego de problemas no puede ser extinguido mediante nuestro supuesto adelanto de conocimiento. No. Eso no es posible. Así como uno no puede extinguir un incendio forestal enviando un carro de bomberos o llevando un poco de agua, los problemas de nuestra vida no pueden ser resueltos mediante procesos materiales.

Hay muchos ejemplos de ello. Prahlāda Mahārāja dice: "Mi querido Señor, el padre y la madre no son verdaderamente los protectores de los hijos". El padre y la madre cuidan de sus hijos; ése es su deber. Pero ellos no son los protectores finales. Cuando la ley de la naturaleza llama al hijo, el padre y la madre no pueden protegerlo. Por lo tanto, si bien por lo general se considera un hecho que el padre y la madre son los protectores del hijo, en realidad eso no es cierto. Si alguien se encuentra navegando por el océano y piensa que tiene un asiento muy bueno, ¿lo protegerá eso? No. Aun así puede ahogarse. Un buen avión va volando por el cielo, todo el mundo está a salvo, pero repentinamente se estrella. Nada material puede protegernos. Supónganse que alguien está enfermo. Puede que él acuda a un buen médico que le da una buena medicina, pero eso no garantizará que él vivirá. Entonces, ¿cuál es la garantía fundamental? Prahlāda Mahārāja dice: "Mi querido Señor, si Tú dejas de cuidar a alguien, nadie puede protegerlo".

Eso nos dice nuestra experiencia práctica. Podemos inventar muchísimos métodos para resolver los problemas que presentan las leyes de la naturaleza material, pero no son suficientes. Nunca resolverán todos los problemas ni nos proporcionarán verdadero alivio. Eso es lo cierto. Por lo tanto, Kṛṣṇa dice en *El Bhagavad-gītā:* "*Māyā* —esta energía externa— es muy, muy fuerte. Nadie puede superarla. Es prácticamente imposible".

Entonces, ¿cómo puede uno librarse de esta naturaleza material? Kṛṣṇa dice: "Simplemente mediante la entrega a Mí puede alguien liberarse de la embestida de la naturaleza material". Eso es un hecho. Así que tenemos que limpiar el corazón para aprender cuál es nuestra relación con Dios.

En *El Kaṭha Upaniṣad* se declara: *nityo nityānāṁ cetanaś cetanānām.* La Suprema y Absoluta Personalidad de Dios, o la Verdad Absoluta, es eterna. Dios es eterno, y nosotros también somos eternos. Pero los *Vedas* indican que Él es la suprema criatura viviente. Él no está muerto. Si Él no vive, ¿cómo está funcionando este mundo? En *El Bhagavad-gītā,* Kṛṣṇa dice: "Las cosas están ocurriendo bajo Mi supervisión". En La Biblia también se dice: "Dios creó". Eso es un hecho. No se piense que una vez había una masa, y luego pasó esto, y luego lo otro. No. Los *Vedas* nos dicen los verdaderos hechos, pero tenemos que abrir nuestros ojos para ver. *Ceto-darpaṇa-mārjanam.* Ése es el proceso de limpiar nuestros corazones. Cuando limpiemos nuestros corazones, podremos entender entonces lo que Kṛṣṇa y los *Vedas* dicen. Necesitamos ser purificados. Si un hombre sufre de ictericia y uno le da un pedazo de azúcar cande, él dirá que es muy amargo. Pero, ¿acaso el azúcar cande es amargo? No. Es muy dulce. Y la medicina para la ictericia es ese azúcar. La ciencia moderna prescribe eso, y también está prescrito en la literatura védica. Así que si ingerimos una gran cantidad de ese azúcar cande, nos libraremos entonces de la ictericia. Y cuando uno se alivia, entonces dice: "¡Oh!, esto es muy dulce". Así que la moderna ictericia de una civilización atea puede ser curada mediante este canto de Hare Kṛṣṇa. Al comienzo puede que parezca amargo, pero cuando uno avance, verá entonces cuán agradable es.

Tan pronto como uno entiende su identidad, su relación con Dios, inmediatamente se vuelve feliz. Estamos muy llenos de sufrimientos debido a que nos hemos identificado con el mundo material. Por eso estamos infelices. Las ansiedades y el temor se deben a nuestra errónea identificación con el mundo material. El otro día yo estaba explicando que aquel que se identifica con esta bolsa de huesos y piel es como un animal. Así que mediante el canto de Hare Kṛṣṇa este erróneo entendimiento se limpia. La limpieza del corazón significa que uno entenderá que no pertenece a este mundo material. *Ahaṁ brahmāsmi:* yo soy alma espiritual. Mientras uno se identifique con Inglaterra, con India o con América, eso es ignorancia. Hoy usted es un inglés debido a que nació en Inglaterra, pero en su siguiente vida puede que no nazca en Inglaterra; puede que sea en China o en Rusia o en algún otro país. O puede que usted no reciba este cuerpo de forma humana. Hoy usted es un nacionalista, o gran seguidor de su país, pero mañana, si usted se queda en su país, puede que sea una vaca que es llevada al matadero.

Así que tenemos que conocer a fondo nuestra identidad. Caitanya Mahāprabhu dice que la verdadera identidad de toda criatura viviente es la de ser sirviente eterno de Dios. Si uno piensa así —"Yo no soy sirviente de nadie más; mi deber es servir a Dios"—, entonces está liberado. Su corazón se limpia de inmediato, y uno es liberado. Y después que uno ha alcanzado eso, todas sus demás preocupaciones y ansiedades en este mundo cesan, debido a que uno sabe: "Yo soy un sirviente de Dios. Dios me protegerá. ¿Por qué habría yo de preocuparme por algo?". Ocurre igual que con un niño. Un niño sabe que su madre y su padre cuidarán de él. Él está libre. Si él fuera a tocar fuego, su madre cuidaría de él: "¡Oh!, mi querido hijo, no lo toques". La madre está siempre velando por él. Así que, ¿por qué no depositar nuestra confianza en Dios? De hecho, uno se encuentra bajo la protección de Dios.

La gente va a la iglesia y dice: "Dios, danos nuestro pan de cada día". En verdad, si Él no nos lo diera, no podríamos vivir. Eso es un hecho. Los *Vedas* también dicen que la Suprema Personalidad, la cual es única, suministra todas las cosas que necesitan todas las demás criaturas vivientes. Dios le está suministrando comida a todo el mundo. Nosotros los seres humanos tenemos nuestros problemas económicos, pero ¿qué problema económico existe en las demás sociedades aparte de la sociedad humana? La sociedad de las aves no tiene ningún problema económico. Las bestias no tienen ningún problema económico. Existen 8.400.000 especies de vida, y entre ellas, la sociedad humana es muy, muy pequeña. Así que ella ha creado los problemas—qué comer, dónde dormir, cómo aparearse y cómo defenderse. Estas cosas son un problema para nosotros, pero la mayoría de las criaturas —los seres acuáticos, los peces, las plantas, los insectos, las aves, las bestias, y los muchos millones de millones de otras criaturas vivientes— no tienen semejante problema. También son criaturas vivientes. No piensen que son diferentes de nosotros. No es verdad que nosotros los seres humanos somos las únicas criaturas vivientes, y que todas las demás están muertas. No. Y ¿quién les está proveyendo su comida y refugio? Dios. Las plantas y los animales no van a la oficina. No van a la universidad a recibir educación tecnológica para ganar dinero. Así pues, ¿cómo hacen para comer? Dios les está abasteciendo. El elefante come cientos de kilos de comida. ¿Quién la suministra? ¿Están ustedes ocupándose del elefante? Hay millones de elefantes. ¿Quién les abastece?

Así pues, el proceso de reconocer que Dios está abasteciendo, es mejor que pensar: "Dios está muerto. ¿Por qué habríamos de ir a la iglesia y rezarle a Dios pidiéndole pan?". En *El Bhagavad-gītā* se dice: "Cuatro clases de personas abordan a Kṛṣṇa: los afligidos, aquellos que necesitan dinero, los sabios y los curiosos". El que es curioso, el que es sabio, el que está afligido y el que necesita dinero—estas cuatro clases de hombres se acercan a Dios. "Mi querido Dios, tengo mucha hambre. Dame mi pan de cada día". Eso está bien. Aquellos que se acercan a Dios de esa manera son reconocidos como *sukṛtinaḥ. Sukṛtī* significa "piadoso". Ellos son piadosos. Si bien están pidiendo dinero o comida, se les considera piadosos debido a que se están acercando a Dios. Y otras personas son justamente lo opuesto. Son *duṣkṛtinaḥ,* impíos. *Kṛtī* significa "muy meritorio", pero la palabra *duṣkṛtī* indica que su energía está siendo mal empleada: se usa para hacer estragos. Tal como en el caso del hombre que inventó las armas atómicas. Él tiene un cerebro, pero ha sido mal empleado. Él ha creado algo espantoso. Cread algo que asegure que el hombre no tenga que morir ya más. ¿De qué sirve crear algo con lo cual millones de personas mueran de inmediato? Ellas morirán hoy o mañana, o dentro de cien años. Entonces, ¿qué han hecho los científicos? Cread algo de manera que el hombre no muera de inmediato, de manera que no haya más enfermedades, de manera que no haya más vejez. Entonces habréis hecho algo. Pero los *duṣkṛtinas* nunca van a Dios. Ellos nunca tratan de entender a Dios. Por lo tanto, su energía está mal dirigida.

Los materialistas crasos que ignoran su relación con Dios se describen en *El Bhagavad-gītā* como *mūḍhas. Mūḍha* significa "asno", "burro". Se dice que aquellos que están trabajando muy, muy arduamente para ganar dinero, se asemejan al burro. Ellos comen los mismos cuatro *capātīs* [pan de harina integral con forma de tortilla] diarios, pero están trabajando innecesariamente para ganar miles de dólares. Y a otros se les describe como *narādhama. Narādhama* significa "lo más bajo de la humanidad". La forma humana de vida tiene por objeto comprender a Dios. Es un derecho del hombre tratar de comprender a Dios. Aquel que entiende a Brahman, Dios, es un *brāhmaṇa,* los demás no. Así que ése es el deber de esta forma humana de vida. En toda sociedad humana hay algún sistema que se denomina "religión", mediante el cual uno puede tratar de entender a Dios. No importa si es la religión cristiana, la mahometana o la hindú. No importa. El sistema consiste en entender a Dios y nuestra relación con Él.

Eso es todo. Ése es el deber de los seres humanos, y si la sociedad humana pasa por alto ese deber, entonces es una sociedad animal. Los animales no tienen ningún poder de entender lo que Dios es ni su relación con Dios. Sus únicos intereses son: comer, dormir, aparearse y defenderse. Si nosotros sólo estamos interesados en esas cosas, entonces ¿qué somos? Animales. Por lo tanto, *El Bhagavad-gītā* dice que aquellos que hacen caso omiso de esta oportunidad son "lo más bajo de la humanidad". Ellos recibieron esta forma humana de vida después de evolucionar a través de 8.400.000 nacimientos, y aun así no la utilizaron para comprender a Dios, sino únicamente para las propensiones animales. Por lo tanto, son *narādhama,* lo más bajo de la humanidad. Y hay otras personas que están muy orgullosas de su conocimiento. Pero, ¿qué conocimiento es ése? "No hay Dios. Yo soy Dios". Su verdadero conocimiento ha sido robado por *māyā.* Y si ellos son Dios, entonces, ¿cómo se volvieron perros? Hay muchos argumentos en su contra, pero ellos simplemente se enfrentan a Dios. Ateísmo. Debido a que se han entregado al proceso del ateísmo, su verdadero conocimiento ha sido robado. Verdadero conocimiento significa conocer qué es Dios y nuestra relación con Dios. Si uno no conoce eso, debe entenderse entonces que su conocimiento ha sido robado por *māyā.*

Así pues, de esa manera, si tratamos de entender nuestra relación con Dios, hay medios para lograrlo. Hay libros y hay conocimiento, así que ¿por qué no sacar provecho de ellos? Todo el mundo debe sacar provecho de este conocimiento. Traten de entender que en *El Bhagavad-gītā* y en las demás Escrituras védicas, en todas partes, se dice que Dios es grande y que, si bien nosotros somos cualitativamente uno con Dios, somos diminutos. El océano y la diminuta partícula de agua tienen la misma naturaleza, pero la cantidad de sal que hay en la gota de agua y la cantidad de sal que hay en el océano son diferentes. Son cualitativamente una, pero cuantitativamente diferentes. De manera similar, Dios es todopoderoso, y nosotros tenemos un poco de poder. Dios crea todo, y nosotros podemos crear una máquina pequeña para volar, tal como las pequeñas máquinas con las que los niños juegan. Pero Dios puede crear millones de planetas que vuelan en el aire. Ésa es la capacidad de Dios. Uno no puede crear ningún planeta. Incluso si uno pudiera crear un planeta, ¿de qué serviría? Hay millones de planetas creados por Dios. Pero uno también tiene el poder creativo. Dios tiene poder y uno tiene poder. Pero el de Él es tan grande, que el de uno no se le puede comparar. Si uno dice: "Yo soy Dios", eso es una necedad. Uno puede declarar que es Dios, pero ¿qué actos tan extraordinarios ha ejecutado para poder declarar que es Dios? Eso es ignorancia. El conocimiento de alguien que cree que es Dios ha sido robado por el hechizo de *māyā.* Así que nuestra relación consiste en que Dios es grande y nosotros somos diminutos. En *El Bhagavad-gītā* Kṛṣṇa dice claramente: "Todas las entidades vivientes son Mis partes o porciones. Cualitativamente son uno conmigo, pero cuantitativamente son diferentes". Así que nosotros somos uno con Dios y simultáneamente diferentes de Él. Ésa es nuestra relación. Somos uno debido a que tenemos las mismas cualidades que Dios. Pero si nos estudiamos minuciosamente, encontraremos que si bien tenemos algunas grandes cualidades, Dios las tiene todas en cantidades mayores.

No podemos tener nada que no se encuentre en Dios. No es posible. Por eso en *El Vedānta-sūtra* se dice que todo lo que tenemos se encuentra también en Dios. Emana de Dios. Así que nuestra relación consiste en que debido a que somos pequeños, debido a que somos diminutos, somos los servidores eternos de Dios. También en este mundo material, en los tratos ordinarios, vemos que un hombre acepta servir a otro, debido a que éste es más grande y puede pagarle un buen sueldo. Así que naturalmente la conclusión es que si nosotros somos pequeños, nuestro deber es servir a Dios. No tenemos ninguna otra función. Todos nosotros somos diferentes partes o porciones de la entidad original.

Un tornillo que esté unido a una máquina es valioso, debido a que trabaja con toda la máquina. Y si el tornillo es separado de la máquina, o si está defectuoso, no vale nada. Mi dedo vale millones de dólares mientras esté unido a este cuerpo y sirviendo al cuerpo. Y si se le separa de este cuerpo, entonces ¿cuánto vale? Nada. En forma similar, nuestra relación consiste en que somos partículas muy pequeñas de Dios; por lo tanto, nuestro deber es el de acoplar nuestras energías con Él y cooperar con Él. Ésa es nuestra relación. De lo contrario, no tenemos ningún valor. Quedamos separados. Cuando el dedo se vuelve inútil, el médico dice: "¡Oh!, ampútese ese dedo. De lo contrario, el cuerpo se envenenará". De igual manera, cuando nos volvemos ateos somos separados de nuestra relación con Dios, y sufrimos en este mundo material. Si tratamos de unirnos de nuevo al Señor Supremo, se revive entonces nuestra relación.

El amor más elevado

El amor. . . Los cantantes cantan acerca de él, los poetas se regocijan en él, los novelistas tejen complicadas tramas alrededor de él, el cine y la televisión están saturados de él. Pero, ¿es real? En este lúcido ensayo, Śrīla Prabhupāda dice que el amor que experimentamos en este mundo material está basado en una ilusión, y, como todo lo demás que se encuentra aquí, es temporal. Sin embargo, existe un "amor más elevado": un amor nunca imaginado por los románticos mundanos.

Si uno protege bien la tierna enredadera del servicio devocional, entonces gradualmente producirá el fruto del amor puro por Dios. Amor puro por Dios significa amor que no está teñido por el deseo de conseguir beneficio material, mero entendimiento filosófico ni resultados fruitivos. Amor puro consiste en saber: "Dios es grande, yo soy Su parte o porción y, por lo tanto, Él es mi supremo objeto de amor". Esta conciencia constituye la perfección más elevada de la vida humana y el objetivo máximo de todos los métodos de autorrealización. Si uno alcanza ese punto —Dios es mi único amado, Kṛṣṇa es el único objeto de amor—, entonces la vida de uno es perfecta. Y cuando uno saborea esa relación trascendental con Kṛṣṇa, uno siente entonces verdadera felicidad. La enredadera devocional estará entonces tan fuertemente protegida, que sólo por asirse a ella, uno será capaz de alcanzar el destino supremo. Si uno sube a un árbol en forma continua, con el tiempo llegará al tope de la cima. De igual manera, si uno puede obtener amor por Dios asiéndose a esa enredadera devocional, no hay ninguna duda de que se alcanzará la morada trascendental de Kṛṣṇa y uno se asociará con Él personalmente, de la misma manera en que nosotros nos estamos asociando aquí, cara a cara.

Dios no es ficticio ni imaginario. Él es tan real como lo somos nosotros. (En realidad, nosotros somos víctimas de la ilusión; estamos viviendo como si este cuerpo fuera nuestro verdadero yo, si bien este cuerpo no es una realidad en absoluto, sino sólo una manifestación temporal.) Nos atrevemos a suponer que no hay Dios, o que Él no tiene forma. Esa especulación mental se debe a un escaso acopio de conocimiento. El Señor Kṛṣṇa y Su morada existen, y uno puede ir allá, alcanzarlo a Él y asociarse con Él. Eso es un hecho. Vida espiritual significa tener la compañía del Señor Supremo, y existir eternamente con bienaventuranza y conocimiento. Esa compañía eterna significa jugar con Kṛṣṇa, bailar con Kṛṣṇa y amar a Kṛṣṇa. O que Kṛṣṇa puede volverse hijo de uno. . . , lo que uno quiera.

Hay cinco relaciones primarias con Kṛṣṇa: como devoto pasivo, como sirviente, como amigo, como padre o madre, y como amante. Las vacas de la morada de Kṛṣṇa también son almas liberadas. Ellas reciben el nombre de vacas *surabhi.* Hay muchas pinturas populares que muestran cómo Kṛṣṇa ama a las vacas, cómo las abraza y las besa. Esa relación pasiva con Kṛṣṇa se denomina *śānta.* La felicidad perfecta de ellas se logra cuando Kṛṣṇa se acerca y simplemente las toca.

Otros devotos se inclinan por prestar servicio concretamente. Ellos piensan: "Kṛṣṇa quiere sentarse. Voy a acomodar un lugar para Él. Kṛṣṇa quiere comer. Voy a buscarle alguna comida sabrosa". Y ellos de hecho se ocupan de hacer todo eso. Otros devotos juegan con Kṛṣṇa como amigos, en una relación de igualdad. Ellos no saben que Kṛṣṇa es Dios; para ellos, Kṛṣṇa es su amigo adorable, y no pueden olvidarlo a Él ni por un momento. Todo el día y toda la noche piensan en Kṛṣṇa. En la noche, cuando están durmiendo, piensan: "¡Oh!, por la mañana iré a jugar con Kṛṣṇa". Y en la mañana, van a la casa de Kṛṣṇa y esperan cerca, mientras Kṛṣṇa es adornado por Su madre antes de salir a jugar con Sus amigos por los campos. No hay ninguna otra actividad en Kṛṣṇaloka (la morada de Kṛṣṇa). No hay industria, no hay carreras a la oficina ni ninguna de esas necedades. Hay bastante leche y mantequilla, y todo el mundo come en abundancia. Kṛṣṇa quiere mucho a Sus amigos, y a veces disfruta robando mantequilla para ellos. Uno puede verdaderamente vivir de esa manera, y ésa es la perfección de la existencia. Debemos ansiar esa etapa perfecta de la vida. El cultivo de conciencia de Kṛṣṇa es el proceso para alcanzarla.

Pero mientras uno tenga tan siquiera un ligero apego por este mundo material, tiene que permanecer aquí. Kṛṣṇa es muy estricto. Él no permite que nadie que tenga algún vestigio de la concepción material de la vida se asocie con Él. El *bhakti* debe estar libre de contaminación material. No piense: "Yo soy un erudito muy entendido. Encontraré lo que es la Verdad Absoluta por medio de la especulación mental". Eso es una necedad; uno puede continuar especulando indefinidamente, y nunca encontrará la fuente de todas las fuentes. Se dice en *El Brahma-saṁhitā:* "Uno puede continuar especulando acerca de la Verdad Absoluta durante millones y millones de años, y aun así no se le revelará". Uno puede pudrirse en este mundo material como ya lo está haciendo, y seguir especulando, pero ése no es el proceso correcto. He aquí el proceso: *bhakti-yoga.*

El Señor Caitanya dice que el prestarle servicio devocional a Kṛṣṇa es la etapa más elevada y perfecta de la vida, y comparada con ésta, todas las demás cosas que la gente anhela en este mundo material son como burbujas en el océano. Por lo general, la gente se encuentra en busca de recompensas, y por eso se vuelve religiosa. La gente dice: "Yo soy hindú", "Yo soy cristiano", "Yo soy judío", "Yo soy mahometano", "Yo soy esto, yo soy aquello, y por lo tanto, no puedo cambiar mi religión. No puedo aceptar a Kṛṣṇa". Eso se denomina religiosidad, *dharma.* Con una idea de religión así de materialista y sectaria, ellos se pudrirán en este mundo material, aferrados a rituales y fe. Ellos se encuentran bajo la impresión de que si siguen sus principios religiosos, obtendrán prosperidad material. Por supuesto, si uno se aferra a cualquier clase de fe religiosa, recibirá facilidades para la vida material.

¿Por qué quiere la gente esa prosperidad material? Para la complacencia sensual. La gente piensa: "Tendré una esposa muy hermosa. Tendré muy buenos hijos. Tendré un puesto muy bueno. Me volveré presidente. Me volveré primer ministro". Eso es complacencia sensual. Y cuando uno se haya frustrado y haya visto que ser rico o alcanzar la presidencia no puede darle felicidad, después de exprimir todo el sabor de la vida sexual, cuando se encuentre completamente frustrado, entonces quizás se entregue al LSD y trate de volverse uno con la nada. Pero esa necedad no puede darle felicidad. He aquí la felicidad: uno debe acercarse a Kṛṣṇa. De lo contrario, eso terminará en confusión de LSD y en paseos por los conceptos nihilistas impersonales. La gente está frustrada. Han de estar frustrados si no tienen vida espiritual genuina, pues la persona es espiritual por naturaleza.

¿Cómo puede alguien ser feliz sin Kṛṣṇa? Supóngase que alguien es lanzado al océano. ¿Cómo puede ser feliz ahí? Eso no es para nosotros. Puede que uno sea un nadador muy bueno, pero ¿por cuánto tiempo será capaz de nadar? Finalmente se cansará y se ahogará. En forma similar, somos espirituales por naturaleza. ¿Cómo podemos ser felices en este mundo material? No es posible. Pero los hombres están tratando de permanecer aquí, haciendo muchísimos ajustes temporales de supervivencia. Ese remiendo no es felicidad. Si uno realmente quiere felicidad, he aquí el proceso: uno debe desarrollar amor por Dios. A menos que uno pueda amar a Kṛṣṇa, a menos que uno termine con el amor por los gatos, los perros, el país, la nación y la sociedad, y en vez de ello concentre su amor en Kṛṣṇa, no hay posibilidad de felicidad. Rūpa Gosvāmī ha dado un ejemplo muy bueno en relación con esto: hay muchas drogas que lo saturan a uno de ideas o alucinaciones. Pero Rūpa Gosvāmī dice que a menos que uno pruebe esa droga final del amor por Dios, *kṛṣṇa-prema,* tendrá que ser capturado por la meditación, el monismo impersonal y muchísimas otras distracciones.

Caitanya Mahāprabhu dice que para alcanzar el amor puro por Kṛṣṇa, uno tiene que ejecutar servicio devocional, o conciencia de Kṛṣṇa. Uno tiene que dedicarse exclusivamente a servir a Kṛṣṇa. La etapa más elevada y perfecta de la devoción pura consiste en estar libre de todos los deseos materiales, de toda la especulación mental y de todas las actividades fruitivas. El principio básico de la devoción pura es que uno no puede mantener ningún otro deseo que no sea el de volverse plenamente consciente de Kṛṣṇa. Incluso si uno sabe que todas las demás formas de Dios son también Kṛṣṇa, uno no debe adorar ninguna otra forma, sino que debe concentrarse en la forma de Kṛṣṇa. Kṛṣṇa tiene muchas formas, pero uno tiene que adorar únicamente a Kṛṣṇa en la forma en la que Él está con la flauta, como en la Deidad Rādhā-Kṛṣṇa. Simplemente concéntrese en esa forma, y toda la especulación mental y las actividades fruitivas se desprenderán. Uno tiene que cultivar conciencia de Kṛṣṇa en una forma favorable, y eso significa ejecutar servicio mediante el cual Kṛṣṇa se sienta satisfecho. No se desarrolla conciencia de Kṛṣṇa por uno fabricar su propio sendero. Puede que yo crea que estoy haciendo algo con conciencia de Kṛṣṇa, pero ¿quién lo ha sancionado? Por ejemplo, en *El Bhagavad-gītā,* Arjuna vaciló en pelear debido a ciertas razones morales, pero él estaba viendo la situación desde el plano de las actividades fruitivas, en el cual uno tiene que disfrutar o sufrir los resultados. Él estaba considerando que si mataba a los miembros de su familia, quedaría entonces sujeto a muchas reacciones. Esa conclusión, sin embargo, no fue sancionada por Kṛṣṇa. La ley de acción y reacción del mundo material se denomina *karma,* pero el servicio devocional trasciende el *karma.*

El amor puro debe estar libre de todos los vestigios de actividades fruitivas (*karma*) y de todos los vestigios de especulación mental y deseo material. Ese servicio devocional puro debe estar favorablemente concentrado en Kṛṣṇa. "Favorablemente" significa conforme con lo que Él desea. Kṛṣṇa deseaba que la Batalla de Kurukṣetra se llevara a cabo; fue todo organizado por Él. A Arjuna se le dijo: "Tú estás pensando a tu propia manera, pero incluso si no peleas, ten la seguridad de que debido a que ha sido decidido por Mí, ninguno de estos guerreros que están aquí reunidos irá de regreso a su casa. Todos serán matados aquí. Ya ha sido decidido''. El deseo de Dios es tal, que uno no puede cambiarlo. Kṛṣṇa tiene dos cualidades: Él puede proteger, y Él también puede matar. Si Él quiere matar a alguien, no hay poder en el mundo que pueda protegerlo, y si Él protege a alguien, no hay poder en el mundo que pueda matarlo. El deseo de Kṛṣṇa es supremo. Por lo tanto, tenemos que acoplar nuestros deseos al de Kṛṣṇa. Sea cual fuere el deseo de Kṛṣṇa, nadie puede anularlo y dejarlo sin validez, debido a que Él es el Señor Supremo. Por lo tanto, es nuestro deber acoplar nuestros actos al deseo de Kṛṣṇa; pero no fabricar una acción y luego declarar: ''Estoy haciendo esta acción con conciencia de Kṛṣṇa''. Tenemos que ser muy cuidadosos en averiguar si Kṛṣṇa verdaderamente lo quiere. Ese conocimiento autorizado lo instruye el representante de Kṛṣṇa. En nuestras oraciones de alabanza al maestro espiritual estamos cantando diariamente: ''Si se satisface al maestro espiritual, entonces Dios estará satisfecho. Y si uno no satisface a su maestro espiritual, entonces no hay ninguna manera de que uno complazca a Dios''.

Por lo tanto, hasta donde sea posible, uno tiene que ejecutar la orden de su maestro espiritual. Eso le permitirá a uno progresar. Ésa es la esencia de la ejecución favorable del proceso de conciencia de Kṛṣṇa. En mi vejez he venido a América, y estoy tratando de enseñar conciencia de Kṛṣṇa debido a que mi maestro espiritual me dio la orden de que yo debía hacerlo. Es mi deber. Yo no sé si voy a lograr el éxito o si voy a fracasar. Eso no importa; mi deber se cumple si yo puedo presentar ante ustedes todo lo que he oído de labios de mi maestro espiritual. Eso se denomina ejecución favorable del proceso de conciencia de Kṛṣṇa. Aquellos que son verdaderamente serios, deben recibir la orden de Kṛṣṇa a través del representante de Kṛṣṇa, como si fuera su vida y su alma. Aquel que se aferra a este principio, progresará sin lugar a dudas. Caitanya Mahāprabhu habló de esa manera, y mi maestro espiritual solía decir: ''El maestro espiritual es el medio transparente''. Por ejemplo, yo puedo ver muy bien las letras de este libro a través de estos anteojos transparentes, sin los cuales no podría ver, debido a que mis ojos están defectuosos. En forma similar, todos nuestros sentidos están defectuosos. No podemos ver a Dios con estos ojos, no podemos oír Hare Kṛṣṇa con estos oídos, no podemos hacer nada si no actúa como medio el maestro espiritual. Así como un ojo defectuoso no puede ver si no utiliza los anteojos como medio, asimismo uno no puede acercarse al Señor Supremo si el maestro espiritual no actúa como medio transparente. "Transparente" significa que el medio debe estar libre de contaminación. Si es transparente, uno puede ver a través de él.

En la consecución del amor puro por Dios, tenemos que ocupar nuestros sentidos—*sarvendriya,* todos los sentidos. Eso significa que la vida sexual también ha de ocuparse en el proceso de conciencia de Kṛṣṇa. El concepto de Dios como padre o madre no permite ocupar la vida sexual de uno al servicio del Señor, debido a que no hay relación sexual con el padre y la madre. Pero en el concepto de Dios como amante, hay también actividad sexual. Por lo tanto, Caitanya Mahāprabhu dio la información más perfecta acerca de nuestra ocupación en relación con el Señor Supremo. En otras concepciones religiosas de la vida, Dios es a lo sumo tomado como el padre o la madre. En India, muchos adoradores toman a la diosa Kālī como la representación de Dios. Desde luego que eso no está sancionado, pero la creencia existe. Y también en la religión cristiana la concepción es la de Dios como padre. Pero Caitanya Mahāprabhu nos informa que uno incluso puede tener actividad sexual con el Señor. Esa información constituye la contribución única de Caitanya Mahāprabhu. En este mundo material, la actividad sexual se considera la más elevada de todas, el placer más grande de todos, si bien existe sólo en una forma pervertida. Sin embargo, nadie ha concebido que puede haber actividad sexual en el mundo espiritual. No existe ni un solo ejemplo de una teología semejante en ninguna parte del mundo entero. Esta información la da por vez primera Caitanya Mahāprabhu: uno puede tener a la Suprema Personalidad de Dios como su esposo, como su amante. Eso es posible en la adoración de Rādhā y Kṛṣṇa, pero nadie, especialmente los impersonalistas, puede entender a Rādhā-Kṛṣṇa. Los impersonalistas no tienen ninguna idea de ello; ellos no pueden ni siquiera concebir que Dios tiene forma. Pero Caitanya Mahāprabhu dice que Dios no sólo tiene forma, sino también vida sexual. Ésa es la más elevada contribución de Caitanya Mahāprabhu.

Uno puede servir al Señor Supremo en diversas relaciones, pero en el mundo material esas relaciones existen sólo como reflejos pervertidos. ¿Cuál es nuestra actividad en relación con este mundo material? ¿Cuáles son nuestras ideas acerca de la sociedad, la amistad y el amor? Todas ellas están basadas en la concepción material de la vida. En la sociedad, algunos desempeñan la función de padre o madre de un hijo, y otros se relacionan como esposo y esposa, amante y amada. Hay también otros *rasas* (relaciones), tales como relacionarse con otro individuo como enemigo de él. Hay doce relaciones diferentes, de entre las cuales cinco son predominantes. Las otras siete son relaciones indirectas, tales como, por ejemplo, ser enemigo de alguien. Por lo general, existe una relación entre enemigos, e incluso entre un asesino y aquel a quien asesina. Sin embargo, en lo que concierne a nuestra relación con Kṛṣṇa, incluso si uno establece una relación como Su enemigo, su vida es un éxito. Por lo tanto, cuando uno ocupa sus sentidos en Kṛṣṇa, puede establecerse una relación de entre doce variedades diferentes, de las cuales cinco variedades son directas, y siete son indirectas.

Cuando Kṛṣṇa apareció en la arena de Kaṁsa, había muchos luchadores enormes preparados para matarlo. De hecho, Él fue invitado allí para ser matado. Su enemigo Kaṁsa pensaba: "Pronto los muchachos vendrán. Durante dieciséis años hemos tratado de matarlos, pero ese muchacho Kṛṣṇa no pudo ser matado. Mas ahora lo he invitado como huésped, y cuando llegue peleará con estos luchadores, y ellos lo matarán". La gente atea o demoníaca está siempre pensando en Kṛṣṇa, Dios, en términos de matarlo. Por lo tanto, ellos presentan sus teorías de que Dios está muerto. Ellos creen que si Dios muere, tendrán entonces libertad de actuar como les plazca. Pero en lo que respecta a sus verdaderas actividades, puede que Dios esté muerto o vivo, pero el agente de Dios, la energía material, es tan fuerte, que nadie puede hacer libremente nada malo. Tan pronto como alguien hace algo malo, ocurre un castigo inmediato. No requiere de la presencia de Dios. Dios puede que esté muerto o vivo, pero la energía material es suficiente en sí misma para castigar a cualquiera que viole las leyes materiales, incluso en lo más mínimo. Dios ha dispuesto esas condiciones, pero la gente necia no lo entiende.

Sin embargo, el Señor Caitanya habla de ocupar favorablemente todos los sentidos en el servicio de Kṛṣṇa, con una vida devocional pura. Uno debe ocupar favorablemente sus sentidos, y debe hacer todo lo que Kṛṣṇa quiera. Mas, incluso si uno ocupa sus sentidos en contra de la voluntad de Kṛṣṇa pero aun así piensa en Kṛṣṇa, eso también es ventajoso. La demonia Pūtanā, por ejemplo, pensó en matar a Kṛṣṇa. Así como la actividad de las personas santas consiste en servir a Dios, asimismo los demonios y ateos están siempre dispuestos a matar a Dios. Pūtanā pensó: "Mataré a Kṛṣṇa. Él es sólo un niño". Ése es otro error de los demonios. Ellos piensan que Kṛṣṇa, o Dios, es un niño u hombre ordinario. Así que Pūtanā estaba pensando de esta manera: "Untaré mi pecho con veneno, y cuando el niño vaya a chupar mi leche, morirá". Al estudiar esto, vemos que ella se acercó a Kṛṣṇa como enemigo de Él, y sin embargo, por Él ser muy misericordioso, la aceptó como a un amigo. Él la aceptó a ella sin tomar en cuenta la porción demoníaca de su mentalidad. Toda entidad viviente está condicionada, pero Kṛṣṇa no lo está. Un médico o psiquiatra atiende a dementes, pero él no se vuelve demente. Puede que algunas veces un paciente se enfurezca con él o le diga malas palabras, pero el médico permanece ecuánime y simplemente lo atiende. De igual manera, si alguien considera a Kṛṣṇa su enemigo, Kṛṣṇa no se vuelve su enemigo.

Pūtanā fue a envenenar a Kṛṣṇa, pero Él lo tomó de otra manera. Él pensó: "Yo chupé de su leche materna. Por lo tanto, ella se ha vuelto Mi madre". Kṛṣṇa la trató como Su madre, y, por lo tanto, ella se liberó alcanzando la misma posición que Yaśodā, la verdadera madre de Kṛṣṇa. Se concluye entonces que la perfección más elevada consiste en establecer una relación favorable con Kṛṣṇa, pero incluso si uno se ocupa de manera desfavorable, Kṛṣṇa es tan misericordioso, que al menos le dará a uno la salvación. Todos los enemigos que fueron muertos por Kṛṣṇa, se liberaron de inmediato.

Dos clases de hombres pueden fundirse en el *brahmajyoti* impersonal: aquel que aspira intencionalmente a fundirse en el *brahmajyoti* impersonal puede entrar en él, y aquellos que son enemigos de Kṛṣṇa y que son muertos por Él, pueden también hacerlo. Por lo tanto, el devoto concluye: ¿Por qué habría yo de aceptar una condición que se les ofrece incluso a los enemigos de Dios?

Caitanya Mahāprabhu recomienda el servicio devocional puro. Uno no debe tener ningún deseo de complacer sus propios deseos materiales, no debe existir ningún intento de entender a Kṛṣṇa mediante filosofía experimental, y no debe realizarse ninguna actividad fruitiva para obtener beneficios materiales dados por Kṛṣṇa. El único deseo debe ser el de servirle a Él favorablemente, como Él lo desee. Si Kṛṣṇa quiere algo, entonces debemos hacerlo. Supóngase que yo le pidiera a un discípulo: "Mi querido discípulo, por favor, deme un vaso de agua". Es entonces su deber darme un vaso de agua. Si él piensa: "Prabhupāda quiere un vaso de agua, pero ¿por qué no darle algo mejor? ¿Por qué no un vaso de leche caliente?", eso no es servicio. En su opinión, la leche caliente es muy sabrosa y es mejor que el agua, no obstante, puesto que yo he pedido agua, él tiene que darme agua, no leche. Eso es servicio favorable. Uno tiene que entender lo que Kṛṣṇa quiere. Cuando existe esa relación íntima, uno puede entonces servir a Kṛṣṇa de lo más favorablemente. Y mientras no exista esa relación íntima, uno debe recibir información de lo que Kṛṣṇa quiere a través del medio transparente, el maestro espiritual.

El vaiṣṇava nunca piensa que tiene una relación directa con Kṛṣṇa. El Señor Caitanya dice: "Yo soy el sirviente del sirviente del sirviente del sirviente —cien veces el sirviente del sirviente— de Kṛṣṇa". Tenemos que acceder a volvernos el sirviente del sirviente del sirviente. Ése es el proceso de sucesión discipular, y si uno quiere desarrollar verdadero y trascendental amor por Dios, tiene entonces que adoptar ese proceso. Debido a que la gente no acepta ese proceso, no desarrolla verdadero amor por Dios. Ellos hablan de Dios, pero de hecho no aman a Dios; por no haber cultivo de servicio devocional puro, aman al perro.

Puede que digamos "amor por Dios", pero si no adoptamos ese principio, tendremos entonces que amar al perro, no a Dios. Ése es el error. Caitanya Mahāprabhu dice que si uno verdaderamente quiere amar a Dios, tiene entonces que seguir el proceso del servicio devocional puro. Caitanya Mahāprabhu no está hablando en base a Su propia invención mental; Sus declaraciones se encuentran confirmadas en Escrituras védicas tales como *El Nārada-pañcarātra* y *El Śrīmad-Bhāgavatam.* Esos dos libros, y *El Bhagavad-gītā,* son Escrituras muy auténticas dirigidas a los devotos. Caitanya Mahāprabhu cita un verso de *El Nārada-pañcarātra: hṛṣīkeṇa hṛṣīkeśa-sevanaṁ bhaktir ucyate.* Ésa es la definición del servicio devocional puro. *Hṛṣīkeṇa hṛṣīkeśa-sevanam. Hṛṣīkena* significa "mediante los sentidos de uno". Tenemos que ocupar nuestros sentidos; no ocupamos sólo nuestras mentes. Si alguien dice: "Estoy siempre pensando en Kṛṣṇa", eso no constituye servicio devocional puro. La meditación consiste en pensar, pero nadie piensa en Kṛṣṇa; ellos piensan en el vacío o en algo impersonal. Si alguien piensa en Kṛṣṇa o en Nārāyaṇa o en Viṣṇu, como se prescribe en las Escrituras védicas, eso es verdadero *yoga;* la meditación *yoga* significa enfocar la mente de uno en la Superalma. La Superalma es la representación de Kṛṣṇa en la forma de Nārāyaṇa de cuatro manos. Incluso Patañjali, una autoridad en el sistema de *yoga,* prescribe la meditación en Viṣṇu. Pero así como la gente está fabricando procesos religiosos falsos, los supuestos *yogīs* de hoy en día han fabricado su propia manera de pensar en algo vacío.

Pero *El Nārada-pañcarātra* dice: *hṛṣīkeṇa hṛṣīkeśa-sevanam,* uno debe ocupar no sólo su mente, sino también sus sentidos. Debe ocupar los sentidos al servicio del amo de los sentidos. Estas tres palabras sánscritas son muy significativas. *Hṛṣīkeśa* significa "el Señor de los sentidos". Así que *bhakti-yoga* significa servir con los sentidos al Señor de los sentidos. El Señor de los sentidos es Kṛṣṇa. Debemos siempre recordar que tenemos nuestros sentidos debido a que quisimos disfrutar de este mundo material, y, por lo tanto, el Señor nos ha dado un conjunto particular de sentidos para nuestro disfrute. El cerdo tiene un tipo particular de cuerpo y de sentidos, debido a que quiso disfrutar de comer excremento. En forma similar, un hombre tiene un tipo particular de cuerpo y de sentidos, debido a que quiso disfrutar de alguna otra cosa. Tenemos un conjunto particular de sentidos condicionados con los cuales disfrutar de este mundo material, y eso es lo que tenemos que purificar. Nuestros sentidos son originales, pero ahora están cubiertos por deseos materiales. Tenemos que curarnos y librarnos de semejantes deseos. Cuando los sentidos de uno dejan de estar inclinados hacia la complacencia material de los sentidos, el estado de uno se denomina devoción pura.

De ese verso de *El Nārada-pañcarātra* podemos entender que el alma espiritual tiene sentidos originales. El alma espiritual no es impersonal, por pequeño que sea el cuerpo en el que haya entrado; ella tiene sentidos. Quizás uno encuentre un insecto en un libro. Es muy pequeño, más pequeño que la punta de un alfiler, pero aun así, se mueve; tiene todos los sentidos. Las pequeñas bacterias también se mueven, y tienen sus sentidos. Originalmente, todas las entidades vivientes tienen sentidos. No vaya a creerse que los sentidos se han desarrollado bajo ciertas condiciones materiales. La teoría atea dice que bajo condiciones materiales hemos desarrollado sentidos, que en la condición espiritual no hay sentidos, y que somos impersonales. Sin embargo, por la lógica y la razón eso no puede ser así. Una diminuta partícula de fuerza espiritual tiene sus sentidos aunque tenga un tamaño más pequeño que un átomo. Esos sentidos, estando cubiertos por elementos materiales, se manifiestan de una manera pervertida. Tenemos que purificar los sentidos, y cuando los sentidos estén purificados, podemos ocuparlos para el placer del amo de los sentidos. Kṛṣṇa es el amo y propietario de los sentidos. Por lo tanto, debido a que nosotros somos parte o porción del Señor Supremo, nuestros sentidos se han tomado prestados de Él; están alquilados. Lo mejor es utilizar los sentidos para la satisfacción sensual de Él, y no para la nuestra. En eso consiste el proceso de conciencia de Kṛṣṇa pura.

El Señor Caitanya da un ejemplo de devoción pura tomado de *El Śrīmad-Bhāgavatam:* en el *Bhāgavatam* se dice que Kṛṣṇa se encuentra situado en el corazón de todo el mundo. Por lo tanto, así como los ríos fluyen y su tendencia natural es la de llegar al mar, asimismo, tan pronto como uno oye hablar de las glorias del Señor, su alma de inmediato es atraída por el Señor Supremo. Ése es el comienzo del servicio devocional puro. Tan pronto se vibra el canto Hare Kṛṣṇa, de inmediato las pertenencias de Kṛṣṇa, el nombre de Kṛṣṇa, la fama de Kṛṣṇa, la morada de Kṛṣṇa, los asociados de Kṛṣṇa —todo—, repentinamente se manifiestan internamente, debido a que Él está presente. Ése es el comienzo de nuestra conciencia de Kṛṣṇa. Recordar algo en relación con un contexto significa que, tan pronto como uno oye una palabra clave, recuerda de inmediato toda la información que hay tras esa clave. De igual manera, cuando nuestras mentes se ven atraídas por Kṛṣṇa y por todo lo relacionado con Kṛṣṇa simplemente por oír una pequeña glorificación de Sus cualidades, ése es el comienzo de conciencia de Kṛṣṇa pura. En ese momento no hay más *gati,* o movimiento de la mente.

Exactamente así ocurría con las *gopīs:* tan pronto como oyeron el sonido de la flauta de Kṛṣṇa, dejaron todo. Algunas estaban acostadas, otras estaban trabajando en sus asuntos familiares, algunas estaban cuidando a sus hijos, pero tan pronto como oyeron la flauta de Kṛṣṇa, olvidaron todo y corrieron a Él. Sus esposos, sus hermanos y sus padres, dijeron: "¿Por qué se van, abandonando sus deberes?". Pero a ellas no les importó; simplemente se fueron. No hay ningún impedimento ni obstáculo en esa fusión de la mente con Kṛṣṇa. Ése es el comienzo de la devoción pura.

Puruṣottama significa Kṛṣṇa. La palabra *puruṣa* significa "disfrutador". Las entidades vivientes condicionadas son disfrutadores falsos, disfrutadores de imitación. Aquí en este mundo material, todas las entidades vivientes están actuando como *puruṣas.* El significado más exacto de *puruṣa* es "varón". Al varón se le considera el disfrutador, y a la hembra, lo disfrutado. En el mundo material, bien sea que se tenga un cuerpo masculino o uno femenino, todo el mundo tiene la propensión a disfrutar, y, por lo tanto, todo el mundo recibe el nombre de *puruṣa.* Pero, en realidad, el único *puruṣa* es el Señor Supremo. Nosotros, las entidades vivientes, somos Su energía, y Él es el disfrutador supremo. No somos *puruṣa.* Toda energía se emplea para el disfrute, y nosotros somos energías, instrumentos de la Persona Suprema. Por lo tanto, Puruṣottama es Kṛṣṇa, la suprema y trascendental persona. Cuando nuestra devoción pura por la Suprema Personalidad de Dios se utiliza y no hay impedimentos u obstáculos, es ése el síntoma de conciencia de Kṛṣṇa pura.

En la ejecución del proceso de conciencia de Kṛṣṇa pura, no hay ambición ni motivación personal. Todas las demás funciones trascendentales o formas de adoración están seguidas por un motivo personal: algunos quieren salvación, algunos quieren prosperidad material, algunos quieren ir a un planeta más elevado, algunos quieren ir a Kṛṣṇaloka. Estas ambiciones no deben existir. Un devoto puro no tiene ambiciones así como ésas. Un devoto puro ni siquiera desea ir a la morada suprema de Kṛṣṇa. Por supuesto, él va, pero no tiene ningún deseo de ello. Él simplemente quiere ocuparse plenamente en el servicio de Kṛṣṇa.

Hay diferentes clases de salvación. Existe la liberación *sālokya,* vivir en el mismo planeta que el Señor Supremo. Los residentes de los planetas Vaikuṇṭha viven en el mismo planeta que la Suprema Personalidad de Dios. La liberación *sārṣṭi* significa tener prácticamente la misma opulencia que Nārāyaṇa. El alma individual liberada puede presentarse tal como Nārāyaṇa, con cuatro manos, los cuatro emblemas, casi los mismos rasgos corporales, la misma opulencia, los mismos ornamentos, las mismas edificaciones, todo. *Sārūpya* significa tener la misma forma o los mismos rasgos. *Sāmīpya* significa no estar nunca lejos del Señor Supremo, sino siempre estar asociado con Él. Por ejemplo, así como nosotros nos encontramos sentados juntos, así uno puede asociarse con el Señor. Eso se denomina *sāmīpya-mukti,* la liberación de estar más cerca. Sin embargo, los devotos puros no aceptan esas diversas formas de liberación. Ellos sólo quieren estar dedicados al servicio de Kṛṣṇa. Ellos no están interesados en ninguna clase de liberación. Aquellos que verdaderamente poseen conciencia de Kṛṣṇa, alcanzan la compañía del Señor Supremo, pero no la desean; su única ambición consiste en estar dedicados al amoroso servicio trascendental del Señor. La perfección más elevada del servicio devocional, o conciencia de Kṛṣṇa, se exhibe cuando un devoto rehúsa aceptar cualquier bendición o ganancia otorgada por el Señor Supremo. A Prahlāda Mahārāja se le ofreció lo que quisiera; tan sólo tenía que pedirlo. Pero él dijo: "Mi Señor, yo soy Tu sirviente eterno. Es mi deber servirte a Ti, así que ¿cómo puedo aceptar beneficio alguno de ello? Si lo hiciera, no sería Tu sirviente; sería un comerciante". Él respondió de esa manera, y ése es el signo de una persona pura. Kṛṣṇa es tan bondadoso, que complace todos los deseos de un devoto, incluso si éste quiere bendiciones materiales. Si en el fondo del corazón del devoto hay algún deseo, Él también complace eso. Él es así de bondadoso. Pero la posición sublime del *bhakti-yoga,* o del servicio devocional, es que un devoto puro rehúsa aceptar las diversas clases de liberación, aunque las ofrezca el Señor Supremo.

Si uno tiene deseos internos o motivaciones materiales internas, y se dedica al servicio devocional en busca de la realización de esos deseos, el resultado será que nunca obtendrá amor puro por Dios. Si uno está pensando: "Estoy dedicado al cultivo de conciencia de Kṛṣṇa, al servicio devocional de Kṛṣṇa, debido a que quiero tal y cual opulencia", puede que ese deseo se cumpla, pero nunca obtendrá un amor inmaculado por Kṛṣṇa tal como el que las *gopīs* tenían. Si uno tiene una motivación personal, no será capaz de alcanzar la etapa del amor puro por Dios, aun a pesar de que desempeñe su deber devocional. Rūpa Gosvāmī dice en un verso de *El Bhakti-rasāmṛta-sindhu:* "Mientras uno desee algún beneficio material [*bhukti*], o incluso si quiere salvación [*mukti*], entonces debe aceptar esas representaciones fantasmales". Mientras esa *māyā* exista en el corazón de uno, ¿cómo se puede disfrutar de la bienaventuranza espiritual que se obtiene del amor puro por Dios? En otras palabras, si uno tiene deseos materiales, o incluso un deseo de salvación, no puede alcanzar el amor puro por Dios. La devoción pura está desprovista de todo deseo—consiste en simplemente prestar servicio amoroso por el valor que tiene en sí mismo.

Existe un vívido ejemplo en la vida de Rūpa Gosvāmī. Rūpa Gosvāmī y su hermano Sanātana Gosvāmī vivían separados en Vṛndāvana, llevando a cabo su *bhajana,* servicio devocional. Rūpa vivía en el bosque, y no había ninguna facilidad para cocinar una buena comida o para mendigar de la aldea un *capāṭī* para comer. Rūpa Gosvāmī era el hermano menor, y pensó: "Si pudiera conseguir algunos alimentos, podría entonces preparar unos sabrosos platos y ofrecérselos a Kṛṣṇa, e invitar a mi hermano mayor". Él tuvo ese deseo. Al instante, una amable muchacha de unos doce años de edad se acercó, y le dio una gran cantidad de alimentos—leche, harina, ghi, etc. Ése es el sistema védico; algunas veces, los casados regalan alimentos a los mendigos y sabios que se encuentran en la orden de vida de renuncia. Rūpa Gosvāmī estaba muy contento de que Kṛṣṇa hubiera enviado tantas cosas, y de que él pudiera ahora preparar un banquete. Lo preparó, e invitó entonces a su hermano mayor.

Cuando Sanātana Gosvāmī llegó, se mostró sorprendido. "¿Cómo has obtenido cosas como éstas? Has preparado este banquete en el bosque. ¿Cómo es posible?".

Así que Rūpa Gosvāmī explicó: "Por la mañana lo deseé, y casualmente Kṛṣṇa me envió todas estas cosas. Una amable muchacha vino, y me las ofreció". Él estaba describiendo a la muchacha: "Una muchacha muy amable".

Sanātana dijo entonces: "Esa muchacha amable es Rādhārāṇī. Has aceptado servicio de Rādhārāṇī, la eterna consorte del Señor. Es un gran error". Ésa es la filosofía de ellos. No aceptaban que el Señor les sirviera.

Ellos simplemente querían prestar servicio. Pero Kṛṣṇa es tan astuto, que Él también quiere servir a Su devoto. Él busca una oportunidad de servir a Su devoto. Eso es competencia espiritual. Un devoto puro no quiere nada de Kṛṣṇa; él únicamente quiere servirle a Él. Y Kṛṣṇa también busca la oportunidad de servir a Su devoto. Kṛṣṇa está siempre tan ansioso de complacer a Su devoto, como el devoto lo está de complacerlo a Él.

Así es el mundo trascendental. En el plano absoluto no hay explotación. Todo el mundo quiere servir; nadie quiere recibir servicio. En el mundo trascendental, todos quieren dar servicio. Tú quieres darme servicio a mí, y yo quiero darte servicio a ti. ¡Es una actitud tan hermosa! Este mundo material significa que yo quiero robarte a ti, y tú quieres robarme a mí. Eso es todo. Así es el mundo material. Tenemos que tratar de entenderlo. En el mundo material, todos quieren explotar a su amigo, a su padre, a su madre, a todo el mundo. Pero en el mundo trascendental, todos quieren servir. Todo el mundo tiene a Kṛṣṇa como el punto central de servicio, y todos los devotos, bien sea como amigos, o sirvientes, o padres o amantes de Kṛṣṇa, todos quieren servirle a Él. Y al mismo tiempo, Kṛṣṇa también quiere servirles a ellos. He ahí una relación trascendental; la principal función es el servicio, si bien no hay necesidad de servicio, ya que todo el mundo está satisfecho. No hay hambre, no hay necesidad de comer; pero aun así, todo el mundo ofrece cosas sabrosas para comer. Así es el mundo trascendental. A menos que alcancemos la etapa de únicamente servir a Kṛṣṇa o a Su devoto, no podemos saborear el placer trascendental del servicio. Si tenemos alguna motivación personal, entonces ese sentido nunca será despertado. Sin motivación personal, sin deseo de complacencia personal de los sentidos, debe prestársele servicio al Señor Supremo y a Sus devotos.

La perfección de la autorrealización

En este capítulo final, Śrīla Prabhupāda habla acerca de la meta máxima de la ciencia de la autorrealización: llegar a comprender por completo al Ser Supremo, Kṛṣṇa. El desarrollo de la autorrealización comienza con el entendimiento de que el yo no es material —no es un cuerpo físico—, sino energía espiritual pura. Luego, uno percibe que el yo espiritual puro es eternamente una parte del Ser Supremo, Kṛṣṇa. Finalmente, uno aprende a vivir inmerso por completo en esa relación trascendental, bienaventurada y eterna. Aquel que ha alcanzado este estado, ha alcanzado la suprema perfección de la vida.

Cuando Kṛṣṇa se encontraba en esta Tierra, todos los residentes de Vṛndāvana Lo amaban. En verdad, ellos no conocían nada aparte de Kṛṣṇa. Ellos no sabían si Kṛṣṇa era Dios o no, ni tampoco se encontraban perturbados por pensamientos tales como: "Amaré a Kṛṣṇa si Él es Dios". Tenían una actitud de amor puro, y pensaban: "Puede que Él sea o no Dios—eso no importa. Nosotros amamos a Kṛṣṇa, y eso es todo". Ése es entonces el plano del verdadero amor puro. Cuando uno piensa: "Si Kṛṣṇa es Dios, habré de amarlo", debe saberse que ése no es el plano del amor puro, sino del amor condicional. Mientras Kṛṣṇa estuvo en la Tierra, exhibió poderes extraordinarios, y los *vrajavāsīs,* los residentes de Vṛndāvana, frecuentemente pensaban: "¡Oh!, Kṛṣṇa es un niño muy maravilloso. Quizás es algún semidiós". Ellos pensaban de esta manera, debido a que la gente generalmente tenía la impresión de que los semidioses eran todopoderosos. Dentro del mundo material, los semidioses son poderosos, pero la gente no se da cuenta de que Kṛṣṇa se encuentra por encima de todos ellos. El más elevado de todos los semidioses, Brahmā, dio su opinión en cuanto a esto en el verso *īśvaraḥ paramaḥ kṛṣṇaḥ sac-cid-ānanda-vigrahaḥ:* "Kṛṣṇa es el supremo controlador, y Su cuerpo está lleno de conocimiento, bienaventuranza y eternidad". Poco conocían los residentes de Vṛndāvana del poder de Kṛṣṇa como el controlador y amo supremo de todos los semidioses. Lo que sí ha de notarse es que el amor que ellos sentían por Él, no estaba sujeto a consideraciones de esa índole.

Así como los residentes de Vṛndāvana amaban a Kṛṣṇa incondicionalmente, de igual manera Kṛṣṇa los amaba a ellos incondicionalmente. *Vraja-jana-vallabha giri-vara-dhārī.* Cuando los habitantes de Vṛndāvana dejaron de ejecutar sacrificios para el Señor Indra, el principal semidiós de los cielos, se pusieron en una posición muy peligrosa. Indra se disgustó mucho y envió unas nubes poderosas que dejaron caer lluvias sobre Vṛndāvana incesantemente durante siete días. Toda el área comenzó a inundarse, y los habitantes se perturbaron mucho. Si bien Kṛṣṇa tenía sólo siete años, levantó la colina Govardhana, y, para escudar la aldea, sostuvo la colina como un paraguas, salvando así a los habitantes de Vṛndāvana. En esa forma, el Señor Kṛṣṇa le enseñó al semidiós Indra que sus disturbios podían ser detenidos simplemente con Su dedo meñique. El Señor Indra, viendo eso, se postró ante Kṛṣṇa.

Así pues, Kṛṣṇa también llegó a ser conocido como Gopījana-vallabha, que indica que Su única actividad es la de proteger al *gopī-jana.* Este movimiento de conciencia de Kṛṣṇa tiene como meta enseñarle a la gente a volverse *gopī-janas,* o amantes puros de Kṛṣṇa. Cuando alcancemos esa etapa de amor puro por Dios, el Señor nos salvará de cualquier peligro, incluso si ello implica que Él levante una colina o una montaña. Kṛṣṇa no tuvo que practicar algún sistema de *yoga* para poder levantar la colina Govardhana. Como Dios, Él es todopoderoso, incluso en la niñez. Él hizo el papel de un niño y trató a los demás como si fuera un niño, pero cuando era necesario, se manifestaba como Dios Todopoderoso. Ésa es la naturaleza de Kṛṣṇa, o Dios: Él no tiene que practicar meditación o seguir algún sistema de *yoga* para volverse Dios. Él no es un tipo manufacturado de Dios, sino que es Dios eternamente.

A pesar de que Él es Dios, Él disfruta de relaciones amorosas con Sus devotos, y a menudo asume papeles aparentemente secundarios, con objeto de satisfacer a Sus devotos. A Kṛṣṇa le gusta frecuentemente ser el hijo de un devoto, y, así pues, se convirtió en el hijo querido de Yaśodā, Yaśodā-nandana. Debido a que Él es Dios y todo el mundo lo adora, nadie lo regaña. Sin embargo, Kṛṣṇa disfruta de ser regañado por Su padre-devoto y Su madre-devota, y debido a que Kṛṣṇa siente placer en ser regañado, los devotos también asumen el papel, diciendo: "¡Muy bien!, me volveré Tu padre y Te regañaré". En forma similar, cuando Kṛṣṇa quiere pelear, uno de Sus devotos se vuelve el demonio Hiraṇyakaśipu y pelea con Él. En esa forma, todas las actividades de Kṛṣṇa se llevan a cabo en relación con Sus devotos. Si aspiramos a volvernos asociados de Kṛṣṇa tales como ésos, hemos de desarrollar conciencia de Kṛṣṇa, conocimiento de Kṛṣṇa.

Yaśodā-nandana vraja-jana-rañjana. La única actividad de Kṛṣṇa consiste en satisfacer a los *vraja-janas,* y la única actividad de éstos consiste en satisfacer a Kṛṣṇa. Ésa es la reciprocidad del amor. *Yamunā-tīra-vana-cārī:* Kṛṣṇa, la Suprema Personalidad de Dios, pasea por las riberas del Yamunā para complacer a las *gopīs,* a los pastorcillos de vacas, a los pájaros, a las abejas y a las vacas y terneros. Éstos no son pájaros, abejas, vacas, terneros u hombres ordinarios; todos ellos han alcanzado la cima de la autorrealización, y, así pues, después de muchas y muchas vidas, han alcanzado una posición mediante la cual pueden jugar con Kṛṣṇa. Este movimiento de conciencia de Kṛṣṇa puede hacer que todo el mundo vaya a Kṛṣṇaloka y se vuelva asociado de Kṛṣṇa como amigo, sirviente, padre o madre. Kṛṣṇa está dispuesto a asumir cualquiera de esas posiciones en relación con Su devoto. La manera en que lo hace se encuentra descrita por completo en nuestro libro *Las enseñanzas del Señor Caitanya.* Para conocer nuestra relación con Kṛṣṇa tenemos que seguir los pasos del Señor Caitanya y de Sus asociados principales, los seis Gosvāmīs—Śrī Rūpa, Sanātana, Śrī Jīva, Gopāla, Raghunātha dāsa y Raghunātha Bhaṭṭa. Estos Gosvāmīs estaban siempre dedicados a cantar Hare Kṛṣṇa y a bailar con éxtasis. Ellos enseñaron que cuando uno se absorbe en el *kṛṣṇa-kīrtana,* o en el canto de los santos nombres de Kṛṣṇa, se absorbe en el océano del amor por Kṛṣṇa. Tan pronto como se vibra el sonido del nombre de Kṛṣṇa, uno puede de inmediato absorberse en el océano de amor. Ésa es la señal de la devoción pura. Así pues, en los *kīrtanas,* los seis Gosvāmīs se absorbían de inmediato en el océano del amor por Dios.

Los seis Gosvāmīs no sólo eran queridos por los demás devotos del Señor Caitanya Mahāprabhu, sino también por los no devotos. La posición de un devoto puro es tal, que él no tiene ningún enemigo debido a que no es envidioso. Un devoto puro siempre está abierto a todos, y no discrimina diciendo que a una persona puede permitírsele cantar Hare Kṛṣṇa y a otra no. En el plano material, que es un plano de dualismo, hay diferencias entre alto y bajo, hombre y mujer, y esto o aquello, pero en el plano espiritual no existen semejantes distinciones. Por consiguiente, el devoto puro no es envidioso, pues ve todo con una mente imparcial. Por no ser envidioso, él es digno de adoración. En realidad, incluso puede decirse que una persona es digna de adoración simplemente si no es envidiosa, ya que sólo es posible no ser envidioso en el plano espiritual. Ése es también el veredicto de *El Bhagavad-gītā* [5.18–19]:

vidyā-vinaya-sampanne
brāhmaṇe gavi hastini
śuni caiva śvapāke ca
paṇḍitāḥ sama-darśinaḥ

ihaiva tair jitaḥ sargo
yeṣāṁ sāmye sthitaṁ manaḥ
nirdoṣaṁ hi samaṁ brahma
tasmād brahmaṇi te sthitāḥ

"El sabio humilde, en virtud del conocimiento verdadero, ve con la misma visión a un *brāhmaṇa* erudito y manso, a una vaca, a un elefante, a un perro y a un comeperros. Aquellos cuyas mentes están fijas como imparciales y ecuánimes, ya han conquistado las condiciones del nacimiento y la muerte. Ellos son perfectos como Brahman, y así pues, están ya situados en Brahman".

Aquel que ha adquirido la misericordia del Señor Caitanya, puede obtener semejante posición. Cuando una persona obtiene la misericordia de Él, puede liberar de la contaminación material a la humanidad que sufre. Debido a que los seis Gosvāmīs eran devotos de esa índole, les ofrecemos nuestras reverencias respetuosas con el *mantra: vande rūpa-sanātanau raghu-yugau śrī-jīva-gopālakau.* Los seis Gosvāmīs eran expertos en estudiar minuciosamente todas las Escrituras, con miras a establecer la verdadera religión en el mundo. Ellos dejaron muchos libros para guiarnos, siendo el más famoso *El Bhakti-rasāmṛta-sindhu* (*El néctar de la devoción*) de Śrī Rūpa Gosvāmī, que le proporciona indicaciones iniciales al devoto neófito. Los Gosvāmīs siempre trabajaron muy duro, día y noche, y su misión era simplemente la de escribir libros, cantar y bailar. En verdad, ellos estaban prácticamente liberados de las necesidades corporales de comer, dormir, aparearse y defenderse de los temores. No había ningún margen en absoluto para aparearse, ni tampoco margen alguno para temer o defenderse, pues estaban totalmente absortos en Kṛṣṇa. A lo sumo solían dormir una hora y media al día, y prácticamente no comían nada. Cuando sentían hambre, simplemente iban a la casa de alguna familia y pedían uno o dos pedazos de pan.

La misión de personas así de santas es únicamente la de volver feliz a la humanidad que sufre, elevando a todo el mundo hasta el plano de conciencia espiritual. En el mundo material, todos están tratando de explotarse unos a otros—una nación está tratando de explotar a otra, una sociedad está tratando de explotar a otra, un comerciante está tratando de explotar a otro, etc. Eso se denomina la lucha por la existencia, y a partir de ella, la gente que está luchando ha inventado una ley llamada "del más fuerte"; pero de hecho podemos ver que incluso los más poderosos deben luchar, tal como ocurre en la situación actual del mundo. Se está llevando a cabo una gran lucha entre Rusia, Norteamérica y China. Todo el mundo está sufriendo por esa lucha. En realidad, la propia lucha por la existencia significa sufrimiento. No obstante, los devotos puros de Kṛṣṇa no están interesados en explotar a los demás, sino en ayudar a la gente a que se vuelva feliz, y, por lo tanto, son adorados en todos los planetas. Caṇakya Paṇḍita incluso dijo que un hombre rico y un hombre sabio no podían ser comparados, ya que un hombre rico puede que reciba honores en su propio país o en su propio planeta, pero un hombre sabio, un devoto de Dios, recibe honores dondequiera que va.

Para un devoto no hay tampoco una diferencia entre cielo e infierno, debido a que Kṛṣṇa se encuentra con él en ambos lugares. Donde hay Kṛṣṇa no hay posibilidad de infierno; todos los lugares son Vaikuṇṭha. Por ejemplo, Haridāsa Ṭhākura no entraba en el templo de Jagannātha, situado en Purī, pues él había nacido en una familia mahometana, y los hindúes se oponían a que los mahometanos entraran en el templo. Sin embargo, Haridāsa Ṭhākura no permitió que esto lo perturbara. Él pensó: "¡Oh!, ¿por qué habría yo de ir y perturbarlos? Voy a cantar aquí". En consecuencia, el Señor Caitanya, quien es el Señor Jagannātha Mismo, iba diariamente a ver a Haridāsa. Ése es el poder de un devoto puro: él no tiene que visitar a Jagannātha; Jagannātha lo visita a él. El Señor Caitanya Mahāprabhu solía ir a ver a Haridāsa Ṭhākura diariamente camino del mar, cuando iba a bañarse. El Señor solía entrar en la choza de Haridāsa y preguntarle: "Haridāsa, ¿qué estás haciendo?", y Haridāsa solía responder: "Por favor, entre, mi Señor". Ésa es entonces la verdadera posición de un devoto. Por lo tanto, Kṛṣṇa dice que la adoración de Su devoto es incluso más valiosa que la adoración de Él Mismo. El devoto es verdaderamente capaz de presentar a Kṛṣṇa, ya que él conoce la ciencia del cultivo de conciencia de Kṛṣṇa, la ciencia de oír las palabras de Kṛṣṇa, de comer el *prasāda* de Kṛṣṇa y de disfrutar de Kṛṣṇa. Los impersonalistas y nihilistas puede que prediquen áridos tratados filosóficos acerca de *ahaṁ brahmāsmi* —"Soy espíritu"—, pero a fin de cuentas, ¿quién sentirá atracción? ¿Cuál es la diferencia entre alguien que piensa: "Soy una piedra", y alguien que piensa: "Soy la nada"? ¿Por qué hemos de volvernos piedra, madera o vacío? Nuestra verdadera posición debe ser la de relacionarnos recíprocamente con Kṛṣṇa mediante intercambios amorosos.

La chispa de amor por Kṛṣṇa es encendida por el maestro espiritual, el devoto puro. En lo que a mí se refiere, mi maestro espiritual, Su Divina Gracia Oṁ Viṣṇupāda Bhaktisiddhānta Sarasvatī Gosvāmī Prabhupāda, me ordenó asumir la responsabilidad de difundir el proceso de conciencia de Kṛṣṇa por el mundo occidental. Su Divina Gracia tenía un gran deseo de predicar el mensaje del Señor Caitanya en Occidente, y mi éxito es tanto su gracia como su placer. Cuando conocí a mi maestro espiritual, me encontraba en India y era un hombre muy joven, un nacionalista que trabajaba en un puesto de mucha responsabilidad. A pesar de que yo no quería ir a ver a Su Divina Gracia, uno de mis amigos, que aún vive en Calcuta, me llevó a la fuerza. Yo estaba reacio a ir a verlo, debido a que en nuestra casa mi padre solía recibir a muchos *sannyāsīs,* y yo no estaba muy satisfecho con los tratos de ellos. Yo pensé que Bhaktisiddhānta Sarasvatī Gosvāmī Mahārāja puede que fuera un hombre igual a ellos, y si lo fuere, ¿qué ganaría yo con ir a verlo? Pero mi amigo me llevó a la fuerza. "¿Por qué no ir a verlo?", preguntó él. Yo finalmente cedí y fui con él, y me beneficié con ello.

En mi primera visita, Su Divina Gracia dijo que era necesario que muchachos educados como yo fueran al extranjero y predicaran el evangelio de Caitanya Mahāprabhu. Yo respondí que India era una nación que se encontraba bajo dominio extranjero, y que nadie oiría nuestro mensaje. De hecho, en esa época, los extranjeros consideraban que los hindúes eran muy insignificantes, debido a que frente a tantas naciones independientes que había, India aún era dependiente, estando dominada por la Gran Bretaña. En esa época había un poeta bengalí que se lamentaba verdaderamente de que incluso naciones incivilizadas eran independientes, mientras que India dependía de los ingleses. Su Divina Gracia me convenció de que la dependencia y la independencia son simplemente condiciones temporales, y señaló que como nosotros estábamos interesados en el beneficio eterno de la humanidad, debíamos aceptar ese imperativo pedido de Caitanya Mahāprabhu. Ese encuentro con Su Divina Gracia, mi Guru Mahārāja, se llevó a cabo en 1922, hace medio siglo.

Yo fui iniciado oficialmente en 1933, apenas tres años antes de la partida de Guru Mahārāja de este mundo mortal. En el último momento, justo quince días antes de su partida, me escribió una carta, repitiendo sus instrucciones. Específicamente dijo que yo debía tratar de predicar este evangelio entre la gente de habla inglesa. Después de recibir esa carta, algunas veces yo soñaba que Guru Mahārāja me estaba llamando, y que yo dejaba el hogar y lo seguía. Yo soñaba eso, y pensaba: "Tengo que dejar mi hogar. Mi Guru Mahārāja quiere que deje mi hogar y adopte *sannyāsa*". Al mismo tiempo yo pensaba: "Esto es horrible. ¿Cómo puedo dejar mi hogar? ¿. . .a mi esposa? ¿. . .a mis hijos?". Eso se denomina *māyā*. En realidad, yo no quería dejar mi vida casera, pero Guru Mahārāja me hizo dejarla. Siguiendo sus órdenes, yo dejé mi hogar, incluso a unos cuantos hijos, pero ahora Guru Mahārāja me ha dado muchos buenos hijos en todas partes del mundo. Así pues, por servir a Kṛṣṇa nadie se vuelve un perdedor, y éste es un ejemplo tomado de mi propia experiencia práctica.

Cuando yo salí de India, solo, en 1965, temía que habría de tener una gran cantidad de problemas. El gobierno hindú no me permitía sacar ningún dinero fuera del país, así que vine con apenas unos cuantos libros y cuarenta rupias. Yo llegué a la ciudad de Nueva York en semejante condición, pero todo fue por gracia de Guru Mahārāja y Kṛṣṇa. Todo ocurre por la misericordia combinada de Kṛṣṇa y el maestro espiritual. En *El Caitanya-caritāmṛta* se afirma que la misericordia de Kṛṣṇa y del *guru* están combinadas. Ése es el secreto del éxito de este movimiento de conciencia de Kṛṣṇa. Kṛṣṇa se encuentra siempre dentro de nosotros, y en consecuencia, Él conoce todo acerca de nuestras intenciones, y nos da la oportunidad de obrar como decidamos. Si uno decide disfrutar de este mundo material, Kṛṣṇa le da la inteligencia para que se vuelva un comerciante muy sagaz, o un político popular, o un hombre astuto, de manera que uno pueda ganar dinero y disfrutar. Mucha gente se está engrandeciendo conforme a las pautas de la vida material. Comienza como gente muy pobre, y rápidamente, por buena fortuna, se vuelve millonaria. Sin embargo, no debemos pensar que la gente está alcanzando ese éxito en virtud de sus propios e insignificantes esfuerzos. Nadie puede mejorar sin la inteligencia, y esa inteligencia la da Kṛṣṇa. En *El Bhagavad-gītā,* Kṛṣṇa declara que Él está asentado en el corazón de todo el mundo como la Superalma, y que por Su voluntad el hombre puede recordar, y por Su voluntad el hombre puede olvidar. Kṛṣṇa suministra olvido y recuerdo según el deseo de la entidad viviente. Si queremos olvidar a Kṛṣṇa y disfrutar del mundo material, Él nos dará la inteligencia necesaria para que Lo olvidemos para siempre.

Mucha gente piensa: "Yo puedo disfrutar muy bien de este mundo material. Todo el mundo la está pasando tan bien. No hay ninguna razón por la cual yo no pueda disfrutar tanto como ellos". Esta idea es una ilusión debido a que no hay verdadero disfrute en el mundo material. Puede que ascendamos hasta una posición muy elevada, como la del presidente Kennedy. Puede que seamos muy bien parecidos, muy famosos, muy inteligentes y muy educados, muy ricos y muy poderosos, y puede que tengamos una esposa muy hermosa y unos hijos muy hermosos, y que ostentemos la posición más elevada del país—pero en cualquier momento podemos ser muertos de un tiro. Ésa es la naturaleza del mundo material: tenemos que enfrentar peligros a cada paso. No hay ninguna posibilidad de tener placer sin impedimentos. Incluso cuando uno se vuelve merecedor de los placeres, lo logra después de una lucha y sacrificio inmensos, y cualquier placer que pueda adquirirse es temporal, ya que en el mundo material no hay placer que pueda darnos un disfrute constante e interminable. Sólo Kṛṣṇa puede darnos eso.

Por lo tanto, Kṛṣṇa instruye en *El Bhagavad-gītā* que va en bien de toda entidad viviente el abandonar esta necia actividad material y tan sólo entregarse a Él. Desgraciadamente, en esta era la gente está tan atraída al fulgor de la naturaleza material, a la ilusión, o *māyā,* que no está muy interesada en ello. Kṛṣṇa incluso declara que Él dará plena protección de todas las reacciones pecaminosas si uno se entrega a Él, pero aun así la gente está tan apegada, que no puede hacerlo. La gente siempre teme que por entregarse a Kṛṣṇa habrá de perder algo, tal como yo temía perder a mi familia por ir al mundo occidental y predicar. Pero Kṛṣṇa es tan bondadoso, que si Él quita algo, nos recompensa miles de veces.

El maestro espiritual también es bondadoso, en el sentido de que pide de puerta en puerta, de país en país, de pueblo en pueblo: "Mis queridos damas y caballeros, mis queridos muchachos y muchachas, por favor emprendan el cultivo de conciencia de Kṛṣṇa". En esa forma él le presta un servicio muy íntimo a Kṛṣṇa. Kṛṣṇa es el Señor Supremo que da las órdenes, y el maestro espiritual ejecuta esas órdenes; por lo tanto, el maestro espiritual es muy querido por Kṛṣṇa. Bien sea que Kṛṣṇa lo envíe al cielo o al infierno, para él no hay diferencia. Para el maestro espiritual, un devoto puro, el cielo y el infierno son la misma cosa si no hay conciencia de Kṛṣṇa. En el infierno, la gente está sufriendo de muchísimas maneras, y en el cielo está disfrutando de sus sentidos de muchísimas maneras, pero un devoto del Señor puede vivir en cualquier lugar en el que haya conciencia de Kṛṣṇa, y como él lleva esa conciencia consigo, está siempre autosatisfecho. Si él es enviado al infierno, se satisfará simplemente cantando Hare Kṛṣṇa. De hecho, él no cree en el infierno, sino en Kṛṣṇa. En forma similar, si se le pusiera en el cielo, donde hay tantas oportunidades de complacencia sensual, también permanecería apartado, pues sus sentidos son satisfechos por el propio Kṛṣṇa. Así pues, el devoto está dispuesto a ir a cualquier parte para servir al Señor, y por esa razón es muy querido por Kṛṣṇa.

Los filósofos impersonalistas renunciantes dicen que este mundo es falso y que el Brahman impersonal es verdadero. Pero si se les pide que salgan y vayan a la sociedad, en la que predomina la complacencia material de los sentidos, rehusarán hacerlo, por temor a ser afectados por esas condiciones. Sin embargo, para una persona consciente de Kṛṣṇa no hay ninguna dificultad semejante. Como es controlada por Kṛṣṇa y se ha refugiado en Kṛṣṇa, no teme ir a cualquier parte.

Como consecuencia de ello, cuando los devotos se reúnen en un lugar en el que no hay conciencia de Kṛṣṇa, no hay nada malo, pues ellos aprovechan la oportunidad para cantar Hare Kṛṣṇa y saturar el lugar con conciencia de Kṛṣṇa. Esa oportunidad debe ser siempre aprovechada. Uno no debe encerrarse en un cuarto y cantar a solas. El gran sabio Nārada es un astronauta que viaja por todo el universo. Si bien él puede morar en los planetas más elevados, algunas veces va al infierno y predica ahí. Eso es lo hermoso de un sirviente de Dios: siempre actúa movido por el amor que siente por Kṛṣṇa y por Sus partes o porciones.

El principio en el que se fundamenta el servicio devocional es el amor puro por Kṛṣṇa. Sea cual sea la posición de un devoto en particular —amigo, sirviente, padre o madre, o amante de Kṛṣṇa—, su servicio es incondicional, pues el cultivo de conciencia de Kṛṣṇa no depende de ninguna condición material. Es trascendental, y no tiene nada que ver con las modalidades de la naturaleza material. Un devoto no teme ir a cualquier parte, y debido a eso, para él todas las condiciones materiales son iguales. En el mundo, podemos decir que éste es un buen lugar para estar, y aquél es un mal lugar, pero, como se señaló anteriormente, el devoto no está sujeto a esas maquinaciones mentales. Para él, el principio básico de la existencia material es malo, pues la existencia material significa olvido de Kṛṣṇa.

En la etapa neutral de la devoción, puede que uno le dé más importancia a la refulgencia impersonal del Señor y a la Superalma que se encuentra en el corazón, pero la conciencia de Kṛṣṇa verdaderamente se desarrolla cuando uno piensa: "Kṛṣṇa es el amo muy íntimo de mis relaciones íntimas". Al comienzo, desde luego, la comprensión impersonal y la comprensión de la Superalma son parte del cultivo de conciencia de Kṛṣṇa. Comprender parcialmente a Dios en Su aspecto impersonal o en Su aspecto como Superalma hace que uno desarrolle veneración por el Señor, pero cuando uno tiene una relación íntima con Kṛṣṇa como un amigo, amo, hijo, o amante, entonces la veneración desaparece.

Este plano de relación personal es desde luego más elevado que el plano impersonal o que el plano de la comprensión de la Superalma o Paramātmā. En la concepción neutral, se percibe únicamente que uno tiene la misma naturaleza que la Verdad Absoluta, o se percibe que se es parte o porción del Supremo. Eso es conocimiento indudablemente, ya que cuando uno desarrolla una relación personal con Kṛṣṇa como sirviente, comienza a apreciar la completa opulencia del Señor Supremo. Aquel que comprende que Dios posee a plenitud seis opulencias, verdaderamente comienza a prestar servicio. Uno comienza su servicio, tan pronto como se vuelve consciente de la grandeza de Kṛṣṇa y entiende la superioridad de Kṛṣṇa. La conciencia de la grandeza de Dios aumenta en uno cuando se presta servicio trascendental. Una persona que sirve al Señor para satisfacer los sentidos del Señor, queda a su vez satisfecha, debido a que Kṛṣṇa es la Superalma, y la entidad viviente individual es Su parte o porción. Si Él se satisface, entonces la entidad viviente se satisface. Si el estómago es satisfecho, entonces todas las partes del cuerpo son satisfechas, pues ellas reciben su nutrición a través del estómago. Cuando uno de mis hermanos espirituales comenzó a abanicar a mi Guru Mahārāja [maestro espiritual] en un día muy caluroso, Guru Mahārāja le preguntó: "¿Por qué me estás abanicando repentinamente?". El muchacho respondió: "Debido a que si usted es satisfecho, todos nosotros somos satisfechos". Ésa es la fórmula—no debemos tratar de satisfacer nuestros sentidos separadamente, sino que debemos tratar de satisfacer los sentidos de Kṛṣṇa. Entonces quedaremos satisfechos naturalmente.

Una persona consciente de Kṛṣṇa está siempre tratando de darle satisfacción a Kṛṣṇa, y ése es el comienzo del cultivo de conciencia de Kṛṣṇa. Debido a que en la concepción impersonal no hay forma de Dios, no hay oportunidad de satisfacer Sus sentidos. Sin embargo, aquel que ve a

Kṛṣṇa como amo, puede prestarle servicio. En *El Bhagavad-gītā*, Kṛṣṇa recibe el nombre de Hṛṣīkeśa, amo de los sentidos. Cuando se entiende que la Verdad Absoluta es el amo de los sentidos, que nuestros sentidos son productos de Sus sentidos y que, por lo tanto, deben ser utilizados para la satisfacción de los sentidos de Él, comienza a despertarse conciencia de Kṛṣṇa, que está latente en todo el mundo. Una vez Caitanya Mahāprabhu preguntó: "¿Cuál es la diferencia entre la posición neutral en relación con Kṛṣṇa, y la relación de amo y sirviente?". En ambos casos uno puede entender que Kṛṣṇa es grande, pero en la posición neutral no hay inclinación hacia el servicio. Por lo tanto, la relación amo-sirviente entre Kṛṣṇa y la entidad viviente es más elevada. Luego, cuando se alcanza el plano de la amistad con Kṛṣṇa, se añade otra cualidad trascendental. Hay la concepción de que Dios es grande y de que debe prestársele servicio a Él, pero también hay un sentimiento adicional: "Kṛṣṇa es mi amigo. Por lo tanto, debo tratarlo de manera que se sienta feliz". Con un amigo no nos sentimos simplemente contentos por prestarle servicio, sino al hacer que se sienta verdaderamente feliz y satisfecho. También hay igualdad en una relación de esa índole, pues Kṛṣṇa y el devoto se relacionan en términos de igual a igual. Así pues, los devotos que se encuentran en esta posición, de hecho olvidan la superioridad de Kṛṣṇa. Cuando los amigos de Kṛṣṇa solían montarse en los hombros de Kṛṣṇa para jugar, no pensaban que eran más grandes que Él. No hay cuestión de complacencia de los sentidos o de glorificación personal, pues la relación está basada en amor puro. El único deseo del devoto es darle placer a Kṛṣṇa, y Kṛṣṇa también lleva a Sus amigos en Sus hombros para obtener placer de ellos. Algunas veces, una persona simplemente acepta el hecho de que su amigo le dará una bofetada en la cara—pero no hay posibilidad de inferioridad alguna en dicha acción. Cuando la amistad y el placer mutuo son la base de la relación, no hay posibilidad de insulto o inferioridad.

Toda la base del cultivo de conciencia de Kṛṣṇa y de una relación con Kṛṣṇa está constituida por la potencia dadora de placer del propio Kṛṣṇa. Śrīmatī Rādhārāṇī, las doncellas de Vraja y los pastorcillos de vacas amigos de Kṛṣṇa, son todos expansiones de la potencia dadora de placer de Kṛṣṇa. Todos tenemos una tendencia a buscar placer, debido a que la fuente de donde emanamos es plenamente potente en cuanto a placer se refiere. Los impersonalistas no pueden pensar en esos términos, pues ellos niegan la potencia dadora de placer; por lo tanto, la filosofía impersonalista es incompleta e inferior. Aquellos que poseen conciencia de Kṛṣṇa reconocen la potencia dadora de placer que hay en Kṛṣṇa y en todas Sus pertenencias—Sus amigos, sirvientes, padre, madre y consorte. Todas las relaciones con Kṛṣṇa, que apuntan a la satisfacción de los sentidos de Kṛṣṇa, son manifestaciones de la potencia dadora de placer de Kṛṣṇa.

En lo que se refiere al alma individual, ésta es originalmente una parte o porción de esa potencia dadora de placer, del propio Manantial del placer. Sin embargo, por el contacto con la naturaleza material, el alma ha olvidado su posición verdadera, y ha quedado atrapada en el proceso evolutivo de la transmigración de un cuerpo a otro. Así pues, uno lucha arduamente por la existencia. Ahora debemos librarnos de los sufrimientos de la lucha, de las incontables transmigraciones que nos obligan a padecer los sufrimientos del nacimiento, la vejez, las enfermedades y la muerte, y debemos llegar al punto de nuestra vida eterna, consciente de Kṛṣṇa. Esa vida eterna es posible. Si uno trata lo mejor que puede en esta forma humana de vida, en su siguiente vida recibirá un cuerpo espiritual. El cuerpo espiritual ya se encuentra dentro del denso cuerpo material, pero sólo se desarrollará, tan pronto como uno quede libre de la contaminación de esta existencia material. Ése es el objetivo de la vida humana y el verdadero interés personal de toda la gente. El interés personal consiste en darse cuenta verdaderamente de que: "Yo soy parte o porción de Dios. Tengo que regresar al reino de Dios y unirme a Él". Así como aquí tenemos una vida social, Dios tiene una vida social en el reino espiritual, y podemos unirnos a Él allí. No se crea que después de terminar este cuerpo nos volvemos un vacío. En *El Bhagavad-gītā* [2.12], Kṛṣṇa le dijo a Arjuna: "Nunca hubo un tiempo en el que Yo no existiera, ni tú, ni todos estos reyes, ni en el futuro ninguno de nosotros cesará de existir". Por lo tanto, nuestra existencia es eterna, y los cambios de nacimiento y muerte son simplemente los cambios de los cuerpos materiales temporales.

El verdadero proceso para alcanzar la vida eterna no es difícil en absoluto. Este proceso de conciencia de Kṛṣṇa está basado en el conocimiento que se recibe de Kṛṣṇa, el ser más perfecto de todos. El conocimiento que se recibe de otras personas es defectuoso, debido a que el alma condicionada ha de cometer errores, ha de ser víctima de ilusiones, ha de engañar y ha de tener sentidos imperfectos. No obstante, el conocimiento que se recibe de Kṛṣṇa verdaderamente hace que podamos ver a Kṛṣṇa. Quizás alguien nos desafíe, diciendo: "¿Puede mostrarme a Dios?", y nuestra respuesta es: "Sí. Dios puede ser visto a cada momento". Kṛṣṇa dice: *raso 'ham apsu kaunteya,* "Yo soy el sabor del agua". Todos los días bebemos agua, y el sabor del agua está ahí, así que si pensamos en ese sabor como Kṛṣṇa, habremos comenzado a percibir a Dios todos los días. En *El Bhagavad-gītā,* Kṛṣṇa dice además: *prabhāsmi śaśi-sūryayoḥ,* "Yo soy la luz del Sol y de la Luna". Todos los días recibimos luz del Sol, y en la noche hay luz de la Luna; así que si pensamos en la fuente de esas emanaciones, finalmente nos volveremos conscientes de Dios. Hay tantos ejemplos similares que se dan en *El Bhagavad-gītā,* pues Kṛṣṇa es el comienzo, el medio y el fin, de todas las manifestaciones. Si queremos volvernos conscientes de Dios y comprender nuestra propia esencia, no es muy difícil lograrlo. Sólo tenemos que entender a Dios en verdad —cómo aparece, cómo desaparece, y cuáles son Sus funciones—, entonces podremos volvernos merecedores de entrar en el reino de Dios. Una persona que entiende a Dios, a Kṛṣṇa, después de dejar este cuerpo material no regresa de nuevo a la Tierra a recibir otro cuerpo material. ¿Adónde va? Kṛṣṇa dice: *mām eti,* "Viene a Mí". Ése debe ser el objetivo de cualquier ser humano inteligente.

Mensaje al lector

HARE KṚṢṆA se ha vuelto una frase muy familiar en el mundo actual. Tanto en México como en Londres, en Bombay y Bogotá, en Nueva York y Nairobi e incluso en Moscú, gentes de todas las razas, credos y nacionalidades se están beneficiando con el dinámico proceso de yoga llamado "la conciencia de Kṛṣṇa", aceptándolo como parte integral de su vida.

Aunque este proceso era desconocido en Occidente hasta hace unos cuantos años, en realidad no es nuevo. Su origen se remonta a miles de años atrás en la antigua India, que es la cuna del misticismo y la espiritualidad de la humanidad. Allí, grandes sabios, místicos y personas interesadas en la vida espiritual, a través de todas las épocas han podido alcanzar la perfección más elevada al seguir los principios de esa cultura.

Sin promover en el hombre una espiritualidad fanática o barata, este proceso le enseña cómo conducir una vida ideal colmada de buenas cualidades espirituales y complementada por un caudal vastísimo de conocimiento filosófico acerca del Absoluto, la renunciación, la vida eterna, etc. Esto es, por supuesto, algo muy diferente a la vida moderna del llamado hombre educado y civilizado, el cual se siente muy orgulloso de llevar una vida plagada de ansiedades y deseos ilimitados, cayendo en los hábitos y costumbres más degradados, y sin ningún conocimiento verdadero del propósito y las conquistas de la vida humana. En realidad, una vida carente de espiritualidad genuina es como la de un pez fuera del agua, pues nadie puede ser feliz sin vida espiritual.

Las bases filosóficas del método de conciencia de Kṛṣṇa se encuentran en las Escrituras reveladas llamadas los Vedas. Éstos fueron recopilados originalmente hace cinco mil años por el gran sabio Vyāsadeva, y abarcan todos los aspectos de la vida del hombre, así como también todas las variedades de conocimiento que éste puede adquirir. Estas enseñanzas descienden a través del sistema de sucesión discipular creado por el Señor Kṛṣṇa Mismo, y han llegado por primera vez a Occidente en la forma de esta Sociedad para la Conciencia de Kṛṣṇa, fundada en el año de 1966 por Su Divina Gracia A. C. Bhaktivedanta Swami Prabhupāda. Este proceso es muy diferente de los sistemas comerciales de meditación y yoga, en los cuales las enseñanzas han sido fabricadas por falsos mesías que únicamente han engañado y confundido al público ignorante e inocente.

Si después de leer este libro siente interés por conocer más acerca de la filosofía de conciencia de Kṛṣṇa, lo invitamos a que escriba o visite el Centro Hare Kṛṣṇa más cercano a su localidad y pida informes sobre nuestras demás publicaciones. También podrá así enterarse de cómo aplicar esta filosofía en su propia vida.*

Vea el listado de direcciones en la última página.

Su Divina Gracia
A. C. Bhaktivedanta Swami Prabhupāda

Su Divina Gracia A. C. Bhaktivedanta Swami Prabhupāda apareció en este mundo en 1896, en Calcuta, India. En 1922, también en Calcuta, conoció a su maestro espiritual, Śrīla Bhaktisiddhānta Sarasvatī Gosvāmī, el erudito y devoto más destacado de su época, fundador del Gauḍīya Maṭha (un instituto védico con sesenta y cuatro centros en toda la India). A Śrīla Bhaktisiddhānta le agradó este educado joven, y lo convenció de que dedicara su vida a la enseñanza del conocimiento védico. Śrīla Prabhupāda se volvió su discípulo, y once años después (en 1933), en Allahabad, se convirtió en su discípulo formalmente iniciado.

En su primer encuentro (en 1922), Śrīla Bhaktisiddhānta le pidió a Śrīla Prabhupāda que difundiera el conocimiento védico en el idioma inglés. En los años siguientes, Śrīla Prabhupāda escribió un comentario sobre *El Bhagavad-gītā,* el más importante de todos los textos védicos, y asistió en las actividades del Gauḍīya Maṭha. En 1944, sin ninguna ayuda, comenzó una revista quincenal en inglés, llamada *Back to Godhead* (publicada en español como *De vuelta al Supremo*). Él la redactaba y pasaba a máquina los manuscritos, revisaba las pruebas de galera, e incluso distribuía gratuitamente los ejemplares de la misma, y hacía grandes esfuerzos por mantener la publicación.

La Sociedad Gauḍīya Vaiṣṇava, en reconocimiento a la erudición y a la devoción de Śrīla Prabhupāda, lo honró en 1947 con el título de "Bhaktivedanta". En 1950, Śrīla Prabhupāda se retiró de la vida familiar. Cuatro años después adoptó la orden de retiro (*vānaprastha*), para consagrarle más tiempo a sus estudios y escritos, y poco después viajó a la sagrada ciudad de Vṛndāvana. Allí vivió en el histórico templo de Rādhā-Dāmodara, dedicándose durante varios años a escribir y estudiar profundamente. En 1959 adoptó la orden de la vida de renunciación (*sannyāsa*). En Rādhā-Dāmodara, Śrīla Prabhupāda escribió *Viaje fácil a otros planetas,* y comenzó la obra maestra de su vida: traducir y comentar *El Śrīmad-Bhāgavatam* —la crema de las Escrituras védicas—, una colección de libros que consta de 18.000 versos.

Después de publicar tres volúmenes del *Bhāgavatam,* Śrīla Prabhupāda fue a los Estados Unidos en 1965, a cumplir con la misión dada por su maestro espiritual. Ya en Occidente, Su Divina Gracia escribió ochenta volúmenes de traducciones, comentarios y estudios sobre las obras clásicas de la India. Cuando Śrīla Prabhupāda llegó por primera vez a la ciudad de Nueva York en un buque de carga, se encontraba prácticamente sin un centavo y sin seguidores. Pero en julio de 1966, después de casi un año de grandes dificultades, fundó la Sociedad Internacional para la Conciencia de Krishna. Hasta el momento de su muy lamentable partida, acaecida el catorce de noviembre de 1977, dirigió la Sociedad y la vió crecer y convertirse en una confederación mundial de más de cien *āśramas,* escuelas, templos, institutos y comunidades agrícolas.

En 1968, Śrīla Prabhupāda fundó Nueva Vṛndāvana, una comunidad védica experimental que se encuentra en las colinas de Virginia Occidental, E.U.A. Sus discípulos, inspirados por el éxito de Nueva Vṛndāvana, la cual es hoy en día una pujante comunidad agrícola de dos mil acres, han fundado desde entonces varias comunidades similares en todo el mundo.

En 1975 se inauguraron en Vṛndāvana, India, el magnífico templo Kṛṣṇa-Balarāma y la Casa Internacional de Huéspedes. En 1978 se inauguró en Playa Juhu, Bombay, un complejo cultural formado por un templo, un moderno teatro, una casa de huéspedes y un restaurante de cocina vegetariana. Quizás el proyecto más osado de Śrīla Prabhupāda fue la creación de una ciudad de cincuenta mil residentes, en Māyāpur, Bengala Occidental. Śrīdhāma Māyāpur será un modelo ideal de la vida védica que se menciona en los *Vedas,* la cual tiene como objetivo satisfacer las necesidades materiales de la sociedad, y brindarle la perfección espiritual.

Śrīla Prabhupāda trajo además a Occidente el sistema védico de educación primaria y secundaria. El *gurukula* ("la escuela del maestro espiritual") comenzó apenas en 1972, y ya tiene cientos de estudiantes y muchos centros alrededor del mundo.

Sin embargo, la contribución más significativa de Śrīla Prabhupāda la constituyen sus libros. La comunidad académica los respeta por su autoridad, profundidad y claridad, y los ha convertido en libros regulares de texto en numerosos cursos universitarios. Además, las traducciones de los libros de Śrīla Prabhupāda aparecen ahora en cuarenta idiomas. El Bhaktivedanta Book Trust, establecido en 1972 para publicar las obras de Su Divina Gracia, se ha convertido así en la mayor casa editorial del mundo en el campo de la religión y la filosofía de la India. Entre sus proyectos más importantes estuvo la publicación de *El Śrī Caitanya-caritāmṛta,* una obra bengalí clásica. Śrīla Prabhupāda hizo la traducción y el comentario de sus dieciocho volúmenes en apenas dieciocho meses. A pesar de su avanzada edad, Śrīla Prabhupāda viajó alrededor del mundo catorce veces en sólo doce años, en giras de conferencias que lo llevaron a seis continentes. A pesar de un itinerario tan vigoroso, Śrīla Prabhupāda continuaba escribiendo prolíficamente. Sus escritos constituyen una memorable biblioteca de la filosofía, la religión y la cultura védicas.

Glosario

Las palabras en MAYÚSCULAS PEQUEÑAS se encuentran a su vez definidas en el lugar que les corresponde en el Glosario.

A

adhibhautika—sufrimientos ocasionados por los conflictos con otras entidades vivientes.
adhidaivika—sufrimientos ocasionados por las fuerzas de la naturaleza.
adhyātmika—sufrimientos ocasionados por la mente y el cuerpo de uno.
Advaita Ācārya—una encarnación del Señor que apareció como un asociado principal de otra encarnación: el Señor CAITANYA MAHĀPRABHU.
Akrūra—un tío del Señor KṚṢṆA.
Ānandagiri—un destacado seguidor de ŚANKARĀCĀRYA.
apavarga—véase MUKTI.
Arjuna—uno de los cinco hermanos PĀṆḌAVA; el Señor KṚṢṆA se convirtió en su auriga durante la Batalla de KURUKṢETRA y le habló EL BHAGAVAD-GĪTĀ.
āśramas—las cuatro divisiones védicas para el desarrollo del ciclo de vida humana, las cuales están destinadas a elevarlo a uno hasta la perfección espiritual; comienzan con *brahmacarya* (celibato y estudio), prosiguen con *gṛhastha* (vida de casado), *vānaprastha* (retiro), y culminan con *sannyāsa* (completa renuncia a la vida familiar y a las obligaciones materiales). Véase también VARṆĀŚRAMA-DHARMA.
aṣṭāṅga-yoga—el proceso de meditación de ocho pasos, que comienza con posturas para sentarse y control de la respiración, y culmina con la percepción de la forma del Señor que se encuentra dentro del corazón de uno.
avatāra—un "descenso" o aparición en el mundo material, del Señor Supremo o Su representante.

B

Bādarāyaṇa—véase VYĀSADEVA.
Baladeva—véase JAGANNĀTHA, BALADEVA Y SUBHADRĀ.
Bhagavad-gītā, El—la Escritura más importante de la tradición védica, que recoge las enseñanzas del Señor KṚṢṆA a Su devoto ARJUNA, y que expone lo que es la devoción al Señor Supremo, tanto como el medio principal, así como la meta final de la perfección espiritual.
Bhagavān—el Señor Supremo, quien es el dueño final de todas las variedades de opulencias.
Bhāgavatam, Bhāgavata Purāṇa—véase ŚRĪMAD-BHĀGAVATAM, EL.
bhakta—el devoto del Señor Supremo.
bhakti (bhakti-yoga)—la práctica del servicio devocional que se ejecuta para el Señor Supremo.
Bhaktisiddhānta Sarasvatī—(1874–1936) el "abuelo" de la Sociedad Internacional para la Conciencia de Kṛṣṇa; el maestro espiritual de Su Divina Gracia A. C. Bhaktivedanta Swami Prabhupāda.
Bhaktivinoda Ṭhākura—(1838–1915) el "bisabuelo" de la Sociedad Internacional para la Conciencia de Kṛṣṇa; el maestro espiritual de Śrīla BHAKTISIDDHĀNTA SARASVATĪ.

Bhīṣma—el más poderoso y anciano guerrero de la Batalla de KURUKṢETRA; es reconocido como una de las principales autoridades en el servicio devocional que se le presta al Señor.

Brahmā—el primer ser viviente creado del universo; él crea la multiplicidad de formas de vida, planetas y condiciones de vida, bajo la supervisión del Señor Supremo.

brahmacārī, brahmacarya—véase ĀŚRAMAS.

brahmajyoti—la refulgencia corporal del Señor Supremo.

Brahman—el aspecto impersonal y omnipenetrante del Señor Supremo.

brāhmaṇa—véase VARṆAS.

Brahma-saṁhitā, El—una descripción resumida de las glorias del Señor, que incluye las oraciones de BRAHMĀ al Señor.

Bṛhan-nāradīya Purāṇa, El—véase PURĀṆAS.

Buda—una encarnación disfrazada del Señor Supremo que predicó ateísmo para desviar a la gente de esa época del mal uso de los sacrificios rituales de los VEDAS como una licencia para la matanza de animales.

C

Caitanya Mahāprabhu—la encarnación del Señor Supremo disfrazado como Su propio devoto, que descendió para enseñar amor por Dios a través del proceso de canto en congregación de los santos nombres del Señor.

CH

Chandogya Upaniṣad, El—véase UPANIṢADS.

D

Devakī—la esposa de VASUDEVA y madre del Señor KṚṢṆA.

Devī—véase DURGĀ.

dharma—la función eterna de la entidad viviente.

Dhṛtarāṣṭra—el padre que colaboró con sus hijos para quitarles con engaños a los hermanos PĀṆḌAVA su reino, y pelear en contra de ellos en la Batalla de KURUKṢETRA.

Durgā—la energía material del Señor, personificada, y esposa del semidiós ŚIVA.

E

Enseñanzas del Señor Caitanya, Las—un estudio resumido del libro *El Caitanya-caritāmṛta,* realizado por Su Divina Gracia A. C. Bhaktivedanta Swami Prabhupāda.

Era de Kali—véase KALI-YUGA.

G

Ganges (Gaṅgā)—el río más sagrado de la India.

Gargamuni—el sacerdote de familia de la dinastía Yadu, la dinastía en la que el Señor KṚṢṆA eligió aparecer.

Gaurāṅga—véase CAITANYA MAHĀPRABHU.

Goloka—el planeta supremo del mundo espiritual, VAIKUṆṬHA.

gopīs—las amigas pastorcillas de vacas del Señor KṚṢṆA que viven en VṚNDĀVANA. Son Sus más entregados e íntimos devotos.

gosvāmī—véase SVĀMĪ.

gṛhamedhī—persona que sólo busca el bienestar material de su familia, sociedad, comunidad y nación, así como también el de la humanidad en general, pero que hace caso omiso de los principios de la vida espiritual, pues carece por completo de conocimiento sobre la Trascendencia.

gṛhastha—véase ĀŚRAMAS.

guru—un maestro espiritual que comprende perfectamente a Dios, y que sólo habla y actúa conforme a las Escrituras.

guru-kula—un colegio de educación védica; los muchachos entran a la edad de cinco años y viven ahí como estudiantes célibes, guiados por un maestro espiritual.

H

Hare (Harā)—véase RĀDHĀ.

Hari—un nombre de la Suprema Personalidad de Dios, que significa: "Aquel que quita todos los obstáculos del progreso espiritual".

Haridāsa Ṭhākura—un gran devoto del Señor CAITANYA MAHĀPRABHU, famoso por cantar trescientos mil nombres de Dios diariamente.

hari-kīrtana—véase KĪRTANA.

Hari-vaṁśa, El—una Escritura suplementaria de EL MAHĀBHĀRATA.

I

Indra—el Rey de los planetas celestiales y jefe de los semidioses administradores.

Īśopaniṣad, El—véase UPANIṢADS.

J

Jagad-guru—"maestro espiritual del universo".

Jagannātha, Baladeva y Subhadrā—la Deidad del Señor KṚṢṆA como Jagannātha ("el Señor del Universo"), juntamente con Su hermano, Baladeva, y Su hermana, Subhadrā.

Jagannātha Purī (Jagannātha-dhāma)—una ciudad de la costa de Orisa, que es una provincia que se encuentra en el oriente de la India; la santa ciudad del templo y la Deidad del Señor JAGANNĀTHA.

jīva—la entidad viviente individual, que es una eterna y diminuta parte del Señor Supremo.

Jīva Gosvāmī—uno de los seis maestros espirituales vaiṣṇavas que siguieron directamente al Señor CAITANYA MAHĀPRABHU y que sistemáticamente presentaron Sus enseñanzas.

jñānī—aquel que trata de alcanzar al Absoluto Supremo mediante el cultivo de conocimiento empírico y especulativo.

K

Kālī—véase DURGĀ.

Kali-yuga—la época histórica actual desde el punto de vista védico (última en un ciclo de cuatro épocas que degeneran progresivamente) caracterizada por una progresiva declinación del conocimiento espiritual, y, consecuentemente, la degeneración de la civilización humana.

kāma—el deseo material; la lujuria.
karma—actividad que se realiza en el mundo material y que siempre lo enreda a uno en alguna reacción, bien sea buena o mala.
karma-kāṇḍa—rituales que se recomiendan en los VEDAS para aquellos que están interesados en beneficios materiales.
karmī—una persona que está tratando de disfrutar de los resultados de sus actividades materiales.
kīrtana—cantar o hablar para glorificación del Señor Supremo. Véase también SANKĪRTANA.
Kṛṣṇa—la Suprema Personalidad de Dios, que aparece en Su original forma de dos brazos, que es el origen de todas las demás formas y encarnaciones del Señor.
Kṛṣṇaloka—véase GOLOKA.
kṛṣṇa-prasāda—véase PRASĀDA.
kṛṣṇa-prema—véase PREMA.
kṣatriya—véase VARṆAS.
Kuntī—madre de los PAṆḌAVAS y tía del Señor KṚṢṆA.
Kurukṣetra—un antiguo lugar de peregrinaje que se encuentra cerca de Nueva Delhi, donde se peleó la Batalla de Kurukṣetra y se habló EL BHAGAVAD-GĪTĀ. Véase también DHṚTARĀṢṬRA y PĀṆḌAVAS.

L

Lakṣmī—la diosa de la fortuna y consorte eterna de la Suprema Personalidad de Dios NĀRĀYAṆA.
literatura védica—los cuatro VEDAS, los UPANIṢADS, EL VEDĀNTA-SŪTRA, los PURĀṆAS, EL MAHĀBHĀRATA, demás historias y suplementos, y también obras más recientes escritas según la conclusión védica.

M

Madhvācārya—un maestro espiritual vaiṣṇava del siglo trece que predicó la filosofía teísta del "dualismo puro", el cual sostiene que el Señor y las entidades vivientes son siempre distintos uno del otro.
Mahābhārata, El—la historia épica de la antigua India, escrita por VYĀSADEVA, en la que incluyó EL BHAGAVAD-GĪTĀ.
mahājanas—las principales autoridades del proceso del servicio devocional que se le presta al Señor.
mahā-mantra—el gran canto de la liberación:
Hare Kṛṣṇa, Hare Kṛṣṇa, Kṛṣṇa Kṛṣṇa, Hare Hare
Hare Rāma, Hare Rāma, Rāma Rāma, Hare Hare.
Mahārāja—un título. Véase nombres específicos.
mahātmā—una "gran alma"; devoto de Dios.
Māṇḍūkya Upaniṣad, El—véase UPANIṢADS.
mantra—una sílaba, palabra o verso, con una potencia espiritual especial, que se canta o en el que se medita para invocar entendimiento y percepción espirituales.
māyā—la energía material; la energía ilusoria del Señor que engaña a la entidad viviente, haciéndola olvidar su verdadera naturaleza espiritual.
māyāvāda—la filosofía monista que dice que no hay diferencia entre Dios y las entidades vivientes. Véase también ŚANKARĀCĀRYA.

mleccha—aquel que no sigue la cultura védica.
mṛdaṅga—un tambor de barro que se utiliza en la glorificación musical del Señor.
mukti—la liberación de la entidad viviente del ciclo del repetido nacimiento y muerte.
Muṇḍaka Upaniṣad, El—véase UPANIṢADS.

N

Nanda Mahārāja—el Rey de VRAJA y padre adoptivo del Señor KṚṢṆA.
Nārāyaṇa—un nombre de la Suprema Personalidad de Dios, que significa "Aquel que es la fuente y la meta de todos los seres vivientes".
Navadvīpa—una ciudad de la provincia de Nadia, Bengala Occidental, que es el lugar del nacimiento del Señor CAITANYA MAHĀPRABHU.
Nityānanda Prabhu—una encarnación del Señor que apareció como el principal asociado de otra encarnación: el Señor CAITANYA MAHĀPRABHU.

O

oṁkāra—el sonido sagrado *oṁ,* que es el comienzo de muchos MANTRAS védicos y que representa al Señor Supremo.

P

Padma Purāṇa, El—véase PURĀṆAS.
Pāṇḍavas—Yudhiṣṭhira, Bhīma, ARJUNA, Nakula y Sahadeva: los cinco hermanos y guerreros que eran amigos íntimos del Señor KṚṢṆA, y que pelearon en la Batalla de KURUKṢETRA para recobrar su reino de manos de los hijos de DHṚTARĀṢṬRA.
Para-brahman—la Suprema Personalidad de Dios, quien es superior a Su aspecto impersonal de BRAHMAN.
Paramātmā—la forma del Señor Supremo que mora en el corazón de cada entidad viviente, y que la acompaña mientras transmigra de cuerpo en cuerpo en el mundo material.
Parāśara Muni—padre de VYĀSADEVA y narrador original de diversos PURĀṆAS.
Parīkṣit Mahārāja—un gran rey védico y devoto del Señor que oyó EL ŚRĪMAD-BHĀGAVATAM de labios de ŚUKADEVA GOSVĀMĪ y alcanzó así la perfección.
Patañjali—el autor del sistema original de YOGA.
Prahlāda Mahārāja—un devoto del Señor que fue perseguido por su demoníaco padre, pero que fue protegido y salvado por el Señor.
prasāda—comida que se santifica al ofrecérsele primero al Señor para Su disfrute.
prema—amor por Dios, libre de cualquier motivación egoísta.
Purāṇas—los dieciocho textos que exponen las enseñanzas de los VEDAS mediante narraciones históricas y alegóricas.

R

Rādhā (Rādhārāṇī)—la consorte eterna más íntima del Señor KṚṢṆA, personificación de Su potencia espiritual dadora de placer.
Raghunātha Bhaṭṭa Gosvāmī y Raghunātha dāsa Gosvāmī—dos de los seis maestros espirituales vaiṣṇavas que directamente siguieron a Śrī CAITANYA MAHĀPRABHU y que sistemáticamente presentaron Sus enseñanzas.

rajas—la modalidad material de la pasión, caracterizada por el esfuerzo materialista y el deseo de complacencia de los sentidos.

Rāma—un nombre de la Suprema Personalidad de Dios, que significa "la fuente de todo placer".

Rāmacandra—una encarnación del Señor, que enseñó con Su ejemplo el comportamiento de un rey perfecto.

Rāmānanda Rāya—un asociado íntimo del Señor CAITANYA MAHĀPRABHU.

Rāmānujācārya—un maestro espiritual vaiṣṇava del siglo once que comenzó el ataque teísta en contra de la filosofía monista de ŚANKARĀCĀRYA.

rasa—el "sabor" específico de una relación personal específica con el Señor Supremo.

Ratha-yātrā—el festival anual del Señor JAGANNĀTHA, en el que la Deidad desfila en unas inmensas carrozas.

Ṛg Veda, El—uno de los cuatro VEDAS originales, el cual contiene himnos para diferentes semidioses.

Rudra—véase ŚIVA.

Rūpa Gosvāmī—el principal de los seis maestros espirituales vaiṣṇavas que siguieron directamente al Señor CAITANYA MAHĀPRABHU y que sistemáticamente presentaron Sus enseñanzas.

S

samādhi—meditación fija en la forma personal del Señor.

Sāma Veda, El—uno de los cuatro VEDAS originales, que contiene oraciones para sacrificios, con sus arreglos métricos y melódicos.

Sanātana Gosvāmī—uno de los seis maestros espirituales vaiṣṇavas que siguieron directamente a Śrī CAITANYA MAHĀPRABHU, y que presentaron sistemáticamente Sus enseñanzas.

Śaṅkarācārya—el famoso e influyente maestro monista del siglo nueve, cuya filosofía sostiene que no hay diferencia entre Dios y la entidad viviente.

sāṅkhya—la rama de la filosofía que trata del análisis de los elementos del mundo material.

saṅkīrtana—canto en congregación de los santos nombres de Dios.

sannyāsa—véase ĀŚRAMAS.

Sārvabhauma Bhaṭṭācārya—un gran erudito que fue vencido filosóficamente por el Señor CAITANYA MAHĀPRABHU, y quien entonces se entregó al Señor como discípulo de Él.

śāstras—Escrituras autoritativas. Véase también LITERATURA VÉDICA.

Satya-yuga—época histórica según los VEDAS (la primera y la mejor de un ciclo de cuatro eras que degeneran progresivamente) caracterizada por una civilización humana muy adelantada espiritualmente. Véase también KALI-YUGA.

Śikṣāṣṭaka, El—ocho oraciones instructivas escritas por el Señor CAITANYA MAHĀPRABHU.

Sindhu—el río que constituye el límite occidental de India.

Śiva—el semidiós que supervisa la cualidad material de la ignorancia y la destrucción final del cosmos material.

śloka—un verso en la literatura sánscrita.

Śrī, Śrīla, Śrīmatī, Śrīpada—títulos. Véase nombres específicos que siguen al título.

Śrī-kṣetra—véase JAGANNĀTHA PURĪ.

Śrīmad-Bhāgavatam, El (Bhāgavata Purāṇa)—el "PURĀṆA inmaculado" de VYĀSADEVA, que trata exclusivamente del servicio devocional puro que se le presta al Señor Supremo.
śruti—los cuatro VEDAS originales.
Subhadrā—véase JAGANNĀTHA, BALADEVA Y SUBHADRĀ.
śūdra—véase VARṆAS.
Śukadeva Gosvāmī—el sabio que le habló EL ŚRĪMAD-BHĀGAVATAM al rey PARĪKṢIT justo antes de la muerte del Rey.
svāmī—aquel que mediante la fuerza espiritual se ha vuelto el amo de sus sentidos.
Śvetāśvatara Upaniṣad, El—véase UPANIṢADS.

T

tamas—la modalidad material de la ignorancia, caracterizada por ignorancia, letargo y locura.
tapasya—austeridad; inconvenientes materiales que se aceptan en la búsqueda de la iluminación espiritual.
Ṭhākura Bhaktivinoda—véase BHAKTIVINODA ṬHĀKURA.

U

Upaniṣads—la división filosófica de los VEDAS, destinada a llevar al estudiante más cerca del entendimiento de la naturaleza personal de la Verdad Absoluta.

V

Vaikuṇṭha—el mundo espiritual eterno que se encuentra más allá del cosmos material.
vaiṣṇava—un devoto de KṚṢṆA o de cualquier otra forma de la Suprema Personalidad de Dios.
vaiśya—véase VARṆAS.
Vālmīki Muni—el autor de *El Rāmāyaṇa* original, la obra épica que trata de los pasatiempos del Señor RĀMACANDRA.
vānaprastha—véase ĀŚRAMAS.
varṇas—las cuatro divisiones de las ocupaciones sociales en la sociedad védica: *brāhmaṇa* (sacerdotes, profesores e intelectuales), *kṣatriyas* (militares y administradores públicos), *vaiśyas* (granjeros y comerciantes) y *śūdras* (obreros y artesanos). Véase también VARṆĀŚRAMA-DHARMA.
varṇāśrama-dharma—el antiguo sistema védico de organizar la sociedad en cuatro divisiones sociales y de ocupación (VARṆAS) y en cuatro divisiones espirituales (ĀŚRAMAS) para promover el bienestar político, económico y social y el avance espiritual de todos los miembros de la sociedad.
Varuṇa—el semidiós que está a cargo del agua.
Vasudeva—el padre del Señor KṚṢṆA.
Vāsudeva—un nombre de la Suprema Personalidad de Dios como el Señor Supremo de todos los mundos materiales y espirituales.
Vedānta-sūtra, El, (Vedānta)—el resumen de la filosofía teísta de la LITERATURA VÉDICA, escrito por VYĀSADEVA en la forma de códigos concisos.
Vedas—las cuatro Escrituras, ṚG, *Yajur,* SĀMA, y *Atharva,* y en un sentido más amplio incluye también a los UPANIṢADS y a EL VEDĀNTA-SŪTRA.
Vikarṇa—un guerrero que peleó en contra de los PĀṆḌAVAS en la Batalla de KURUKṢETRA.

Viṣṇu—un nombre de la Suprema Personalidad de Dios como el creador y sustentador de los universos materiales.

Viṣṇu Purāṇa, El—véase PURĀṆAS.

Vraja (Vrajabhūmi)—véase VṚNDĀVANA.

Vṛndāvana—la morada más íntima y personal del Señor KṚṢṆA, en la que Él se dedica a ejecutar amorosos pasatiempos con Sus devotos.

Vyāsadeva—el recopilador original de los VEDAS y PURĀṆAS, y el autor de EL VEDĀNTA-SŪTRA y EL MAHĀBHĀRATA.

Vyāsa-pūjā—el día de la aparición del maestro espiritual, en el que se le honra como el representante de VYĀSADEVA y el representante directo del Señor Supremo.

Y

Yamarāja—el semidiós que está a cargo de castigar a los pecadores después de la muerte; también se le reconoce como una de las principales autoridades en el servicio devocional que se le presta al Señor KṚṢṆA.

Yaśodā—la madre adoptiva del Señor KṚṢṆA, y esposa de NANDA MAHĀRĀJA.

yavana—un bárbaro.

yoga—diversos procesos de iluminación espiritual, todos destinados en fin de cuentas a alcanzar al Supremo.

yogī—aquel que procura lograr el éxito en uno de los procesos de YOGA.

Nota acerca de las palabras sánscritas transliteradas

Las **vocales** se pronuncian aproximadamente como en español, excepto que hay vocales cortas y vocales largas. Estas últimas llevan una raya encima. Las vocales cortas son más breves que en español. Las vocales largas tienen el doble de duración que las vocales cortas, y son como las vocales acentuadas en español. La vocal **ṛ** se pronuncia **ri.**

Las **consonantes** se pronuncian casi todas como en español, con estas excepciones: cuando van seguidas de una **h** (**kh, gh, ch, jh, th, dh, ph, bh**) son aspiradas, es decir, se pronuncian emitiendo con cierta fuerza el aire de la garganta. La **g** se pronuncia como la **g** de **g**oma. La **c** se pronuncia como la **ch** de **ch**ino. La **j** se pronuncia como una **ll** fuerte. La **y** se pronuncia como la **i** de **i**onósfera. La **ll** se pronuncia como la **l** en so**l.** La **ś** y la **ṣ** se pronuncian como una **sh** suave, así como en la palabra **sh**a. La **h** es aspirada.

Índice alfabético

A

Penitencia (expiación), 248
Personalismo, religiones que aceptan el, 93
Placer como el significado de la vida, 36
Placer material, 174–178, 287–288
Planetas infernales, 239
Planeta Tierra, como propiedad del Señor, 184
Prabhupāda, definición, 58
Preguntas como síntoma de la vida humana, 40, 43, 44, 154, 249
Principios regulativos (cuatro prohibiciones), 64, 69–70, 104, 121, 197, 204
Protección
  material, como insegura, 261
  por entregarse al Señor, 65
Purificación, proceso de, 259
Puruṣottama, Kṛṣṇa como, 277
Pūtanā, 20
  la relación de Kṛṣṇa con, 273–274

R

Reino de Dios
  como Brahman, 6
  cualidades para alcanzarlo, 6–7
  descrita la naturaleza del, 7–8
  localizado técnicamente en todas partes, 7
Relatividad del mundo material, 218–219
Religión
  amor a Dios como meta de la, 36, 167
  como obediencia a las leyes de Dios, 35, 93, 146, 172–173
  como una ciencia, 35
  comparada a las leyes del gobierno, 35
  dada por Dios, no por el hombre, 35, 93
Religiones
  conciencia de Kṛṣṇa más allá de las, 28–29
  la conciencia de Kṛṣṇa no critica a las, 144–145
  personales, 93
Religiosidad material, 269
Respeto
  dos tipos de, 122
  valor del, 122
Riqueza
  como posible obstáculo espiritual, 166–167
  del maestro espiritual, 66–67
  del Señor, 19
  Kṛṣṇa sanciona la, 287
  sin importancia en la vida espiritual, 66–67
Rudra, 90
Rūpa Gosvāmī, 73, 78, 101, 137, 146, 147, 279

S

Sabios, poseen visión de igualdad, 15, 230, 237, 283–284
Sacrificio
  alimento ofrecido como, 120
  del cordero pascual, 127
Satya-yuga duración de la vida y meditación en, 140–141, 149
Sentidos
  condicionados, comparados con los originales, 276
  del alma, 276
  imperfectos, 216–217
  Kṛṣṇa como amo de los, 291
  los *gosvāmīs* son amos de los, 147
  purificados, servicio devocional con los, 271–272, 273, 275–276, 291
Servicio
  como posición constitucional de todos, 1–2
  mal dirigido, frustración del, 2
Servicio devocional puro
  matiz material ausente en el, 8
  sólo como *bhakti,* 104
Śiva, como Śaṅkarācārya, 87, 89
Sol
  como el ojo de Kṛṣṇa, 216
  energía del, 215
  Kṛṣṇa como el, 215
  Kṛṣṇa como el resplandor del, 215
Sufrimiento, 76
  comparado con el placer espiritual, 36
  conciencia de Kṛṣṇa alivia el, 32
  debido a la identificación corporal, 32
  debido al olvido, 42
  la desobediencia a las leyes de la naturaleza causa el, 54
  la ignorancia causa el, 54–55
Suicidio, como descuido de la vida espiritual, 5, 78
Svāmī, definición, 147

T

Teorías de la manifestación cósmica, 6
Trabajar, la vida está hecho para algo más que, 3
Transmigración, 292
  al cuerpo animal, 3, 30, 43–44, 129–130, 135
  bases lógicas y científicas de la, 26–34
  ciclo evolutivo de la, 2, 219–220, 231–232
  para las especies humanas, 157–158
  principio de la, 51
Trinidad cristiana, 116

U

V

Y

ASOCIACIÓN INTERNACIONAL PARA LA CONCIENCIA DE KRISNA

CENTROS EN EL MUNDO

ESPAÑA

Barcelona—Centro Cultural Hare Krisna, Carrer de la Vinya, 36, 08026 Barcelona/ (93) 347-9933; **Málaga**—Centro Cultural Hare Krisna, Cta. de Alora 3, INT., 29140 Churriana (Málaga)/ (952) 621038; *GRANJA:* **Brihuega**—Finca Santa Clara (Nueva Vrajamandala), 19400 Brihuega (Guadalajara)/ (911) 280436.

LATINOAMERICA

ARGENTINA: Buenos Aires—Centro Bhaktivedanta, Andonaegui 2054, 1431 Buenos Aires/(1) 5155; **Bahía Blanca**—Centro de Estudios Védicos, F. Sanches 233, 8000 Bahía Blanca; **Córdoba**—Montevideo 950, Paseo de los Andes/ (051) 262229; **Rosario**—Centro de Bhakti-Yoga, Paraguay 556, 2000 Rosario. *GRANJA:* (Bhaktilata Puri), Apdo. 77, 1727 Marcos Paz, Pcia. Bs.As., Argentina. **BARBADOS: Christ Church**—31 Goodland Park/ (809) 42-84209. **BOLIVIA: La Paz**—P.O. Box 10278, Miraflores, La Paz; **Cochabamba**—Av. Heroines E-0435 Apt.3 (correos: P.O. Box 2070). *RESTAURANTES:* Restaurante Gopal, Calle España (Galería Olimpia)/ Cochabamba; Snack Govinda, Av. Argomasa (1° anillo), esq. Bolivar/ Santa Cruz. **COLOMBIA: Cali**—Avenida 2 EN, N° 24N-39/ 688853; **Bogotá**—Calle 63A, N° 10-62, Chapinero/ 2495797; **Pereira**—Carrerra 5a, N° 19-36. **COSTA RICA: San José**—Centro Cultural Govinda, 235 mtrs. norte del Banco Anglo, San Pedro (correos: Apdo. 166.100)/ 341218. **CHILE: Santiago**—Carrerra 330/ 6988044. **Concepción**—Nonguen, 588/ 23150. **EL SALVADOR: San Salvador**—67 Avenida Universitaria 1132, Media cuadra al sur de la embajada americana, (Apdo. 1506)/ 259607. *GRANJA:* El Salvador—Carretera a Santa Ana, Km. 34, Canton Los Indios, Zapotitán, Dpto. de la Libertad. *RESTAURANTE:* El Salvador—25 Avenida Norte 1132. **ECUADOR: Cuenca**—Entrada de las Pencas 1 - Avda. de las Américas/ (593-7) 825211; **Guayaquil**—6 de marzo 226 y V.M. Rendon/ (593-4) 308412. *GRANJA:* (Nueva Mayapur) Ayampe, cerca de Guayaquil. **GUATEMALA: Guatemala**—Apdo. postal 1534. *RESTAURANTE:* Callejón Santander (a una cuadra abajo de Guatel), Panajachel Solola, Guatemala. **GUYANA: Georgetown**—24 Uitvlugt Front, West Coast Demera; **Crabwood Creek**—Grant 1803, Sec. D, Corentyne, Berbice. *GRANJA:* Seawell Village, Corentyne, East Berbice. **INDIAS OCC.: Trinidad y Tobago**—Prabhupada Ave., Longdenville, Chaguanas. **MEXICO: Guadalajara**—Pedro Moreno 1791, Sector Juarez, Jalisco/ 261278; **Mexico Ciudad**—Gob. Tiburcio Montiel 45, San Miguel Chapultepec, 11850 Mexico D.F.; **Monterrey**—Zaragoza 1007, nte. Zona centro, 746976; **Morelia**—Ticamate No. 52 pte., Col. Felix Ireta 58070, Morelia, Mich; **Tijuana**—Boulevard Agua caliente, N° 120; **Veracruz**—Calle 3, Carabelas No. 784, Fraccionamiento Reforma/ 50759. *GRANJA:* Tulancingo, Hidalgo (Nueva Gauḍa-Maṇḍala-Bhūmi)—(contactar Mexico Ciudad). **PANAMA: Panama**—Via las Cumbres, entrada Villa Zaita, frente a INPSA No. 10 (correos: Apto. 6-29-54, Panama). **PARAGUAY: Asunción**—Centro Bhaktivedanta, Alberdi 1603, esq. 4ª, Asunción/ (595) 21-70066. **PERU: Lima**—Pasaje Solea 101, Santa María-Chosica/ 910891; **Lima**—Schell 634, Miraflores; **Lima**—Avda. Garcilazo de la Vega 1670-80/ 259523; **Arequipa**—Jerusalem 402/ 229523; **Cuzco**—San Juan de Dios 285, Altos/ 222353. *GRANJA:* Hare Krishna—Correo de Bellavista, Dpto. de S. Martín. *RESTAURANTES:* Arequipa, (ISKCON Arequipa); **Cuzco**—Espaderos, 128; **Lima—Schell 634, Miraflores. REPUBLICA DOMINICANA: Santo Domingo**—Calle Cayetano Rodriguez N° 254. **URUGUAY: Montevideo**—Centro de Bhakti-Yoga, Pablo de Maria 1427/ (598) 2484551. **VENEZUELA: Caracas**—Avda. Berlín, Quinta Tía Lola, La California Norte/ (582) 225463.

NORTEAMERICA

CANADA: Montreal, Quebec—1626 Pie IX Boulevard, H1V 2C5/ (514) 521-1301; **Ottawa, Ontario**—212 Somerset St. E., K1N 6V4/ (613) 233-1884; **Regina, Saskatchewan**—1279 Retallack St., S4T 2H8/ (306) 525-1640; **Toronto, Ontario**—243 Avenue Rd., M5R 2J6/ (416) 922-5415; **Vancouver, B.C.**—5462 S.E. Marine Dr., Burnaby V5J 3G8/ (604) 433-9728. *RESTAURANTES:* **Toronto**—Hare Krishna Dining Room (en el centro Hare Krisna de Toronto);**Vancouver**—Hare Krishna Buffet (en el centro Hare Krisna de Vancouver).

EE.UU: Arcata, California—P.O. Box 4233, Arcata, CA/ (707) 826-9219; **Atlanta, Georgia**—1287 Ponce de Leon Ave. N.E., 30306/ (404) 377-8680; **Baltimore, Maryland**—2OO Bloomsbury Ave., Catonsville, 21228/ (301) 788-3885; **Bolse, Idaho**—1615 Martha St., 83706/ (208) 344-427; **Boulder, Colorado**—917 Pleasant St., 80302/ (303) 444-7005; **Boston, Massachusetts**—72 Commonwealth Ave., 02116/ (617) 247-8611; **Chicago, Illinois**—1716 W. Lunt Ave. 60626/ (312) 973-0900; **Cleveland, Ohio**—11206 Clifton Blvd., 44102/ (216) 651-6670; **Dallas, Texas**—5430 Gurley Ave., 75223/ (214) 827-6330; **Denver, Colorado**—1400 Cherry St., 80220/ (303) 333-5461; **Detroit, Michigan**—383 Lenox Ave., 48215/ (313) 824-6000; **Gurabo, Puerto Rico**—ISKCON, HC1, Box 8440, 00658-9763/ (809) 737-5222; **Gainesville, Florida**—214 N.W. 14th St., 32603/ (904) 336-4183; **Honolulu, Hawaii**—51 Coelho Way, 96817/ (808) 595-3947; **Houston, Texas**—1320 W. 34th St., 77018/ (713) 686-4482; **Laguna Beach, California**—285 Legion St., 92651/ (714) 494-7029; **Lansing, Michigan**—1914 E. Michigan Ave., 48912/ (517) 484-2209; **Long Island, New York**—197 S. Ocean Av., Freeport, 11520/ (516) 378-6184; **Los Angeles, California**—3764 Watseka Ave., 90034/ (213) 836-2476; **Miami, Florida**—3220 Virginia St., 33133/ (305) 442-7218; **New Orleans, Louisiana**—293 Esplanade Ave., 70119/ (504) 486-8605; **New York, New York**—305 Schermerhorn St., Brooklyn, 11217/ (718) 855-6714; **Philadelphia, Pennsylvania**—51 W. Allens Lane, 19119/ (215) 247-4600; **Philadelphia, Pennsylvania**—529 South St., 19119/ (215) 829-0399; **St. Louis, Missouri**—3926 Lindell Blvd., 63108/ (314) 535-8085; **San Diego, California**—1030 Grand Ave., Pacific Beach, 92109/ (619) 483-2500; **San Francisco, California**—84 Carl St., 94117/ (415) 753-8647; **San Francisco, California**—2334 Stuart St., Berkeley 94705/ (415) 644-113; **Seattle, Washington**—1420 228th Ave. S.E. Issaquah 98027/ (206) 391-3293; **Tallahassee, Florida**—1323 Nylic St. (mail: P.O. Box 20224, 323045)/ (904) 681-9258; **Topanga, California**—20395 Callon Dr., 90290/ (213) 455-1658; **Towaco, New Jersey**—(mail: P.O. Box 109, 07082)/ (201) 299-0970; **Washington, D.C.**—10310 Oaklyn Rd., Potomac, Maryland, 20854/ (301) 299-2100; **Walla Walla, Washington**—314 E. Poplar, 99362/ (509) 529-9556. *GRANJAS:* **Carriere, Mississippi (New Talavan)**—Route 2, Box 449, 39426/ (601) 798-8533; **Gainesville, Florida (New Ramana-reti)**—Box 819, Alachua 32615/ (904) 462-9046; **Gurabo, Puerto Rico (New Govardhana Hill)**—(contactar ISKCON Gurabo) **Hillsborough, North Carolina (New Goloka)**—Rt. 6, Box 701, 27278/ (919) 723-6492; **Mulberry, Tennessee (Murari-sevaka)**—Murari Project, Rt. No. 1, Box 146-A, 37359/ (615) 759-7331; **Port Royal, Pennsylvania (Gita-nagari)**—R.D. No. 1, Box 839, 17082/ (717) 527-4101. *RESTAURANTES:* **Boulder, Colorado**—917 Pleasant St., 80302/ (303) 444-7005; **Chicago**—Govinda's Buffet (ISKCON Chicago); **Dallas**—Kalachandji's (ISCKON Dallas); **Denver**—(ISKCON Denver); **Detroit**—Govinda's (ISCKON Detroit)/ (313) 331-6740; **Laguna Beach**—Gauranga's (ISKCON Laguna Beach); **Lansing, Michigan**—Govinda's Diners Club (ISKCON Lansing); **Los Angeles**—Govinda's, 9624 Venice Blvd., Culver City, 90230/ (213) 836-1269; **Philadelphia**—Govinda's, 529 South St., 19147/ (215) 829-0077; **Provo, Utah**—Govinda's Buffet, 260 North University, 84601/ (801) 375-0404.